新编中医临床学科丛书

总主编　秦国政

推 拿 学

主　编　夏惠明　王春林

科学出版社

北 京

内 容 简 介

本书是"新编中医临床学科丛书"的分册之一。本书分为上、下两篇，上篇为总论部分，其内容包括推拿学概念与研究范畴、推拿学科学术发展源流、推拿学科现代研究进展、常用手法，共四章；下篇为各论部分，分别介绍了重点疾病的诊断、鉴别诊断和辨证论治方法，详述了推拿常规治疗方法和推拿分证论治方法，并整理了国内推拿名家治疗经验。

本书可供中医学、中西医临床医学、针灸推拿学、护理学、康复疗法等专业学生使用。

图书在版编目（CIP）数据

推拿学 / 夏惠明，王春林主编 . —北京：科学出版社，2017.6

（新编中医临床学科丛书 / 秦国政总主编）

ISBN 978-7-03-053120-9

Ⅰ.①推… Ⅱ.①夏… ②王… Ⅲ.①推拿 Ⅳ.① R244.1

中国版本图书馆CIP数据核字(2017)第122970号

责任编辑：曹丽英 王 鑫 / 责任校对：桂伟利
责任印制：赵 博 / 封面设计：北京图阅盛世文化传媒有限公司

科学出版社 出版

北京东黄城根北街16号
邮政编码：100717
http://www.sciencep.com

天津市新科印刷有限公司 印刷
科学出版社发行 各地新华书店经销

＊

2017年6月第 一 版 开本：720×1000 1/16
2017年6月第一次印刷 印张：19 1/4
字数：374 000

定价：**59.80元**

新编中医临床学科丛书

编 委 会

总 主 编 秦国政

副总主编 彭江云　　刘红英　　叶建州　　李　琦
　　　　　　包　可　　温伟波　　赵　荣

编　　委（按姓氏笔画排序）

万启南	王　琦	王春林	王家兰
韦衮政	叶建州	包　可	吉　勤
毕怀梅	刘红英	刘学兰	刘清泉
刘楚玉	汤小虎	李　晓	李　琦
李　仝	李世辉	李兆福	李军祥
李丽琼	李斯文	杨恩品	肖　泓
何　平	何渝煦	余泽云	宋凤丽
张春和	张春艳	张耀圣	陈小宁
陈乔林	陈润花	苗晓玲	林忆平
林亚明	欧阳晓勇	周　靖	周家璇
孟　捷	赵　淳	赵永康	姜丽娟
宫　毅	秦　竹	秦国政	袁卓珺
夏惠明	钱　锐	唐镇江	黄　虹
康　宁	彭江云	童晓云	熊　磊

学术秘书 刘红英　　张春和　　李兆福　　钱　锐
　　　　　　袁卓珺　　童晓云　　王海月

推拿学
编委会

总前言

随着疾病谱的不断变化和医学知识及实践经验的不断积累与增加，医学分科越来越细，专科研究越来越精深。当人类对各类疾病发病学的认知和诊断治疗掌握了一定的规律时，便逐步地将其分门别类来加以研究。人类对疾病的知识掌握得越多，分科也就越细。这不仅是医疗实践和临床医学专科建设的需要，也是医学分科发展之必然。就中医学的发展而言，早期对疾病的治疗是不分科的。从我国周代将中医学分为食医、疾医、疡医等科后，中医学的分科代有发展，目前已经形成科别较全的中医临床体系，如内、外、妇、儿、眼、耳、口、鼻、正骨、皮肤等科，为不同疾病的患者提供了专科诊治方案，诸多学者也对各科疾病进行专门研究，传世之著甚丰。

为顺应中医学分科发展形势的需要和民众对中医诊疗的不同需求，国家中医药管理局于 2009 年组织专家委员会认真研究后公布了中医药学科建设规划指导目录，该目录将中医药学分为中医基础医学、中医临床医学、针灸推拿学、中药学、民族医学、中西医结合共 6 个一级学科，其中的中医临床医学共设有中医内科学、中医外科学、中医骨伤科学、中医妇科学、中医男科学、中医儿科学、中医眼科学、中医耳鼻咽喉科学、中医急诊学、中医养生学、中医康复学、中医老年医学、中医护理学、中医全科医学共 14 个二级学科，同时在以上学科外还设有中医络病学、中医药信息学、中医药工程学、中医心理学、中医传染病学、中医预防医学、中医文化学等 7 个二级培育学科。在以上二级学科中，又将中医内科学分为中医心病学、中医肝胆病学、中医脾胃病学、中医肺病学、中医肾病学、中医脑病学、中医痹病学、中医内分泌病学、中医肿瘤病学、中医血液病学 10 个三级学科，在中医外科学下又设有中医皮肤病学、中医肛肠病学、中医疮疡病学 3 个三级学科。一级学科针灸推拿学分为针灸学、推拿学 2 个二级学科。自该学科目录公布后，国家组织在全国范围内开展了重点学科建设工作并取得了良好成效，但至今尚未见有以该目录为基础编著的系列丛书。

　　为系统总结各类疾病的研究成果和诊疗经验，加强中医专科建设，提高中医专科学术水平和临床诊疗能力，以云南省中医医院暨云南中医学院第一附属医院专家为主，并邀请北京中医药大学东直门医院和北京中医药大学第三附属医院、北京市中医医院、江苏省中医医院等医院的专家参与，共同编写了这套《新编中医临床学科丛书》。丛书以国家中医药管理局公布的"中医药学科建设规划指导目录"为基础，以中医临床医学二级、三级学科名称为体系，稍做调整后确定编写分册的目录。虽然针灸学、推拿学和中医传染病学在学科目录中分别分属于针灸推拿学一级学科和二级培育学科，但这三个专科均是目前中医医疗机构常设的临床专科，因此也列入该丛书编写目录一并编写。该丛书计有中医心病学、中医肝胆病学、中医脾胃病学、中医肺病学、中医肾病学、中医脑病学、中医风湿病学、中医内分泌代谢病学、中医肿瘤病学、中医血液病学、中医皮肤病学、中医肛肠病学、中医疮疡病学、中医骨伤科学、中医妇科学、中医男科学、中医儿科学、中医眼科学、中医耳鼻咽喉科学、中医急诊学、中医养生学、中医康复学、中医老年病学、中医临床护理学、中医全科医学、中医传染病学、针灸学、推拿学共 28 个分册。

　　丛书各分册分总论和各论进行编写。原则上总论部分包括学科概念与研究范畴、学科学术发展源流、现代研究进展、对脏腑生理的认识、病因病机、诊法与检查、辨病与辨证、治则与治法、药物与方剂、保健与护理等内容；各论部分包括各科常见证候和疾病论治的内容，常见疾病论治从概念、病因病机、辨病、类病辨别、中医论治、西医治疗、预防调护、疗效判定标准等方面加以介绍。中医养生学、中医康复学、中医全科医学、中医传染病学、针灸学、推拿学等分册，则按专科特点与规律进行编写。丛书的编写，强调学术性和临床适用性并举、突出中医特色的同时兼顾西医内容，以期更好地适用于初、中级中医临床、教学工作者和在校中医类各专业本科生、研究生。

　　由于该丛书的编写与出版是首次尝试，为保证质量，编委会成员作了很大努力，有的书稿从编写初稿到分册主编、学术秘书、总主编审稿等环节，反复修改达 15 次。尽管如此，不足之处在所难免，诚望读者提出宝贵修改建议，以便再版时予以修正和提高。

　　该丛书从策划选题到编写、出版，得到了科学出版社中医药分社社长曹丽英博士和分社各位责任编辑的指导，得到各位编委的大力支持，在此一并表示衷心的感谢！

秦国政
2017 年 3 月于昆明

前言

随着临床学科专科的分化和发展，临床疾病谱已发生改变，必须从病种选择、疾病的诊断和鉴别诊断、中医药对具体疾病治疗效果或在中西医综合治疗中的作用地位和研究进展等方面考虑，进行新编中医临床学科丛书《推拿学》的编写，以适应临床的需要。

中医推拿学是以中医基础理论为指导，结合西医解剖、生理、病理及生物力学，研究利用推拿手法或功法训练防治疾病的一门中医临床医学一级学科，是中医学伟大宝库的重要组成部分。中医推拿学有其独特的理论体系，推拿手法治疗是指医者用手或肢体的其他部位，或借助一定的器械，按照特定的技巧和规范性的动作，在受治者体表进行操作以防病治病的方法。推拿功法训练是根据推拿临床的需要，由推拿医务工作者指导患者进行功法训练以巩固疗效，防治疾病复发的方法。本书分为上、下两篇。上篇为总论部分，其内容包括：推拿学概念与研究范畴、推拿学科学术发展源流、推拿学科现代研究进展、常用手法，共四章，介绍了与推拿学有关的基础知识、推拿学科的发展，以及常用手法的动作要领和临床运用，客观反映目前推拿临床研究的新成就。下篇为各论部分，分为骨伤科病症、内妇科病症、五官科病症、儿科病症、小儿保健推拿，共五章，分别介绍了重点疾病的诊断、鉴别诊断和辨证论治方法，详述了推拿常规治疗方法和推拿分证论治方法，并整理了国内推拿名家治疗经验。

编　者

2017 年 4 月

目录

上篇·总论

第一章

推拿学概念与研究范畴

推拿是以中医理论为指导，医师运用手法或借助于一定的推拿工具作用于患者体表的特定部位或穴位来治疗疾病的一种治疗方法，属于中医外治法范畴，是中医学伟大宝库的重要组成部分。它是"以人疗人"的方法，属于现在所崇尚的自然疗法的一种。由于推拿方法简便无药物毒副作用，治疗效果良好，所以几千年来在中国不断地得到发展、充实和提高。推拿学则是研究用推拿疗法治疗疾病的一门系统学科，主要研究推拿治疗疾病的作用原理、治疗方法、适用范围等。推拿学是中医学的重要组成部分之一，为中医学理论体系的建立积累了丰富的资料。

推拿，古称"按摩"、"按蹻"、"乔摩"、"挢引"、"案抚"等，如《素问·血气形志》记载："形数惊恐，经络不通，病生于不仁，治之以按摩醪药"，《素问·异法方宜论》记载："中央者，其地平以湿，天地所以生万物也众，其民食杂而不劳，故其病多痿厥寒热，其治宜导引按蹻"，《灵枢·病传》记载："黄帝曰：余受九针于夫子，而私览于诸方，或有导引行气、乔摩、灸、熨、刺、焫、饮药之一者，可独守耶，将尽行之乎？岐伯曰：诸方者，众人之方也，非一人之所尽行也。"推拿一词最早见于明代张四维所著《医门秘旨》一书。明代万全的《幼科发挥》曰："一小儿得其搐，予曰不治。彼家请一推拿法者指之，其儿护痛，目瞪口动，一家尽喜"，明代钱汝明在《秘传推拿妙诀·序》中指出："推拿一道，古曰按摩，上世治婴赤，以指代针之法也"。

推拿学主要包括手法治疗和功法训练。手法治疗是指操作者用手或肢体的其他部位，或借助一定的器具，在受治者的体表做规范性的动作，以防病治病为目的的一种治疗方法；推拿功法训练是根据推拿临床医疗的需要，由推拿医务人员练习以增强自身身体素质或指导患者进行功法训练以防病治病的方法。

一、研究范畴

中医研究范畴：一是主要研究推拿的发展史，包括推拿学文献的研究；二是推拿作用原理研究；三是推拿手法的规范化研究及推拿功法学研究；四是推拿适应病症的研究，早在两千多年前《黄帝内经》就有推拿治疗痿证、厥证、寒证、热证等的记载，后来扩展到内、妇、儿科疾病；五是小儿推拿的研究。

现代医学研究范畴主要包括临床研究和实验研究。

在临床研究方面，50 年代后期，推拿的临床应用范围有骨伤、内、妇、外、儿等科病症。如 1959 年上海中医学院附属推拿学校根据世代相传的民间推拿临床经验整理编著的

《中医推拿学》，所列出的治疗病症即达 70 余种。其中，内科病症有头痛、感冒、中暑、胃和十二指肠溃疡等；妇科病症有经闭、痛经、盆腔炎等；伤科病症有椎间盘突出症、腱鞘炎、伤气等；儿科病症有脊髓灰质炎后遗症、腹泻、惊风等；外科病症有痈、乳蛾等。50 年代末期及 60 年代初期，医学临床开始逐步应用推拿治疗食管癌、胆道蛔虫病、小儿蛔虫性肠梗阻、小儿腹泻、流行性感冒、白喉、疟疾、乳腺炎、电光性眼炎、麦粒肿等。70 年代初，根据推拿止痛的作用，开展了推拿麻醉，应用于甲状腺摘除、疝修补、剖宫产、胃大部切除等 10 余种手术。70 年代中期到 80 年代，推拿治疗内科和儿科疾病有了迅速的进展，如推拿治疗冠心病、心绞痛、高血压、婴幼儿轮状病毒性腹泻、糖尿病等疾病的疗效及其作用原理，都可通过现代检测仪器加以证实。

在实验研究方面，60 年代推拿开始步入这个领域。80 年代以来，在与各个基础学科相互渗透的情况下，得到比较快的发展。其研究主要从五个方面展开：①推拿手法动力学研究；②推拿镇痛研究；③推拿对内脏功能的影响；④推拿对周围循环的影响；⑤推拿学生物学效应研究。

70 年代后期以来，中国推拿与国外进行了广泛的交流。中国推拿学者出国讲学、医疗，赢得了国外的好评。同时，不少国家和地区的推拿专业人员也来中国学习中医推拿，且人员日益增多。

当代，生物医学模式正在发展到生物－心理－社会医学模式。由于疾病谱的变化，人们治疗疾病的方法正在从偏重于手术和合成药物，向重视自然疗法和非药物治疗转变。在科学发展的新时代，学科之间相互渗透。在这样的背景和条件下，传统而古老的中国推拿学得到了充分的发展，推拿事业将进入一个崭新的时期。

二、推拿禁忌及推拿意外

推拿的禁忌证：有出血性疾病者；严重的高血压、高热发热者；皮肤病的局部化脓、感染等；妇女月经期，孕妇的腹部、腰部、骶部；各种恶性肿瘤；烧伤、烫伤；有严重心脏病、脑病、肺病、肾病者；诊断不明确的急性脊柱损伤或伴有脊髓症状者；各种骨折、骨结核、骨髓炎、严重的老年性骨质疏松症者；各种急性传染病、胃或十二指肠溃疡病、急性穿孔者；酒后神志不清者；精神病者；年老体弱、病重、极度衰弱经不起推拿者；诊断不明确的疾病。

常见的推拿意外：①骨折，如肋骨骨折、胸腰椎压缩性骨折等。②脱位，如寰枢关节脱位、肩关节脱位等。③软组织损伤，包括皮肤、皮下组织、肌肉、肌腱、韧带、关节囊、滑液囊、关节附件等损伤。造成软组织损伤的主要原因的种种外伤因素，如摩擦、挤压、打击、扭挫、跌仆、撕裂、刺戳等。④晕厥，是指在推拿过程中患者发生晕倒昏厥现象。有人称之为"晕推"。⑤脑血管意外，对有动脉硬化、狭窄和明显解剖变异及脑血管自主调节功能减弱的患者，在应用颈部旋转手法和后伸手法时有造成椎动脉损伤的可能性。极度旋转和极度后伸可使椎动脉血流速度明显减缓，造成脑部供血量急剧下降，是颈部推拿出现脑血管意外的重要原因。

引起推拿意外的原因：诊断不明或误诊；手法用力不当或者手法操作选用不当；未注意推拿治疗的适应证和禁忌证。要减少、避免推拿意外的发生，推拿医师要提高自身的理论基础和医疗技术，提高诊断准确率，避免误诊；提高手法操作的正确性和安全性，特别是运动关节类手法，治疗时严格掌握推拿的适应证和禁忌证，避免推拿意外的发生。

（向　勇　王春林）

第二章

推拿学科学术发展源流

　　推拿学科是我国人民在长期与疾病作斗争的实践中不断认识、发展和充实起来的一门学科。推拿疗法具有悠久的历史和丰富的内容，是祖国医学中的一个重要组成部分。推拿是人类最古老的一种医疗方法，可以说它与人类的历史同样悠久，劳动不仅创造了人，也创造了推拿术。原始人类在采集和狩猎时，要经常爬山、攀树，有时还要与野兽格斗，部落之间也会发生战争，这样就难免发生创伤。另外，由于工具简单，劳动强度大，日久容易发生劳损。原始社会生产力低下，生活条件十分恶劣，衣食不保，故腰腿痹痛、胃肠病等经常发生。为了减轻疼痛，原始人类便本能地用手去抚摩患部，这种抚摩动作常常能使病痛减轻，甚至消失，经过长期地反复实践，原始人逐渐认识到按摩能解除病痛，于是就产生了原始的推拿术。现代有学者根据古代殷商地处中央，又对照《素问·异法方宜论》"导引按蹻从中央出"的说法，提出按摩之法是殷人发明的，而四千多年前的甲骨文中就有推拿的记载。

　　先秦两汉时期。远在两千多年前春秋战国时期，按摩疗法就被广泛应用于医疗实践。据《汉书·艺文志》所载，当时有推拿专著《黄帝岐伯按摩十卷》，可惜这本我国最早的推拿学专著已失，我国现存最早的医学经典著作《黄帝内经》中记载了按摩可以治疗痹证、痿证、口眼歪斜和胃痛等多种疾病，如《素问·血气形志》中记有："形数惊恐，经络不通，病生于不仁，治之以按摩醪药"，指出了经络不通，气血不畅，人体某个部位就会出现麻痹不仁的症状，在治疗上宜用按摩手法。《黄帝内经》中还介绍了有关按摩的工具，如《灵枢·九针十二原》所说："员针者，针如卵形，揩摩分间，不得伤肌肉，以泻分气。提针者，锋如黍粟之锐，主按脉勿陷，以致其气。""员针"、"提针"是两种按摩工具，可见那时按摩和针灸的关系较为密切，常常结合使用。《黄帝内经》和《黄帝岐伯按摩十卷》确立了按摩在祖国医学体系中的地位。古代按摩与导引是治疗骨关节软组织损伤的重要手段。《素问·异法方宜论》所述的中央，现代有人考证指出，"中央"是指河南洛阳一带，也可能洛阳即是我国推拿发源地。古代推拿，还应用于抢救。《周礼注疏》一书中说："扁鹊治虢太子暴疾尸厥之病，使子明炊汤，子仪脉神，子术按摩"，描述了春秋战国时期，名医扁鹊运用推拿等方法成功地抢救了尸厥患者一事。秦汉时期，就有记载应用体外心脏按摩，抢救自缢死者。东汉名医张仲景在《金匮要略·杂疗方第二十三》介绍"救自缢死"方法中说："徐徐抱解，不得截绳，上下安被卧之。一人以脚踏其两肩，手少挽其发，常弦弦勿纵之；一人以手按据胸上，数动之，一人摩捋臂胫屈伸之……此法最善，无不治也。"古代在推拿手法操作时，已注意与其他方法的结合。如《史记·扁鹊仓公列传》记载了汉代淳于意以寒水推头治疗头痛、身热、烦满等症；《金匮要略》中提到，对四肢重滞的患者可用导引、吐纳、针灸、膏摩等法治疗。其中膏摩，即是将药煎成膏剂，涂在患处进行按摩。用"寒水"作介质进行推，以药膏作介质进行摩，都是加强两者的作用。

在唐代以前，常常将"导引"和"按摩"联系在一起称谓。其实，这是两门不同的防治方法。导引，唐·王冰解释为"摇筋骨、动支节"，是自动还是他动，是自摇还是他摇，王氏未加详解；唐·慧琳在《一切经音义》中则认为导引是一种"自摩自捏，伸缩手足，除劳去烦"的方法，提出了其自我操作的特点；《庄子·刻意》提出"吹呴呼吸，吐故纳新，熊经鸟伸，为寿而已矣，此道引之士，养形之人，彭祖寿考者之所好也"，强调了呼吸运动的要求。从这些古代文献中可以概括地认为，"导引"是一种配合呼吸，进行自我手法操作，自主活动的防治疾病和强身保健的方法，推拿则是一种可以配合呼吸，既自动又他动地进行手法操作的防病治病的方法。因此，导引和推拿是两种密切相关的疗法，尤其是自我手法操作，既可谓之推拿，也可称之导引。1973年，长沙马王堆出土的西汉帛画《导引图》描绘了44种导引姿势，其中有捶背、抚胸、按压等动作，并注明了各种动作所防治的疾病。这些动作，就是自我推拿的方法。

魏晋时期，有不少将推拿应用于抢救的记载。如葛洪在《肘后救卒方》中记载治卒心病方："闭气忍之数十度，并以手大指按心下宛宛中取愈"，治卒腹痛方："使病人伏卧，一人跨上，两手抄举其腹，令病人自纵重轻举抄之，令去床三尺许便放之，如此二七度止，拈取其脊骨皮，深取痛引之，从龟尾至顶乃止，未愈更为之。"治卒腹痛方所介绍的"拈取其脊骨皮，深取痛引之"的方法，可谓是最早的捏脊法。

隋唐时期，推拿已发展为一门独立的学科。如隋代所设置的全国最高的医学教育机构——太医署，有按摩博士的职务；唐代的太医署所设置的四个医学部门中就有按摩科，其按摩博士在按摩师和按摩工的辅助下，教授按摩生"导引之法以除疾，损伤折跌者正之"。推拿作为一门独立的学科，其学术发展在这个时期的特点：一是推拿已成为骨伤病的普遍治疗方法，不仅适应于软组织损伤，而且对骨折、脱位也应用推拿手法整复。二是推拿疗法渗透到内、外、儿诸科。《大唐六典》中载有按摩可除风、寒、暑、湿、饥、饱、劳、逸，并说："凡人肢节脏腑积而疾生，宜导而宣之，使内疾不留，外邪不入。"《千金方》作者孙思邈尤推崇将按摩疗法应用于小儿疾病，认为小儿"鼻塞不通有涕出"、"夜啼"、"腹胀满"、"不能哺乳"等病症，都可用按摩治疗。三是推拿广泛地被应用于防病养生。自我推拿，又称之谓导引，得到充分的发展，如隋代的《诸病源候论》全书50卷中几乎每卷都附有导引按摩法，唐·孙思邈在《千金要方》中详细介绍的"婆罗门按摩法"和"老子按摩法"都是自我推拿、自我锻炼的方法，在当时，导引是包含在推拿学科范围内的。四是膏摩盛行。膏剂种类很多，有莽草膏、丹参膏、乌头膏、野葛膏、苍梧道士陈元膏、木防己膏等，可根据不同病情选择应用。孙思邈还在《千金要方》中指出："小儿虽无病，早起常以膏摩囟上及手足心，甚辟寒风"。五是对外交流比较活跃。医史界一般认为，我国推拿自唐代传到日本，同时，国外的推拿方法也流入到我国，如《千金要方》中介绍"婆罗门按摩法"，"婆罗门"即是古印度，说明与我国同样具有古代文明的印度，很早就与我国有推拿学术交流活动。

宋、金、元时期，虽然国家医学机构中没有设置推拿专科，但这个时期，推拿的发展还是令人瞩目的。推拿的学术发展标志主要体现在，推拿作为一种治疗方法，广泛地应用于临床各科，并在此基础上产生了丰富的诊疗理论，使推拿治疗作用的认识得到不断深化。

宋代的大型医学著作《圣济总录》中明确地提出：对按摩手法要进行具体分析，而后才能正确认识按摩的作用和临床应用。该书卷四"治法"一章中说："可按可摩，时兼而用，通谓之按摩，按之弗摩，摩之弗按，按止以手，摩或兼以药，曰按曰摩，适所用也"，并提出了按摩具有"斡旋气机，周流荣卫，宣摇百关，疏通凝滞"的作用，可达到"气运而神和，内外调畅，升降无碍，耳目聪明，身体轻强，老者复壮，壮者复治"的目的，并能"开达则壅蔽者以之发散，抑遏则慓悍者有所归宿"。书中对于"凡坠堕颠扑，骨节闪脱，不得入臼，遂致磋跌者"，强调用按摩手法复位；对骨折者"急须以手揣搦，复还枢纽"，最后"加以封裹膏摩"。宋代还运用按摩催产，如宋医庞安时用按摩法催产获得"十愈八九"的效果。金代创立"攻邪论"的张从正在《儒门事亲》一书中，认为按摩也具有汗、吐、下三法的作用，对推拿的治疗作用，提出了新的见解。据《宋史·艺文志》记载，宋代有《按摩法》和《按摩要法》各一卷，惜已遗失。元代危亦林所著《世医得效方》记载了利用身体的重力牵引复位的各种方法，特别是髋关节脱位的倒吊复位法和脊椎骨折的悬吊复位法。

　　明代，太医院设十三医科进行医学教育。《明史》卷七十四"太医院"条写道："太医院掌医疗之法，凡医术十三科，医官医生医士专科肄业，曰大方脉，曰小方脉，曰妇人，曰疮疡，曰针灸，曰眼，曰口齿，曰接骨，曰伤寒，曰咽喉，曰金银，曰按摩，曰祝由。凡医家子弟，择师而教之，三年五年，一试、再试、三试，乃黜陟之"。推拿成为医术十三科之一。推拿在当时的发展，有两个显著的特点：一是"按摩"之名开始有"推拿"之称，二是形成了小儿推拿的独特体系。小儿推拿不是推拿诊治方法在小儿疾病中简单的应用，而是在理论、手法、穴位上都有不同于推拿在其他临床科中应用的特色。如小儿推拿的穴位有点，也有线（前臂的"三关"和"六腑"）和面（如手指指面部的"脾"、"肝"、"心"、"肺"、"肾"）；在手法应用上，较多地使用推法和拿法，并有复式操作法等；在临床治疗中，配合药物，既用药物作介质行操作手法，又用药物内服。惊证是儿科危重症，小儿推拿的发展与当时推拿治疗惊证的独特效果是分不开的。我国现存最早的小儿推拿专题文献《秘传看惊掐筋口授手法论》（约成书于 1405 年）可作佐证。民间有称推拿为"推筋（惊）"，"掐惊（筋）"的。推拿诊治惊证，使用较多的手法是推法、拿法和掐法。明代起，按摩又称推拿的原因，可能与小儿推拿的发展有关。这个时期有不少小儿推拿专著问世。《小儿按摩经》被收录于杨继洲的《针灸大成》一书中，作者仅说是"四明陈氏"，该书是我国现存最早的推拿专著。《小儿推拿方脉活婴秘旨全书》又名《小儿推拿秘旨》或《小儿推拿方脉全书》，系龚云林撰著。该书刊于万历三十二年(1604 年)，其中内容除一部分取材于钱乙的《小儿药证直诀》外，其余都是作者的经验和见解的记录。全书分二卷，卷一所述以推拿治法为主，卷二主要为药物治疗。此书的特点是：①主要以歌诀形式写成，易懂、易记、易于传播；②既是一部较早较丰富的推拿专书，又是一部儿科医籍；③既可供医家临证之用，也可供病家学习使用。《小儿推拿秘诀》又名《推拿仙术》，为周于蕃所撰，完成于万历三十三年(1605 年)。书中详细介绍了"身中十二拿法"的穴位和功效；绘有周身穴图；在治疗部分，则介绍了用葱姜汤推，用艾绒敷脐，用葱捣细捏成饼敷穴位等法。明代薛己撰的《正体类要》，是一部骨伤科疾病的诊疗著作，重视内外治并重。在外治法中，介绍了正骨手法十九条，这是推拿手法治疗骨伤疾病的总结，对后世正骨推拿的发展有一定的影响。

　　清代，医学分科数度变动，太医院未设推拿专科。但推拿无论在临床实践中，还是在理论总结上仍得到了一定的发展。首先是儿科杂病临床应用的发展。17 世纪 70 年代（康熙年间），熊应雄编撰的《小儿推拿广意》，对前人的推拿论述与经验进行了比较全面的总结，在详细介绍推拿疗法时，收录了不少小儿病症的内服方剂，具有较大的实用价值。张振鋆的《厘正按摩要术》在《小儿推拿秘诀》一书基础上增补了一些新的内容，书中所介绍的"胸腹按诊法"为其他医书所少见。此外，还有不少小儿推拿专著，如骆如龙的《幼科推拿秘书》、钱怀村的《小儿推拿直录》、夏云集的《保赤推拿法》等，都是小儿推拿实践和理论的总结。其次是以骨伤科疾病为对象的正骨推拿已形成其相对独立的学科体系。《医宗金鉴·正骨心法要旨》对正骨推拿手法总结了摸、接、端、提、按、摩、推、拿八法；提出了手法操作的要领；对骨折、脱位的手法诊治意义，不仅提出有整复作用，而且指出有康复价值。第三是，作为中医外治法之一的推拿，与其他外治法和药物疗法，在临床应用中相互补充、相互结合。吴尚先所著《理瀹骈文》（1864年），是清代外法中成就最大、最有影响的一部著作，该书将推拿、针灸、刮痧等数十种疗法列为外治方法，并介绍将药物熬膏，或敷、或擦、或摩、或浸、或熨、或熏的方法。这使古代的膏摩、药摩得到了较大发展。

　　民国时期，推拿学科的发展特点是存在于民间、发展于民间。由于当时的卫生政策不重视中医，尤不重视操作型的医疗技术，所以，推拿只能以分散的形式在民间存在和发展。这种发展的方式，其缺陷是受一地之限，缺乏交流；但其优势是由于我国疆域辽阔，植根于民间，易按照该地域流行病的特点和民间要求，发展为各具特色的推拿学术流派。如鲁东湘西的儿科推拿、北方的正骨推拿、江浙的一指禅推拿、山东的武功推拿、川蓉的经穴推拿等。这些众多的学术流派，是我国推拿学科的一大特色。这个时期，由于西方医学的传入，推拿与中医其他学科一样受到冲击。但推拿作为一门临床学科，在冲击中吸收了西方医学的解剖、生理等基础知识充实自身，如上海的滚法推拿就是在这种情况下发展起来的。

　　新中国成立以后，推拿学科有了显著的发展。1956年上海成立了中国第一所推拿专科学校——上海中医学院附属推拿学校，1958年在上海建立了国内第一所中医推拿门诊部。通过设科办校，培养了一大批推拿专业的后继人才，继承和整理了推拿的学术经验。20世纪60年代初、中期，推拿疗法在临床中得到广泛应用，并整理出版了推拿专业教材和专著，开展了推拿的实验观察和文献研究。70年代后期和80年代中期，推拿作为一种无创伤、非介入性的自然疗法，被国内外医学界有识之士重新认识。高等中医院校正式设置推拿专业，如上海中医学院针灸推拿系于1982年招收本科生，培养推拿高级中医师，1985年上海中医学院还招收了第一批推拿硕士研究生；全国的医疗机构、康复（保健）机构，普遍设立推拿（按摩）科，推拿被更为广泛地应用到临床各科；1987年在上海成立了全国性的推拿学术团体——中华全国中医学会推拿学会；推拿的实验研究也不断地深入；尤其突出的是，中医推拿特色标志之一的学术流派，得到了充分的继承和发扬。据近几年的统计，我国主要的推拿学术流派有一指禅推拿、滚法推拿、脏腑推拿、内功推拿、小儿推拿、正骨推拿、运动推拿、指压推拿、经穴推拿、腹诊法推拿等10余家。

　　如今，推拿正以其独特的疗效吸引着世界各国人民和学者，并越来越引起国际医务界的重视，许多国家派人来我国学习，并邀请我国推拿人员去当地工作和讲学。可以预言，推拿必将随着医学科学与社会的发展，得到迅速的发展，它必将为人类的医疗保健事业做出新的贡献。

（向　勇　王春林）

第三章

推拿学科现代研究进展

一、中医推拿的研究现状

（一）推拿对身体的影响

1. 推拿对心血管系统的影响

推拿有降低血压、减慢心率、舒张血管等作用。研究表明推桥弓、推双侧足太阳膀胱经后，血压下降，心率减慢，与推拿前有显著性差异，而高血压患者下降幅度比正常人更明显，并且持续一段时间推拿后，可使血压稳定下降。

推拿具有增强心肌收缩力，增强心肌功能的作用。有人报道穴位推拿可改善冠心病患者左心室功能，冠心病患者经推拿后心率减慢，心脏做功减轻，氧消耗减少，同时舒张期延长，血液灌注随之增多，可提高心肌氧代谢。推拿后冠心病患者左心室喷血时间延长，射血前期，等容收缩时间缩短，提示推拿使左心室收缩力增加，冠状动脉灌注改善。还有人报道推拿对高血压患者左心室舒张功能有明显改善作用，患者经推拿治疗后，平均动脉压明显下降，这一效应减慢了冠心病患者左心室肥厚的进展过程；左心室二尖瓣关闭速度显著提高，说明了推拿能改善左心室舒张功能，降低血压。

2. 推拿对血液系统的影响

（1）对血液流变学和微循环的影响：推拿能促进血液流通，改善微循环。甲襞微循环是人体微循环的窗口，甲襞微循环的改善亦表示全身其他内脏微循环的改善，有助于机体抗病能力的提高。殷明等对甲襞微循环异常的患儿推拿治疗，结果，推拿后积分值（形态、流态、管周状态、综合积分）明显降低，说明改善了微循环。腰椎间盘突出症患者经推拿后甲襞微循环血流明显加快，肢体血流图和微循环观察显示，患者的患肢血流量有较明显增加，微循环明显改善，表现为功能性毛细血管数增加，血管清晰度增强，水肿与渗出减少，血流速度加快。

李军等通过对家兔实验研究证实，推拿可改善微循环，明显降低血浆黏度、血细胞比容和红细胞沉降率（简称血沉），并认为推拿对家兔微循环和血液流变学的影响及其"活血化瘀"作用机制，可能是通过影响血液"黏、凝、滞、聚"的状态来实现的。

（2）推拿对血液成分的影响：推拿可引起人体血液成分含量的变化。推拿研究表明：推拿之后，健康人白细胞总数增加，淋巴细胞比例升高，白细胞的噬菌能力有较大幅度的增强。对贫血患者的推拿显示，红细胞及血红蛋白数量增加。推拿不仅使红细胞数量增多，还对红细胞膜有作用。朱舜丽、马玉龙等研究推拿前后红细胞膜 Na^+-K^+-ATP 酶和 $Ca^{2+}-Mg^{2+}-ATP$ 酶活性，结果发现，推拿前患者 Na^+-K^+-ATP 酶、$Ca^{2+}-Mg^{2+}-ATP$ 酶活性明显高于正常人，推拿后 Na^+-K^+-ATP 酶显著下降，ATP 酶活性与性别有关，女性患者 $Ca^{2+}-Mg^{2+}-ATP$ 酶活性显著高于男性，推拿后 Na^+-K^+-ATP 酶活性显著下降。提示推拿对细胞膜 ATP 酶产生影响，从而改变细胞能量代谢情况，推测对细胞膜的保护作用可能是推拿治疗疾病有效的作用机制之一。朱舜丽、马玉龙等在此基础上又作了深入研究，通过分析颈椎病患者推拿前后红细胞钠泵活性及血清儿茶酚胺含量的变化，结果表明，儿茶酚胺（去甲肾上腺素和多巴胺）含量非常显著高于正常人，经推拿均明显下降。研究发现反映细胞水平能量代谢的标志之一 ——红细胞膜的钠泵活性和其内源性调节物质之一的儿茶酚胺含量变化之间有相应关系。提示推拿能引起机体能量代谢变化，并且这种改变和神经递质之间有密切关系。

（3）推拿对体内神经生物化学效应的研究：推拿可激活内源性镇痛系统(EAS)，升高 β - 内啡肽（β-Ep）。龚金德、姜宏等研究发现 β-Ep 是中枢神经系统中具有很强吗啡类内源性镇痛作用的物质，推拿手法可使血中的内啡肽含量增高，说明手法镇痛与血中的 β-Ep 含量有关。

推拿可调节中枢与外周疼痛介质 (5-HT、PGE2 和 6-Keto-PGF1a 等降低) 浓度与分布。刘志诚等研究证明5- 羟色胺(5-HT)等是具有强烈致痛作用的外周性致痛颈炎物质，推拿后5- 羟色胺等物质含量明显下降($P < 0.01$)，表明推拿具有明显镇痛作用。

推拿可促进致痛致炎物质的分解、转换和排泄。实验发现，推拿后血中去甲肾上腺素（NA）、多巴胺（DA）含量降至正常人水平，去甲肾上腺素能神经元和多巴胺能神经元异常过度的代谢减弱，必将减弱肾上腺素能神经的 α 效应，有利于受损局部血液循环得到改善，促进局部致痛、致炎物质(如缓激肽、组胺、钾离子、乙酰胆碱等)的降解和运转，从而加强镇痛效应，促进病体的康复。

3. 推拿对免疫系统的影响

推拿可以刺激局部免疫器官，激发经气，使气至病所而发挥作用，引起免疫应答反应，通过神经和体液调整全身内在的免疫状态，从而增强机体的免疫能力，维护机体内环境的平衡与稳定。

（1）推拿使机体血液中的免疫细胞总数增加，发挥细胞免疫的作用。安徽医科大学附属医院运动医学科对 20 名健康人推拿前后的红细胞、血红蛋白、白细胞计数和分类，白细胞噬菌能力，血清补体效价等指标做了观察，发现：除血红蛋白没有明显变化外，其余各项指标均有不同程度的升高，其中白细胞平均增加了 19.7%，淋巴细胞比例升高，噬菌指数平均提高了 34.4% 。

（2）推拿可以增加机体血液中的免疫分子，增加血清免疫球蛋白及其复合物的含量，使之更好地介导各种免疫细胞之间的协作，充分发挥体液免疫的功能作用。如朱升朝等发现推拿能增加儿童体液中 IgA、IgM 和补体 C 的含量，提高机体抗病能力；于娟在推拿肾俞穴治疗老年肾虚腰痛免疫机制研究中指出，患者经过在腰部双侧施以由轻到重的㨰法10min 和按揉双侧肾俞穴后血清中 IgG、IgM 和 T 淋巴细胞等含量均明显升高。

4. 推拿对运动系统的影响

推拿在体育医学中占有重要地位，对运动系统疾病作用直接，疗效明显。许多资料表明，推拿不仅有助于消除疲劳，缓解疲劳，还能有效防止运动损伤和加快受损组织修复。

（1）推拿对软组织损伤的修复和预防作用：临床资料显示，推拿对软组织损伤有显著效果。但不能进行作用机制的研究，而动物实验能进行微观亚细胞的深入研究。尹立等对肌腱断裂伤的大耳白兔进行推拿治疗后证明，推拿对肌腱损伤后组织结构的修复有促进作用和松解粘连作用。推拿治疗组去石膏后 3 周肌腱断端有大量增生的成纤维细胞和胶原纤维，新生成的胶原纤维呈粗大束状连接两端，而同期对照组断端间炎症反应明显，胶原纤维少。石葛明等通过观察推拿对家兔肌肉损伤修复的形态变化表明，推拿可以改善局部血液循环，促进损伤部位的肉芽组织成熟，松解损伤组织的粘连，减轻肌纤维间组织增生，促进损伤肌肉的形态结构恢复，其机制主要是推拿可加快血液循环，使组织代谢加快，利于受损组织修复。

马玉河等通过对家兔双后肢的机械性拉伸运动实验及实验后双后肢肌肉的手法推拿和对照发现，推拿确实能使肌肉疲劳消除，预防肌肉损伤。根据实验结果，其作用机制是通过改善肌肉内血液循环，增加肌肉内糖原和 SDH 含量来实现的。

推拿还对失神经造成的肌萎缩有恢复作用，马建等人对周围神经损伤的大耳白兔进行推拿治疗，结果显示推拿有利于肌肉酶代谢的恢复。

（2）推拿有消除运动疲劳和提高运动能力的作用：现代运动医学认为，体力性疲劳的发生与肌肉在一定负荷下运动时所产生的能量消耗、代谢产物堆积及内环境的变化等因素有关。代谢产物堆积主要指体内乳酸的过多堆积，会影响内环境的相对稳定，扰乱体内正常的代谢过程，消除乳酸有利于解除疲劳。中医推拿手法通过机械压迫和刺激肌肉、血管，能有效地使运动性狭窄的血管成为运动振荡的状态，加大血流量；能改善局部肌肉的 pH，加快乳酸的清除过程，降低血清肌酸激酶值，不但能消除疲劳，还能提高肌肉工作能力，并减轻肌肉的酸痛感觉。

（二）脊柱推拿的研究进展

脊柱推拿在治疗颈腰痛方面，其疗效不亚于理疗和手术。其基础研究主要对脊柱推拿的治疗机制、疗效及手法的不良反应等进行研究。研究主要集中在解剖学、神经解剖学和生物力学上。

1. 解剖学

早期研究主要集中在解剖形态学上。脊柱小关节是研究的重点，研究发现关节内的半月板结构是腰椎小关节的解剖学特征，该结构受压很可能造成下腰痛或反射性肌肉痉挛。脊柱推拿可改变小关节的咬合，解除受压的半月板，从而缓解疼痛。研究发现小关节的滑膜皱襞上有丰富的感觉神经纤维，滑膜皱襞受压可直接产生疼痛。对脊柱结构神经支配的研究，有助于明确脊柱源性疼痛的周围神经解剖学，对改善临床的手法治疗有益。同腰椎一样，颈椎滑膜皱襞也是造成急性颈痛的原因之一。这种急性颈痛在脊柱推拿后立即缓解。通过对胸腰段解剖学特征的研究证明在胸腰段牵引比旋转手法更有效。

应用 CT 和 MRI 对腰椎小关节研究后推测，小关节的炎性反应物质，如 P 物质和透明质酸等，可通过黄韧带上的缺损渗出，刺激神经根，产生根性痛。椎旁深层组织有丰富的无髓伤害感受器分布至周围的各种组织，构成下腰痛的神经疼痛学基础。

应用冰冻解剖学技术，发现椎间孔四周也可出现退变。腰后伸及旋转时椎间孔内的神经根及血管受到明显的挤压。这表明加强脊柱结构与脊神经之间解剖关系研究的重要性，可以进一步阐明神经根或背根神经节受压出现症状的机制。椎间孔在后伸时减小，前屈时增大，这对设计准确的推拿和诊断手法大有帮助。神经组织结构占据整个 $L_{4~5}$ 和 $L_5 \sim S_1$ 椎间孔，这比以前想象的要多得多。表明此处神经容易受压。大体解剖学研究表明，尸检中有 11% 的 L_5 神经前支受到腰骶韧带的压迫。L_5 神经前支在椎间孔外侧受压可能是引起疼痛的一个原因，此研究对有 L_5 神经症状的患者有临床价值。一些研究开始应用 MRI 和解剖研究脊柱韧带的结构特点和走行。对腰椎侧扳前后 L_5 椎间孔变化 MRI 的研究证实侧扳后腰痛缓解者，其椎间孔的变化与腰痛无缓解者有明显差异。解剖学研究还发现，在寰枕关节平面，硬脊膜与头后小直肌之间有一结缔组织桥。此发现为阐明一些头痛提供了新的解剖形态学依据。头后小直肌紧张度的增加，可增加结缔组织桥的张力，牵拉硬脊膜，导致头痛。通过对与颈源性头痛有关神经的研究发现颈上四颈神经所支配的组织结构出现病变，产生的疼痛可反射至头颈部，即颈源性头痛。虽然许多其他学科的研究是必要的，但本研究工作表明大体解剖学研究仍十分重要。由于微血管压迫神经根产生疼痛机制的提出，对根性痛的神经解剖学结构进行了详尽的研究并为推拿手法的应用提供了解剖学依据。

位于 C_1 后弓与 C_2 椎板间的神经节受压，是造成颈痛的原因之一。对此对与之相关的神经解剖学联系和意义进行了研究，由此改进了脊柱推拿手法，提高了临床疗效。背根神经节受压造成神经内水肿，进而影响感觉神经的血供。进一步研究根性痛的发生机制，可以更好地改进推拿手法。在此，动物实验显示出其重要性。一些研究对背根神经节内膜的液体压力进行测量。

近来研究证实纤维环外 1/4 有神经分布，并应用抗体确定其神经类型。这表明椎间盘内的感觉神经纤维是引发腰痛的主要原因，即使无椎间盘突出，也可刺激椎间盘内的神经，造成腰痛。通过研究证实，前、后纵韧带上也有神经分布，这有助于定位诊断和治疗手段的选择和改进。

组织学研究表明，腰椎骨赘可压迫邻近椎体的自主神经，腰椎活动时有可能刺激自主神经系统，而影响内脏功能。

2. 生物力学

脊柱推拿与生物力学结合的历史相对很短，规模有限。但众多脊柱推拿手法中包含着许多力学因素和力学特征，因而，脊柱推拿的生物力学研究尤为重要，在推拿手法的设计和改进、避免手法不良反应和阐述推拿的作用机制等方面，都具有其他学科无法替代的作用和优势。

涉及推拿的生物力学多数是研究推拿力作用人体时的大小。将压力传感器置于患者与推拿手之间，测量出推拿力的大小、作用时间和最大作用力，并以此比较有经验的推拿医师与学生之间的异同。对脊柱推拿手法作用力的生物力学参数和几种腰骶部的推拿手法的作用力进行了检测比较。

离体尸体材料的生物力学测试，可以精确地测量作用力、轴向载荷和位移，并对特定解剖节段进行力学测量。虽然活体测试显得更重要些，但活体实验易受不可控因素的影响。所以离体实验仍是无法取代的实验内容。近年来，一些用于活体实验检测技术得到了发展，如应用数字录像扫描技术测量脊柱运动、两种颈部推拿时患者头部的运动情况及反复载荷对腰椎刚度的影响等。另外在活体上，应用侵入或非侵入性技术对腰椎椎间关节的力学性质进行了研究。对脊柱推拿时出现的"咔嗒"声研究结果表明，声响可能是由于关节腔内的气体在快速挤压时产生的；或因关节外感受器的反射活动所致。出现关节"咔嗒"声响，表明治疗效果较好。

（1）手法对颈椎动静力学平衡（内外稳定）的调整作用：现代生物力学理论认为骨骼和韧带维持关节稳定和平衡的作用为静力平衡，肌肉维护关节稳定和平衡作用为动力平衡。颈椎病的早期病理改变包括：①颈部肌肉痉挛；②小关节紊乱（椎节松动、错位与不稳）；③韧带松弛，部分发生剥离。从某种意义上说，颈椎动力性平衡比静力性平衡更为重要。失去静力性平衡，颈椎的变化比较缓慢，而失去动力性平衡，颈椎部则不能维持其正常功能，况且，动力性平衡可以补偿静力性平衡。施杞在此基础上提出了颈椎病的"动力为先，静力为主"的病机学说。他认为颈椎病在生物力学方面的改变在于：①颈椎载荷——应变（应力）与位移的异常增加；②颈椎刚度下降处于不稳定状态。颈椎病治疗手法根据其作用大致可分为整骨手法（旋转手法、拔伸牵引手法）和理筋手法（各类软组织手法和揉法、推法、拿法）两大类，即作用于颈椎的静、动力平衡系统。姜氏通过尸体颈椎标本建立正常与损伤颈椎（$C_{5 \sim 6}$ 椎间盘部分切除）力学模型，对比观察整骨手法对颈椎生物力学的影响，结果发现：手法后椎体、椎间盘、小关节及项韧带的应变（应力）均有不同程度的下降，而刚度则呈现不同程度的上升，从而调整了颈椎的静力性平衡，增强了颈部的稳定性。特别以屈伸的旋转手法较为明显，损伤颈椎施行旋转手法后，其椎体应变较正常颈椎多增加70%（$P < 0.05$）。整骨手法可以调整颈椎的静力性平衡，而理筋手法则可调节颈部的动力性平衡，临床上可对患者的病情采用不同的手法，但对脊髓型、椎动脉型颈椎病患者仅宜作理筋手法。

（2）手法对颈椎椎间盘黏弹性与应力发布的调整作用：椎间盘是颈椎承载系统中最为关键的部分，椎间盘的宏观力学行为具有黏弹性。实验研究表明，椎间盘的蠕变和髓核及纤维环所受应力的重新分布有关，其过程不仅包含着结构的变形，而且也包含了液体的自由交换，其中，水分子向髓核中运动对椎间盘黏弹性的维持具有重要意义。人体椎间盘的蠕变性在很大程度上和椎间盘的含水量有关。姜氏在研究中发现旋转手法可使椎间盘蠕变速度降低7%～13%，平衡时间延长5分钟，应力松弛率降低10%，载荷平均下降57%，即产生与椎间盘退变逆向变化的蠕变松弛特性，此表明旋转手法对颈椎间盘的流变学特性具有一定的调整作用，即改善颈椎间盘的黏弹性与应力分布。另外，损伤的颈椎椎间盘在手法中所承受的应变变化幅度与载荷远远大于正常颈椎，由此可见，力学上异常受载是椎间盘退变的重要原因。因此，临床上要掌握恰当的手法力度，避免粗暴手法、重手法和长期反复手法。另外，椎间盘蠕变趋向平衡的时间一般为10～15分钟，并达到饱和，随后即使时间再增加很多，应变也不会再增大，对此为适应椎间盘的这种黏弹性规律，临床上理筋手法时间亦可掌握在15分钟左右。以上这些研究对临床都有很大的指导意义。

（3）手法对颈椎髓核内压力的影响：为了筛选出科学性强、安全实用的颈部的推拿手法，李氏等研究发现：200N的牵引力向上作垂直牵引后，再旋转30°，颈椎髓核内压力下降的幅度最大，在此状态下行颈椎旋转手法最为安全。临床上要考虑到颈椎髓核内压力的这一特点，有些颈椎病特别是颈椎髓核退变引起的临床症状者，可能仅用颈椎牵引疗法即可获得满意的临床疗效；对有颈椎椎间盘突出的，特别是中央型突出的患者，则要避免使用先旋转后牵引的推拿手法，一边牵引一边旋转的颈部推拿对髓核内压力无明显的影响，而先牵引后旋转的颈部推拿手法则更不易造成髓核的进一步突出，临床使用可能更安全、可靠。

（4）推拿疗法对脊椎力学平衡改变研究：腰椎正常生理活动是在肌肉舒缩的推动和椎间盘、韧带、关节突关节的稳定作用下完成的，它能调整椎管和根管的内外平衡，加强脊柱稳定性，提高代偿能力。突出的椎间盘是发生腰椎间盘突出症的基础和条件，但只有以上相关结构受到损伤，不能代偿脊柱平衡时，才会出现临床症状，这是突出程度与临床表现并不同步的原因之一。脊柱的稳定因素包括椎体、椎间盘、上下关节和韧带，也包括腰椎周围肌肉及其筋膜等。邓晋丰等认为腰椎间盘突出症易复发的主要原因是：腰椎失衡，而腰椎失衡的主要原因是腰部软组织劳损及椎间盘退变。腰椎牵引治疗，是借助牵引时对抗拉力，使椎间隙和椎间孔增大，牵开小关节间隙局部制动，降低椎间盘内压或椎间内压产生负压，缓解腰肌痉挛和关节囊、韧带及神经根的粘连，从而使椎间盘内压减少，有利于腰椎平衡的恢复，增强腰椎的稳定性。牵引时绷紧的后纵韧带可将突出的椎间盘还原，缓解软组织的紧张和回缩，疗效确切。徐学明认为手法可以使脊柱本身压力减轻，软组织支撑和保护脊柱的稳定作用加强，以重建脊柱的力学平衡。

应用压力和位移传感器等定量测试软组织刚度和软组织顺应性的研究装置已作为诊断和临床疗效评价的有效手段。一些具有商业价值的脊柱推拿辅助工具和设备也相继得到开发应用。对推拿的一些生物力学参数也进行了研究，如推拿力的大小、作用点和作用时间及手法的比较等，但由于实验条件和研究手段等方面的差异，其结果各异。

最新颖的是推拿手法与关节功能的计算机数学模型，它能清楚地重复实验内容。其优点是能在正常和病理状态下对治疗前后肌肉骨骼系统的功能状态进行定量、非侵入性的生物力学评价。但对其可信度，有待于临床验证。

有关生物力学实验动物模型研究中，由于检测系统的灵敏度有限，对实验数据的采集和处理仍存在一些有待解决的技术难点。

3. 生理学

与脊柱推拿相关的生理学研究大多是研究神经反射或自主神经系统对内脏、代谢及血管舒缩功能的影响。由于实验研究，特别是相关动物模型研究的相对滞后，虽然理论和临床都表明，肌肉骨骼的变化可影响内脏的功能；内脏功能紊乱也可反射地引起肌肉骨骼功能的变化，但推拿界对两者之间的确切关系仍未明确地阐述。

4. 生物化学

对脊柱推拿作用机制，一般推测推拿可促进内源性类鸦片活性肽的生成，而缓解疼痛，但研究结果各异。多数研究未能证实推拿可改变皮质激素和促肾上腺皮质激素的水平。因此，脊柱推拿不作用于下丘脑－垂体－肾上腺系统。同时对 P 物质和谷氨酸等致痛机制进行了研究。

5. 理论研究

广州军区脊柱相关疾病研究所副所长、广州军区广州总医院康复理疗科治脊中心高级顾问专家龙层花教授，创始了"中华龙氏治脊疗法"，主要有摇正法、搬按法、推正法和反向运动法等正骨手法。

全国中医推拿专科医疗中心执行主任、推拿研究所生物力学研究室主任、中华中医药学会推拿专业委员会副主任委员兼秘书长、上海中医药大学附属岳阳中西医结合医院推拿科沈国权主任，创立了脊柱推拿短杠杆微调手法系列，治疗颈椎间盘突出症、颈性眩晕、腰椎间盘突出症等脊柱疾病。

世界中医骨科联合会常务副主席兼秘书长、中华中医药学会骨伤科专业委员会副主任委员、北京传统医药研究所所长、硕士研究生导师、北京光明骨伤科医院院长韦以宗教授首次提出了"一说两论"，即"脊柱圆筒枢纽学说"、"椎曲论"和"椎体板块移动论"，是从脊柱功能解剖学的整体观、系统论着手，在将脊柱系统分为静态骨结构系统、静态关节结构系统、动力肌肉韧带系统和神经调控系统四大系统的基础上，发挥中医传统的"体相观"，对中医整脊术的治疗机制进行深入研究后提出的。他指出：中医整脊术用的旋转复位法，实质上通过"滚圆筒"，即通过旋转头颅以旋转颈椎，旋转胸廓以旋转胸椎，旋转骨盆以旋转腰椎达到治疗目的。临床上，如果注意到枢纽关节力的作用线，科学地利用作用线施行旋转复位则更科学，也可避免误伤。该理论已公开举办了高级研修班来进行推广，这是目前我国专业报纸公认的最系统的中医整脊创新理论。

二、推拿学科发展前景

《国务院关于扶持和促进中医药事业发展的若干意见》明确指出，中医药是我国各族人民在几千年生产生活实践和疾病作斗争中逐步形成并不断丰富发展的医学科学，为中华民族繁衍昌盛做出了重要贡献，对世界文明进步产生了积极影响。

推拿学是我国中医药的重要组成部分，经过几千年的积淀，历代医家的不断完善和发展，逐渐形成理论体系相对独立、治疗特色鲜明、临床应用广泛的一门学科。新中国成立以来，在我国中医药事业的发展中，推拿学科的发展取得了较大的进步，尤其是脊柱推拿，结合现代解剖学、生物力学和影像学检查（如 CT、MRI 等），在临床、教学、科研方面，均取得了较大的进步和发展。李义凯教授提出了脊柱推拿基础研究的新思路：利用计算机和 CT 扫描进行脊柱结构的三维重建和有限元分析，即计算机模拟与可视化技术，计算机模拟与可视化技术是 21 世纪推拿研究的发展方向。可视化技术是利用图像、图形的直观手段对计算数据和结果进行直观的表达。三维显示是可视化的核心，只有三维显示才使可视化成为真正意义上的可视。最常用的三维显示算法有表面绘制技术和直接体绘制技术。目前，最新颖的研究应当是推拿手法与关节功能的计算机数学模型，它能清楚地重复实验内容，能在正常和病理状态下对治疗前后肌肉骨骼系统的功能状态进行定量、非侵入性的生物力学评价。它既有 X 线平片对腰部整体观察的优点，又兼有 CT 扫描对腰部附件骨及软组织的高分辨率，特别在显示不同年龄段、不同疾病状况等条件下，对骨性椎管及软组织的立体显示是常规方法无法比拟的，因而，此技术在推拿研究中具有广阔的应用前景，将使古老的推拿学科不断发展创新，更加科学、安全和有效。

目前，举世瞩目的人类基因组计划已得到人类 DNA 草图，生命之书的破译指日可待；与之对应，虚拟人体将为生命之书破译过程及其以后的多学科研究与应用提供基础。虚拟人体，即综合运用现代信息技术，主要是计算机图形图像技术，与临床解剖学相结合，建立全数字化的人体三维几何模型。人体数据是一项重要的基础数据资源；它为医学研究、教学与临床提供形象而真实的模型，为疾病的诊断提供参考。

社会发展对推拿的需求极为迫切，发展前景看好。21 世纪是一个飞速发展的时代，人民的生活水平日益提高，健康意识显著增强，健康观念不断更新，人们不仅不满足于单纯的机体疾病的治疗，而且对药物毒副作用认识越来越强。在这一新的健康观念指导下，人们对无毒副作用的天然疗法和自然疗法的崇尚与日俱增。推拿疗法具有与药物治疗无法比拟的简、便、廉、效、无毒副作用的治疗优势，尤其在脊柱病，如颈椎病、腰椎间盘突出症、脊柱小关节紊乱等，治疗和康复方面作用独特，优势明显。在治未病、预防保健产业中独领风骚，日益显示出其强大的生命力和良好的发展前景。

（龙　鑫）

第四章

常 用 手 法

　　推拿手法是术者用手或肢体的其他部分，按各种特定的技术和规范动作，在患者体表进行操作，以治疗和预防疾病的一种技巧动作。因其主要用手进行操作，故称为手法。手法的好坏可以直接影响到治疗的效果，甚至关系到患者的安危。手法必须经过长期的手法训练和长期的临床实践，才能由生而熟，由熟而生巧，得心应手，运用自如，即所说的"一旦临证，机触于外，巧生于内，手随心转，法从手出"。手法作用的基本要求是持久、有力、均匀、柔和、深透。"持久"是指手法能持续运用一定的时间，保持动作和力量的连贯性，不能断断续续。"有力"是指手法必须具备一定的力量，这种力量应根据治疗对象、病症虚实、施治部位而辨证运用。"均匀"是指手法动作的节奏性和用力的平稳性。动作不能时快时慢，用力不能时轻时重。"柔和"是指手法要轻而不浮，重而不滞，用力不可生硬粗暴或用蛮力。"深透"是指手法的刺激要深达机体组织的深层。深透的手法作用于体表，其刺激能透达至深层的筋脉骨肉，甚至脏腑。而对于运动类手法来说其技术要求可以概括为"稳、准、巧、快"四个字。"稳"是指手法操作要平稳自然。"准"是指手法操作定位要准。"巧"是指手法操作时要用巧力，不要使用蛮力。"快"是指手法操作时，用力要疾发疾收，即要用短劲，发力不可过长，发力时间不可过久。本书将推拿手法分为摆动类、摩擦类、振动类、挤压类、叩击类、运动关节类、复合类、其他类、小儿常用手法九类，以下就其操作、要领及注意事项、适用部位、作用等分别予以介绍。

第一节　摆动类手法

　　摆动类手法是通过腕关节有节奏的摆动，使手法产生的功力轻重交替、持续不断地作用于体表施术部位的一类手法。

1. 一指禅推法
　　以拇指端或罗纹面着力，通过腕部的往返摆动，使所产生的功力通过拇指持续不断地作用于施术部位或穴位上，称为一指禅推法。一指禅推法为一指禅推拿流派的主要手法（图4-1）。

　　【操作】手握空拳，拇指自然伸直，并盖住拳眼，用拇指端或罗纹面着力于体表施术部位上，沉肩、垂肘、悬腕，运用腕关节的往返摆动，带动拇指指间关节的屈伸活动，使

产生的功力轻重交替、持续不断地作用于施术
部位，频率 120 ~ 160 次／分。

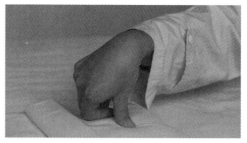

图 4-1 一指禅推法

【要领及注意事项】

（1）沉肩、垂肘、悬腕、指实、掌虚，
功力集中于拇指，蓄力于掌，发力于指，着力
于指端或罗纹面。

（2）动作要柔和，力量要沉着，使手法
的刺激柔和有力。

（3）要紧推慢移，也就是说腕部摆动要快，拇指着力点移动要缓慢。

【适用部位】全身的经络穴位。

【作用】主要用于头痛、失眠、多梦、健忘、胸痹、胃脘痛、腹胀、泄泻、便秘、痛经、
月经不调、关节酸痛。

胃脘痛、腹泻、便秘，用一指禅推法推足太阳膀胱经第一侧线，重点推脾俞、胃俞、
大肠俞穴；胸痹，用一指禅推法推心俞、肺俞、膈俞穴；颈项强痛，用一指禅推法推颈部
脊柱正中、推颈部棘突两侧肌肉，从哑门穴高度开始至大椎穴水平为止。

2. 一指禅偏峰推法

以拇指桡侧偏峰着力，通过腕部的往返摆动，使所产生的功力通过拇指持续不断地作
用于施术部位或穴位上，称为一指禅偏峰推法。本手法是一指禅推法变化而来，特点是较
一指禅推法柔和，常用于头面部。

【操作】用拇指桡侧偏峰着力于体表施术部位，其余四指和拇指分开并自然伸直，腕
关节放松、呈微屈或自然伸直状，沉肩、垂肘，以四指和腕关节做主动摆动，带动拇指指
间关节小幅度屈伸活动，频率为 120 ~ 160 次／分。

【要领及注意事项】

（1）沉肩、垂肘，功力集中于拇指，着力于拇指桡侧偏峰。

（2）要轻快柔和、紧推慢移。

【适用部位】头面部、颈项部。

【作用】主要用于头痛、眩晕、失眠、健忘、面瘫、眼疾、感冒、颈项酸痛。

头痛、失眠、多梦，用一指禅偏峰推法推面部诸穴，自印堂穴向上推至神庭穴，从印
堂穴沿两侧眉弓推至两侧太阳穴，往返操作数次，以镇静安神；近视，用一指禅偏峰推法
推眼眶周围，以缓解眼肌痉挛；面瘫，用一指禅偏峰推法推太阳、下关、颊车、四白、迎香、
地仓穴，并配合抹法、按揉法。

3. 屈指推法

以拇指指间关节桡侧或背侧着力，通过腕部的往返摆动，使所产生的功力通过拇指持
续不断地作用于施术部位或穴位上，称为屈指推法。本法又称"跪推法"，也是由一指禅
推法变化而来，特点是着力稳健、刚劲有力。

【操作】拇指屈曲，用拇指指间关节桡侧或背侧着力于体表施术部位，其余四指握成
空拳，沉肩、垂肘、悬腕，通过腕部主动摆动，使产生的功力持续不断地作用于施术部位。

【要领及注意事项】

（1）指间关节着力点要吸定住施术部位的皮肤，不要有摩擦移动，以免磨破皮肤。

（2）腕部摆动的幅度不要过大。

【适用部位】颈项部、腹部、骨缝小关节间。

【作用】主要用于颈项强痛、腹胀、消化不良、食欲不振、四肢关节酸痛。

颈项强痛，用屈指推法推颈部脊柱正中、推颈部棘突两侧肌肉，从哑门穴高度开始至大椎穴水平为止；腹胀、消化不良、食欲不振，用屈指推法推上脘、中脘、下脘穴。

4. 缠法

以拇指指端着力，通过腕部小幅度的往返摆动，使所产生的功力通过拇指持续不断地作用于施术部位或穴位上，称为缠法。本法的特点是接触面积小，仅以指端着力；摆动幅度小，腕关节往返摆动和拇指指间关节屈伸活动的幅度均小，是一指禅推法的一半左右；频率快。

【操作】食指、中指、无名指、小指自然弯曲，呈半握拳状，用拇指指端着力于体表施术部位，沉肩、垂肘、悬腕，通过腕部做小幅度的主动摆动，带动拇指指间关节做快速的屈伸活动，频率为 200 ~ 250 次 / 分。

【适用部位】咽喉部、疮痛疖肿处。

【作用】主要用于咽喉肿痛、声音嘶哑、乳痛、发际疮。

咽喉肿痛、声音嘶哑，用轻快的缠法在喉结两旁操作，常配合拿合谷穴、指按揉翳风穴、拿风池穴、拿肩井穴等手法。

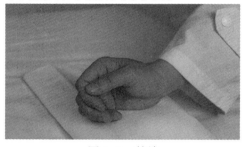

图 4-2　擦法

5. 擦法

以第五掌指关节背侧吸附于体表施术部位，通过腕关节的屈伸运动和前臂的旋转运动，使小鱼际与手背在施术部位上做持续不断地滚动，称擦法（图 4-2）。擦法是擦法推拿流派的主要手法，是在一指禅推拿流派的基础上发展而成，具有刺激面积大，刺激力量强而柔和的特点。

【操作】掌指关节略为屈曲，手指自然展开，以手掌背部近小指侧部分附着于施术部位上，通过腕关节做主动连续的屈伸运动，带动前臂的外旋和内旋，使掌背部在体表施术部位上进行持续不断的 120 ~ 160 次 / 分地来回滚动。

【要领及注意事项】

（1）滚动时手背部接触范围为手背尺侧至中指线。

（2）肩臂要放松，肩关节自然下垂，肘关节屈曲角度在 120° ~ 140°，腕关节屈伸幅度在 120° 左右，即腕关节屈曲时向外滚动 80° 左右，伸展时向内滚动 40° 左右。

（3）小鱼际及掌背小指侧在滚动时要吸附于治疗部位上，不要跳动或拖来拖去摩擦移动。

（4）指掌放松，手指任其自然，不要有意分开或并拢或伸直。

（5）在移动操作时，移动的速度不宜过快。

（6）要动作柔和、压力均匀、节奏一致。

【适用部位】颈项部、肩背部、腰臀部、四肢部。

【作用】主要用于肢体疼痛、肌肤麻木、颈椎病、肩周炎、腰椎间盘突出症、半身不遂、各种运动损伤、运动后疲劳、截瘫及糖尿病、痛经、月经不调等。

　　肩周炎，常应用㨰法在肩关节周围操作，同时配合肩关节各方向的被动活动；落枕，常用轻柔的㨰法在患侧颈项及肩背部治疗，同时配合轻缓的头部前屈、后伸及左右旋转活动；腰椎间盘突出症，常㨰法在患侧腰部、臀部及下肢治疗，同时配合轻微的腰部后伸扳法；半身不遂，常用㨰法在患侧肢体反复操作。本手法有较好的解痉止痛、活血通经、滑利关节、松解粘连的作用。

6. 拳㨰法

以小指、无名指、中指、食指的第一节指背附着于体表施术部位，通过腕关节的屈伸运动，使小指、无名指、中指、食指的第一节指背在施术部位上做持续不断地滚动，称为拳㨰法（图4-3）。拳㨰法是㨰法的一种变化应用，但它的特点与㨰法不同，拳㨰法的特点是刚劲有力、压力大、刺激强、操作非常省力。

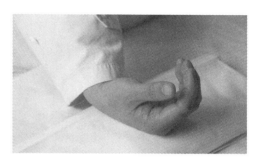

图4-3　拳㨰法

　　【操作】手握空拳，用小指、无名指、中指、食指的第一节（即近节）指背附着于体表施术部位，腕关节放松，通过腕关节做往返的屈伸摆动，使指背着力点在施术部位上做160次/分左右地来回滚动。

　　【要领及注意事项】

　　（1）腕关节微屈，呈160°左右。

　　（2）滚动幅度控制在90°左右。

　　（3）滚动时与施术部位接触范围为小指、无名指、中指、食指的第一指间关节至掌指关节处。

　　【适用部位】颈根部、腰臀部、大腿后侧。

　　【作用】主要用于风湿酸痛、肌肤麻木、肢体疼痛或麻木。腰椎间盘突出症，可用拳㨰法在腰部反复操作；慢性腰肌劳损，可用较重刺激的拳㨰法沿腰部两侧膀胱经上下往返治疗；髂腰韧带损伤，用深沉有力的拳㨰法在腰骶部治疗，同时配合下肢后伸的被动活动。

7. 揉法

以手指罗纹面或手掌大鱼际或掌根或全掌着力，吸定于体表施术部位上，做轻柔和缓的上下、左右或环旋动作，称为揉法。

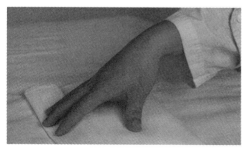

图4-4　拇指揉法

　　【操作】

　　（1）指揉法用拇指或中指罗纹面或并拢的食指、中指、无名指的罗纹面附着于体表施术部位上，稍用力下按，以肘关节为支点，前臂作主动运动，通过腕关节使手指罗纹面在施术部位上做轻柔的、小幅度的上下、左右或环旋揉动，并带动该处的皮下组织一起运动，频率120～160次/分。用拇指罗纹面揉动的，称为拇指揉法（图4-4）。用中指罗纹面揉动的，称为中指揉法，操作时常常食指搭于中指指背，其余手指屈曲相握。用食指、中指、无名指罗纹面揉动的，称为三指揉法（图4-5）。指揉法常和指按法配合应用，形成指按揉法。

（2）掌揉法用手掌大鱼际或掌根或全掌着力附着于体表施术部位上，稍用力下按，以肘关节为支点，前臂作主动运动，带动腕关节摆动，使手掌大鱼际或掌根或全掌在施术部位上做轻缓柔和的上下、左右或环旋揉动，并带动施术部位的肌肤一起揉动，频率120～160次/分。用大鱼际着力的，称为大鱼际揉法（图4-6）。用掌根着力的，称为掌根揉法。用全掌着力的，称为全掌揉法。临床上掌揉法常与掌按法配合应用，形成掌按揉法。

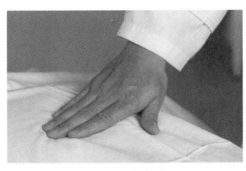
图 4-5　指揉法

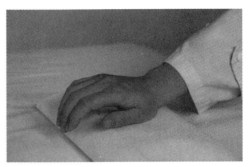
图 4-6　大鱼际揉法

【要领及注意事项】

（1）腕部要放松，动作要灵活。

（2）压力要轻柔，要带动该处皮下组织一起揉动，不能有体表摩擦移动。

（3）大鱼际揉法前臂要有推旋动作，腕部宜放松；指揉法腕关节要保持一定的紧张度；掌根揉法腕关节要略有背伸，松紧适度。

【适用部位】全身各部位均可应用，特别是穴位处。

【作用】主要用于头痛、头晕、失眠、多梦、牙痛、面瘫、胸闷、胁胀、脘腹胀痛、便秘、泄泻、近视、颈椎病、骨折后康复、各种软组织损伤、小儿斜颈、小儿遗尿。

颈背痛，用拇指按揉法按揉颈椎棘突两侧的肌肉、按揉颈后正中线，反复操作；落枕，用拇指按揉法按揉患侧颈项部；肱二头肌短头肌腱损伤，用拇指按揉法按揉肩前部压痛点处；肱骨外上髁炎，用缓和的拇指按揉法按揉曲池、手三里穴；腰椎间盘突出症者，用掌根按揉法按揉患侧腰部、臀部及下肢；胁胀者，用大鱼际揉法沿肋间隙操作；脘腹胀痛者，用掌揉法揉腹部；慢性腰痛者，用掌揉法揉肾俞、命门、腰阳关穴。掌揉法也常用于头面部、腹部的保健。

第二节　摩擦类手法

摩擦类手法是指以手的掌面或指面、肘臂部贴附在体表施术部位上，做直线或环旋移动的一类手法。

1. 摩法

用指或掌在体表施术部位上做环形或直线往返摩动，称为摩法。摩法是最古老的推拿手法，消瘀散结的作用较强。

【操作】

（1）指摩法掌指关节自然伸直，腕部微屈，用并拢的食指、中指、无名指指面附着于体表施术部位，以肘关节为支点，前臂主动运动，使指面随同腕关节做环形或直线往返摩动（图4-7）。

（2）掌摩法手掌自然伸直，腕关节微背伸，以手掌平放于体表施术部位上，以肘关节为支点，前臂主动运动，使手掌随同腕关节连同前臂做环旋或直线往返摩动（图4-8）。

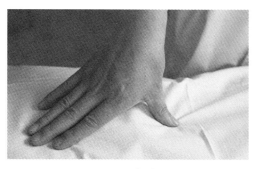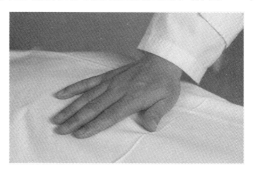

图 4-7　指摩法　　　　　　　　　　　　　　图 4-8　掌摩法

【要领及注意事项】

（1）动作要轻柔，速度、压力要均匀。

（2）环摩应用较多，直摩应用较少。就环摩而言，顺摩为补，逆摩为泻。

【适用部位】身体各部位。

【作用】主要用于咳喘、胸闷、脘腹胀痛、胁胀、呃逆、消化不良、泄泻、便秘、遗精、阳痿、早泄、痛经、月经不调、外伤肿痛、风湿痹痛、增生性关节炎。

胸闷，用指摩法摩膻中穴；脘腹胀痛，用指摩法摩上脘、中脘、下脘穴，用掌摩法摩脘腹部；痛经、月经不调，用指摩法摩气海、关元穴；风湿痹痛、增生性关节炎，用掌摩法摩患处。

2. 擦法

用指或掌贴附于体表一定部位，做较快速的直线往返运动，使之摩擦生热，称为擦法。分为指擦法、小鱼际擦法（图4-9）、大鱼际擦法（图4-10）、掌擦法。擦法具有较强的温经散寒作用，能治疗一切寒证。

【操作】腕关节伸直，用食指、中指、无名指和小指指面或小鱼际或大鱼际或全掌紧贴于施术部位的皮肤，并稍微用力下压，以肘或肩关节为支点，前臂或上臂做主动运动，使手的着力部分在体表做均匀的上下或左右往返摩擦移动。用食指、中指、无名指和小指指面着力摩擦的称指擦法。用小鱼际着力摩擦的称小鱼际擦法或侧擦法。用大鱼际着力摩擦的称大鱼际擦法或鱼际擦法。用全掌着力摩擦的称掌擦法。

【要领及注意事项】

（1）向下的压力不宜太大，但推动的幅度要大。

（2）用力要稳，动作要均匀连续，如拉锯状。

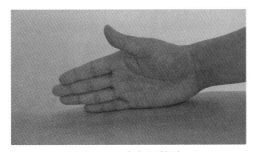

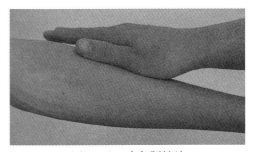

图 4-9　小鱼际擦法　　　　　　　　　　图 4-10　大鱼际擦法

（3）必须直线往返移动，不可歪斜。

（4）指擦法应以肘关节为支点，擦动的往返距离宜小，属于擦法中的特例。小鱼际擦法、大鱼际擦法、掌擦法均以肩关节为支点，擦动的往返距离宜大。

（5）应用擦法时，必须暴露治疗部位，在施术部位涂上少许润滑剂，以防擦破皮肤，并有利于热量的渗透。

（6）以透热为度。擦法属于生热手法，应以术者感觉手下所产生的热已进入到患者的体内，并与其体内之"热"相呼应为尺度。

（7）擦法使用后，不能在该部位再使用其他手法。

【适用部位】全身各部位。

【作用】主要用于运动系统、呼吸系统、消化系统及生殖系统疾病。如软组织损伤、咳嗽、气喘、胸闷、脘腹胀痛、消化不良、胁胀、阳痿、遗精、不孕症、倦怠乏力、风湿痹痛。

软组织损伤和风湿痹痛，常擦患处；咳嗽、气喘、胸闷，常擦胸部和上背部；脘腹胀痛、消化不良，常擦背部两侧膀胱经和足三里穴；阳痿、遗精、不孕症，常擦肾俞、命门、八髎穴；胁肋胀痛，常擦两胁肋。

3.推法

以指、掌、拳或肘部着力于体表一定部位或穴位上，做单方向的直线或弧形推动，称为推法。推法通经活络、荡涤积滞的作用较强。

【操作】

（1）拇指推法用拇指罗纹面着力于体表施术部位上，做与经络循行路线或与肌纤维平行方向的缓慢推动。

（2）掌推法用掌根部或掌面着力于体表施术部位上，做与经络循行路线或与肌纤维平行方向的缓慢推动（图 4-11）。

（3）拳推法手握拳，以食指、中指、无名指、小指四指的指间关节突起部着力，做与肌纤维平行方向的缓慢推动。

（4）肘推法肘关节屈曲，用肘尖着力于体表施术部位上，做与肌纤维平行方向的缓慢推动。（图 4-12）

【要领及注意事项】

（1）用力要平稳，动作宜缓慢。

（2）不可推破皮肤，可配合使用推拿介质。

【适用部位】拇指推法多用于肩背、腰臀、胸腹、四肢。掌推法多用于胸腹、肩背、

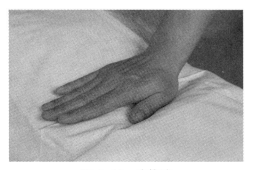

图 4-11 掌推法

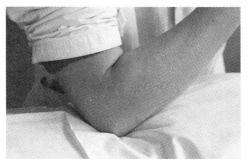

图 4-12 肘推法

腰臀、下肢。拳推法多用于腰背部、下肢部。肘推法多用于腰背部脊柱两侧的膀胱经及臀部、大腿后侧。

【作用】拇指推法主要用于头痛、失眠、感冒、高血压、风湿痹痛、筋脉拘急、软组织损伤。掌推法主要用于胸闷、脘腹胀痛、便秘、腰背酸痛、下肢麻木疼痛。拳推法主要用于风湿痹痛、肌肉劳损、下肢麻木疼痛。肘推法主要用于腰背风湿痹痛、顽固性腰腿痛、坐骨神经痛。

肱骨内上髁炎，用拇指推法从肱骨内上髁沿尺侧屈腕肌治疗；指部腱鞘炎，用拇指推法推掌指关节；桡骨茎突部狭窄性腱鞘炎，用拇指推法推桡骨茎突部。胸闷，用掌推法横推胸部，可配合搓胁肋、指摩膻中穴；脘腹胀痛，用掌推法横推或直推脘腹部，可配合掌摩腹部、掌揉腹部、指摩中脘穴；腰背酸痛，用掌推法横推或直推腰背部，可配合滚腰背部、掌揉腰背部；下肢麻木疼痛，用掌推法直推下肢部，可配合滚下肢部、拿下肢部。腰背肌劳损、风湿痹痛、腰背部僵硬、感觉迟钝，用拳推法推脊柱两侧膀胱经、华佗夹脊穴；顽固性腰腿痛、下肢麻木，用肘推法推腰椎两侧膀胱经、两下肢后侧，以祛风除湿、通经活络、解痉止痛。

附：分推法

【操作】以双手掌面或拇指罗纹面置于被推拿者体表施术部位上，然后同时向相反方向推动。用双手掌面操作的，称为掌分推法；用双手拇指罗纹面操作的，称为指分推法。

【要领及注意事项】双手动作要对称，用力要平稳。

【适用部位】肩背部、胸腹部、腰臀部。

【作用】主要用于胸闷、脘腹胀痛、腰背酸痛。

胸闷，用拇指分推法分推胸部；脘腹胀痛，用掌分推法分推脘腹部；腰背酸痛，用掌分推法分推腰背部。

4. 搓法

用双手掌面夹住肢体，或以单手、双手掌面着力于施术部位，做交替搓动或往返搓动，称为搓法（图 4-13，图 4-14）。

【操作】

（1）夹搓法用双手的掌面夹住施术部位，相对用力做相反方向的快速搓揉，并循序上下往返移动。

（2）推搓法以一手的掌面着力于施术部位，以肘关节为支点，前臂做主动运动，使掌面在施术部位上做较快速的推去拉回的搓动。

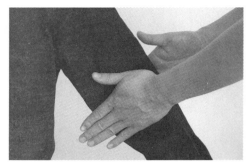 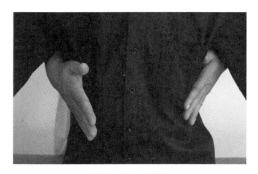

图 4-13　搓法　　　　　　　　　　　　　图 4-14　搓法

【要领及注意事项】

（1）夹搓法双手用力要对称，不宜将治疗部位过于夹紧。动作要快，但在患者体表的上下移动要慢。一般作为推拿治疗的结束手法。

（2）推搓法搓动时掌面要紧贴体表，搓动的速度要快。

【适用部位】夹搓法常用于四肢部，以上肢最为常用。推搓法常用于胁肋部、下肢部、腰部、骶部、臀部、背部。

【作用】夹搓法主要用于肢体酸痛、活动不利、肢体麻木、倦怠无力。推搓法主要用于胁肋胀痛、背腰骶部酸楚疼痛、下肢麻木疼痛。

四肢部酸痛、关节活动不利，用夹搓法搓四肢部及病变的关节；肝郁气滞，用夹搓法搓胁肋部；肱二头肌长头肌腱腱鞘炎，用夹搓法在患肩及上肢治疗，常配合擦法擦肱二头肌长头肌腱、拨法拨肱二头肌长头肌腱；肱骨内上髁炎，用夹搓法在肘部和前臂治疗，常配合擦法擦肱骨内上髁及前臂屈肌群；腕管综合征，用夹搓法在腕关节处治疗，常配合擦法擦腕掌部、摇法摇腕关节；颈背痛，用推搓法搓颈背部；腰骶部酸痛，用推搓法搓腰骶部。本手法具有较强的疏松肌筋、调和气血、通经活络、解痉止痛作用。

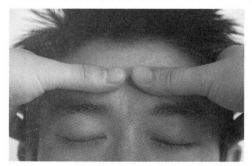

图 4-15　抹法

5.抹法

用掌面或拇指罗纹面或中指罗纹面或食指、中指、无名指的罗纹面在体表施术部位上做上下或左右或弧形曲线的抹动，称为抹法（图4-15）。抹法镇静安神的作用较强。

【操作】用单手或双手的掌面或拇指罗纹面或中指罗纹面或食指、中指、无名指的罗纹面在体表施术部位上做上下、左右或弧形曲线推动。用掌面操作的，称为掌抹法。用拇指罗纹面操作的，称为拇指抹法。用中指罗纹面操作的，称为中指抹法。用食指、中指、无名指的罗纹面操作的，称为三指抹法。若是在体表施术部位上同时做相反方向的推动，又称分抹法。

【要领及注意事项】

（1）用该法时可在治疗部位涂上少许润滑剂以提高治疗效果。

（2）用力要均匀柔和，动作宜稳而沉着。

【适用部位】全身各部位。

【作用】主要用于感冒、头痛、头晕、失眠、健忘、近视、眼花、面瘫、胸闷脘胀、肢体麻木酸痛。

感冒、头痛、头晕、失眠、健忘、近视、眼花，用指抹法抹前额部、印堂、太阳穴；面瘫，用指抹法抹面部；手掌麻木酸痛，用指抹法抹整个手掌；胸闷脘胀，用掌抹法抹胸腹部。

6. 勒法

用食指和中指的第二节指骨夹住患者的手指或足趾根部的两侧，然后迅速滑出指端或趾端，称为勒法。

【操作】食指、中指屈曲，用食指和中指的第二节指骨夹住患者的手指或足趾根部的两侧，然后迅速滑出指端或趾端，滑出指端或趾端时常能听到清脆的响声。

【要领及注意事项】勒法在应用时往往按五指或五趾的顺序依次进行，反复操作 3 ～ 5遍。

【适用部位】手指及足趾。

【作用】主要用于手指或足趾部酸胀、麻木。

神经根型颈椎病，用勒法勒患侧手指，常配合拇指按揉颈部棘突两侧的肌肉、拿风池穴、滚颈肩部、拿患侧上肢；类风湿关节炎，用勒法勒患侧手指、足趾，常配合捻法、抹法、揉法使用。

第三节　振动类手法

以较高的频率进行节律性的轻重交替刺激，持续作用于人体，使施术部位产生振动、抖动等运动形式，称为振动类手法。

1. 抖法

用双手或单手握住患者肢体远端，做小幅度的上下连续抖动，称为抖法。

【操作】

（1）抖上肢法患者坐位，肩臂放松。术者站在其前外侧，双手握住患肢腕部将患肢抬起60°左右，然后做连续的小幅度的上下抖动，频率250次/分左右（图4-16）。

（2）抖下肢法患者仰卧位，下肢伸直放松。术者站在其正前方，双手分别握住其两踝部将其抬高30cm左右，然后做连续的小幅度的上下抖动，频率100次/分左右，也可两侧下肢轮流抖动（图4-17）。

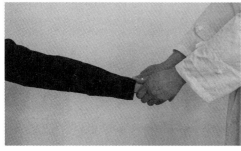

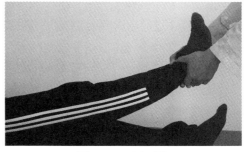

图4-16　抖上肢　　　　　　　　　　　图4-17　抖下肢

【要领及注意事项】

（1）被抖的肢体要放松，自然伸直。

（2）抖动的幅度要小，频率要快。

（3）有习惯性肩、肘、腕关节脱位者禁用。

【适用部位】四肢部，以上肢最为常用。

【作用】主要用于肩臂酸痛、肩臂活动不利、腰腿痛、疲劳性四指酸痛。

肩周炎，常用抖法抖上肢；神经根型颈椎病，常用抖法抖患侧上肢；腰椎间盘突出症，常用抖法抖双侧下肢或患侧下肢。抖法常与搓法配合作为上、下肢部推拿的结束手法，具有舒松肌筋、行气活血、滑利关节的作用。

2. 振法

以指或掌在施术部位做振动的手法，称为振法。振法可以在患者施术部位产生温热感和舒松感。

【操作】

（1）中指振法中指伸直，以指端着力于穴位处，食指重叠于中指指背，肘微屈，运用前臂和手部的静止性用力使肌肉强力收缩，发出快速而强烈的振动（图4-18）。

（2）掌振法用单手掌面或双手掌面重叠交叉附着于施术部位，上肢部静止性用力，使肌肉强力收缩，发出快速而强烈的振动（图4-19）。

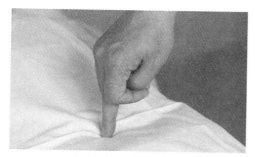

图4-18　中指振法

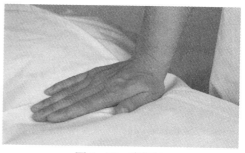

图4-19　掌振法

【要领及注意事项】

（1）指、掌部不要过于用力向下按压。

（2）操作后易使术者身体倦怠、疲乏无力，所以不可过久运用。术者平时应坚持练功或运动，以增强身体素质。

【适用部位】胸腹部、头面部。

【作用】主要用于失眠、头痛、眩晕、胃脘痛、胃下垂、咳嗽、气喘、呃逆、形寒肢冷、腰痛、痛经、月经不调。

脘腹胀满、消化不良，可指振上脘、中脘、下脘，常配合掌摩腹部、分推腹部、掌揉腹部，指按揉足三里、脾俞、胃俞穴；失眠、头痛、眩晕，可指振百会穴，常配合五指拿头，指按揉印堂、攒竹、太阳、神庭、角孙、风池穴，指尖击前额部及头顶。振法以温补为主，以通调为辅。

第四节　挤压类手法

挤压类手法包括按压与捏拿两类手法。按压类手法是以按压的方式作用于机体的一类手法，按压类手法是最早应用于推拿治疗的手法之一。推拿古称按摩、按跷即源于此。捏拿类手法是以对称性挤捏的方式作用于施术部位的一类手法，操作时须对称性用力。

1. 按法

以指或掌按压体表，称为按法。按法是在历史上最早应用的推拿按摩临床手法之一。本法若能正确掌握，常常可以取得立竿见影的效果。按法具有刺激强而舒适的特点。

【操作】

（1）拇指按法拇指伸直，以拇指罗纹面着力于体表施术部位上，做垂直向下的按压（图4-20）。

（2）中指按法一手的五指自然分开、弯曲，以中指罗纹面着力于体表一定的穴位上或其他部位上，做方向为垂直向下的按压，也可以食指搭于中指的指背上，这样的话则力量更大。

（3）掌按法腕关节背伸，以掌面着力于体表施术部位，利用身体上半身的重量，通过上臂、前臂传递到手掌部，做垂直向下的按压，也可双掌交叉重叠按压（图4-21）。

【要领及注意事项】

（1）按压的方向要垂直向下。

（2）常与揉法结合使用，组成按揉法。如指按法按压到一定深度，患者感觉酸胀时，术者再做一个小幅度的缓缓揉动。

（3）按压时用力要由轻到重，稳而持续，不可用迅猛的暴力。按法结束时也宜缓慢地减轻压力。

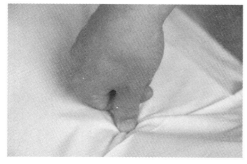

图4-20　指按法

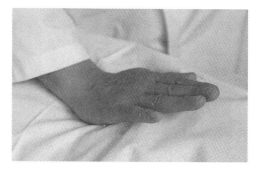

图4-21　掌按法

（4）按压后要稍微停留片刻，然后再做重复按压，不要按压后马上抬起。

（5）按压的动作要平稳、缓慢而有节奏。

【适用部位】指按法全身各部位均可应用，尤以穴位处最为常用。掌按法多用于背腰部、骶部、下肢部。

【作用】指按法主要用于各种疼痛、鼻塞、哮喘、呃逆、便秘、半身不遂、颈椎病、肩周炎、腰椎间盘突出症、高血压、糖尿病、痛经、近视。掌按法主要用于腰背下肢疼痛、筋脉拘急、功能性脊柱侧突、倦怠无力。

肩周炎，用拇指按法在肩髃、肩髎、肩贞、肩井、天宗处治疗；腰椎间盘突出症，用拇指按法在病变节段对应的华佗夹脊穴和背俞穴治疗；糖尿病，用拇指按法按曲池、三阴交穴；眩晕，用拇指按法按印堂、攒竹、鱼腰、四白、太阳、百会、四神聪穴；心悸，用拇指按法按百会；胃痛，用拇指按法按内关、合谷穴；失眠，用中指按法按印堂、攒竹、鱼腰、百会穴；阳痿，用中指按法按气海、关元、中极穴；骶腰韧带损伤，用深沉缓慢的掌按法按腰骶部及腰部；呃逆，用掌按法在患者背部正中及膀胱经施用；性冷淡患者，用掌按法按大腿内侧肌肉；腰背下肢疼痛、筋脉拘急，可用掌按法在腰背部、下肢后侧治疗；风寒感冒，可用掌按法按背部膀胱经，并配合使用擦法，擦背部膀胱经。

2. 压法

用拇指罗纹面、掌面或肘关节尺骨鹰嘴突起部着力于施术部位上进行持续按压，称压法。

【操作】

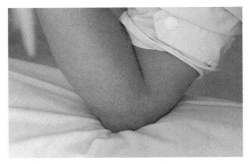

图 4-22　肘压法

（1）指压法：以拇指罗纹面着力于施术部位，其他四指置于旁边以帮助用力，腕关节悬屈 40°～60°，拇指主动用力，垂直向下或与受力面相垂直做持续按压。

（2）掌压法：以掌面置于施术部位，以肩关节为支点，利用上半身重量，通过上臂、前臂传递到手掌部，持续垂直向下按压。

（3）肘压法：肘关节屈曲，以肘关节尺骨鹰嘴突起部着力于施术部位，巧用上半身的重量垂直向下按压（图 4-22）。

【要领及注意事项】

（1）要持续用力，但肘压法因刺激性较强，可间歇施用。

（2）用力的方向为垂直向下或与受力面相垂直。

（3）肘压法操作时宜巧用上半身的重量，肘压的力量以患者能够忍受为度。

【适用部位】指压法、掌压法的适用部位和指按法、掌按法相同，肘压法适用于腰臀部、股后侧、背部等肌肉厚实的部位。

【作用】指压法、掌压法的作用和指按法、掌按法相同，肘压法主要用于顽固性腰腿痛、腰背肌强硬等病症。腰椎间盘突出症，可用肘压法压腰椎间盘突出节段的棘突旁及患侧的环跳、承扶、殷门等穴，并配合腰骶部及下肢揉法、按揉法、扳法、拿法、推法、点法等手法，具有解痉止痛、舒筋通络的作用。

3. 点法

用指端或屈曲的指间关节部着力于体表施术部位进行点压，称为点法。点法的特点是着力点小、刺激强、操作省力。

【操作】

（1）拇指端点法（又称拇指点法）手握空拳，拇指伸直并靠贴于食指中节的桡侧，以拇指指端着力，垂直向下点压体表一定的穴位或其他部位。或一手的拇指伸直，以拇指指

端着力，垂直向下点压体表一定的穴位或其他
部位，其他四指扶在旁边帮助用力。拇指端点
法是点法中最常用的手法。

（2）屈拇指点法：屈曲拇指，其他四指相握，
用拇指指间关节桡侧点压治疗部位。操作时可
以用拇指指端抵在食指中节外侧以帮助用力。

（3）屈食指点法：屈曲食指，其他四指相
握，用食指第一指间关节突起部点压治疗部位。
操作时可以用拇指末节内侧紧压食指指甲部，
以帮助用力（图4-23）。

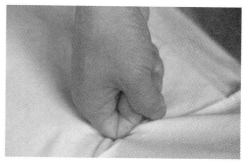

图4-23 屈食指点法

【要领及注意事项】

（1）用力大小以患者能耐受为度，不可施用暴力或蛮力，点后宜用揉法。

（2）点按时用力要由小到大，点按结束时也要逐渐放松，不要突然将手抬起。

（3）对年老体弱、久病虚衰的患者慎用点法。

【适用部位】全身各个部位，特别是穴位处。

【作用】和拇指按法相同。

痰浊头痛，用拇指点法点按三焦俞、脾俞、胃俞、膏肓、太阳、头维、中脘、阳陵泉、
丰隆穴；胆绞痛，用拇指点法在背部压痛点重刺激2～3分钟，然后在胆囊穴处重刺激2～3
分钟；胃痛寒邪犯胃证者，用较重的拇指端点法在脾俞、胃俞穴处治疗；失眠痰热内扰证者，
用拇指端点法点按神门、内关、丰隆、足三里穴；风寒感冒，可用屈拇指点法点按背部膀
胱经；颈椎病、颈背痛，可用屈拇指点法点按颈椎两侧；腹痛，可用屈拇指点法点按足三
里、上巨虚穴。呃逆气郁痰阻证者，用屈食指点法点按内关、足三里、丰隆穴；第三腰椎
横突综合征者，用屈食指点法点按大肠俞、肾俞、环跳、委中、阳陵泉穴；梨状肌综合征者，
用屈食指点法点按环跳、承扶、阳陵泉、委中、承山等穴。

4. 捏法

用拇指和其他手指在体表施术部位作对称性的挤压，称为捏法（图4-24）。捏法的
特点是舒适自然，不会对患者肢体产生晃动，具有较好的舒松肌筋的作用。

【操作】用拇指和食指、中指的指面，或用拇指和其他四指的指面相对夹住治疗部位
或穴位，然后做相对用力的挤压，随即放松，再用力挤压，并循序上下移动。用拇指和食指、
中指操作的称为三指捏法（图4-25）。用拇指和其余四指操作的称为五指捏法。

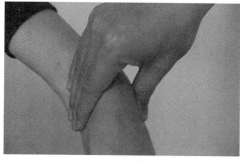

图4-24 捏法

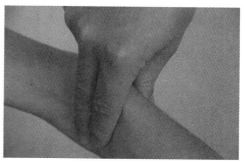

图4-25 三指捏法

【要领及注意事项】

（1）动作要连贯而有节奏性。

（2）用力要由小到大，用力的大小以患者能够忍受为度。

【适用部位】颈项部、四肢部、耳部。

【作用】主要用于肌肤不适、麻木不仁、疲劳性四肢酸痛、颈椎病。

颈椎病，用捏法从两侧风池穴向下捏至颈根部；肩周炎，用捏法捏肩部；疲劳性四肢酸痛，用捏法捏四肢肌肉。本手法具有松肌解痉、舒筋通络、行气活血的作用。

5. 拿法

用拇指和其余手指相对用力，提捏或揉捏肌肤，称为拿法（图4-26，图4-27）。拿法是临床常用手法之一，十分舒适。

【操作】用拇指指面和其他手指指面相对用力，捏住施术部位的肌肤并逐渐用力内收，将治疗部位的肌肤提起，做连续的提捏或揉捏动作。用拇指和食指、中指着力的，称为三指拿法。用拇指与其他四指着力的，称为五指拿法。

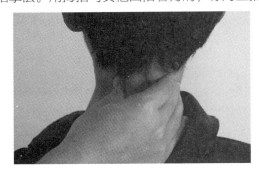

图4-26　拿法

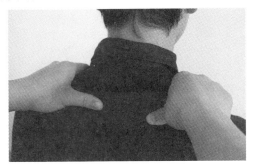

图4-27　拿肩井

【要领及注意事项】

（1）动作要连续不断而有节奏。

（2）腕部要放松，动作要灵活。

（3）用指面着力，而不用指端着力。

【适用部位】头部、颈项部、腹部、腰部、肩部、四肢部。

【作用】主要用于头痛、头晕、失眠、多梦、健忘、感冒、牙痛、颈项强痛、腰痛、肌肤酸痛、麻木、肢体无力、腹胀、食欲不振，颈椎病、肩周炎。

颈背痛者，用五指拿法拿颈椎棘突两侧的肌肉，自上而下操作，从风池穴的高度到大椎穴水平，反复操作；落枕，用拿法拿颈项部、肩背部；神经根型颈椎病，用拿法拿患侧上肢；肱二头肌长头肌腱腱鞘炎，用拿法在肩部沿三角肌向下经上臂到肘部治疗，重点在三角肌前部、肱二头肌、肘部桡骨粗隆部；冈上肌肌腱炎，用拿法拿肩井穴及肩关节周围；尺骨鹰嘴滑囊炎，用轻快的拿法在肱三头肌处治疗，重点在肱三头肌近尺骨鹰嘴部的肌腱；肱骨外上髁炎，用轻快的拿法沿桡侧伸腕肌往返操作。本手法具有松肌疏筋、活血行气的作用。

6. 捻法

用拇、食指夹住治疗部位进行搓揉捻动，称为捻法（图4-28）。

【操作】拇指罗纹面与食指桡侧缘或食指罗纹面相对捏住体表施术部位，稍用力做对称性的快速搓揉。

【要领及注意事项】

（1）动作要灵活，用劲要柔和。

（2）搓揉动作要快，不可用力太大。

（3）捻动的速度宜稍快，而在施术部位的上下移动速度宜缓慢。

【适用部位】手指、足趾。

【作用】主要用于手指和足趾的小关节酸痛、麻木、肿胀、屈伸不利。

神经根型颈椎病，用捻法捻患侧手指；指间关节扭挫伤，用轻柔而缓和的捻法在损伤的关节两侧治疗；类风湿关节炎、四肢小关节肿胀疼痛，用捻法捻四肢小关节；屈指肌腱腱鞘炎，用捻法捻患处。

7. 拨法

用拇指或并拢的食指、中指、无名指深按于施术部位，进行单向或往返的拨动，称为拨法（图4-29）。拨法的特点是力量沉实、拨动有力，有较好的缓急止痛和解除粘连的作用。

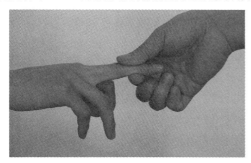 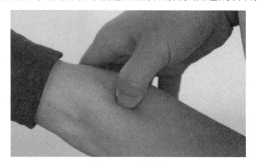

图4-28　捻法　　　　　　　　　　　　图4-29　拨法

【操作】

（1）拇指拨法一手的拇指自然伸直，以拇指指端着力于体表施术部位上，垂直向下按压到一定深度后，再做与肌纤维或肌腱或韧带或经络成垂直方向地来回拨动，其余四指扶在其旁边以帮助用力，如果一手的指力不足，可以双手拇指重叠按压拨动。

（2）三指拨法食指、中指、无名指并拢，以指端着力于体表施术部位上，垂直向下按压到一定深度后，再做与肌纤维或肌腱或韧带或经络成垂直方向地来回拨动。

【要领及注意事项】

（1）用力要均匀，动作要灵活，用力的大小以患者能够忍受为度。

（2）拨动的手指不能在施术部位的皮肤表面有摩擦移动，要带动施术部位的肌纤维或肌腱、韧带一起拨动。

【适用部位】颈部、背部、腰部、臀部、上肢部、下肢部。

【作用】主要用于局部酸痛、活动不利、颈椎病、肩周炎、腰背筋膜炎、腰椎间盘突出症、梨状肌综合征、第三腰椎横突综合征、腕管综合征。

髂腰韧带损伤，用拇指拨法在压痛点处做与髂腰韧带成垂直方向的拨动；急性腰肌损伤者，用拇指拨法拨腰部压痛点上、下方，手法宜柔和深沉；跟腱扭伤者，用轻快的拇指拨法拨跟腱处；足跟痛者，用拇指拨法拨跖筋膜处，重点在其跟骨附着点周围；落枕者，用三指拨法拨颈项部及肩背部紧张的肌肉，并配合颈部前俯、后仰、侧屈的被动活动；第三腰椎横突综合征者，用三指拨法在第三腰椎横突处做与条索状硬块垂直方向的拨动，用力要由轻到重、由浅到深。

8. 掐法

用指端甲缘重按穴位而不刺破治疗部位皮肤的方法，称为掐法。

【操作】

用拇指或食指指端甲缘重按穴位，而不刺破治疗部位皮肤。

【要领及注意事项】

（1）要垂直向下用力，不可抠动，以免损伤治疗部位的皮肤。

（2）掐后可在治疗部位上用拇指罗纹面轻揉以缓解疼痛。

【适用部位】全身的穴位。

【作用】主要用于中风不语、头晕、昏厥、阳痿、癔病发作。

中风不语、头晕、昏厥、癔病发作，常用掐人中来治疗；阳痿心脾两虚证者，用掐法在内关处施用。

第五节　叩击类手法

叩击类手法是指用手掌、拳背、手指或特制的器械有节奏地叩击拍打体表。手法的技巧性较强，要做到击打劲力的收放自如。

1. 拍法

用虚掌拍打体表，称为拍法（图4-30）。

【操作】五指自然并拢，掌指关节部微屈曲，掌心空虚，用虚掌有节奏地拍击体表施术部位的皮肤，拍击时常可以听到清脆的响声。可以单手拍打，也可以双手交替拍打。

【要领及注意事项】

（1）腕关节要放松，动作要平稳。

（2）冠心病、肿瘤、结核病患者禁用此法。

【适用部位】胸部、腹部、上肢部、下肢部、腰部、骶部、臀部。

【作用】主要用于腰背筋膜劳损、腰椎间盘突出症、糖尿病、高血压。

颈背痛者，用拍法拍颈背部；落枕，用拍法在颈项部、肩背部治疗；腰椎间盘突出症者，用拍法在腰部和下肢部治疗；四肢肌肉酸痛，用拍法拍四肢部。本手法具有舒筋通络、行气活血的作用，不仅能疏散肌表经络阻塞之病气，更能宣泄五脏六腑郁闭之邪气，常作为推拿结束手法和保健手法。

2. 击法

用拳背、掌根、掌侧小鱼际、指尖或桑枝棒击打体表一定部位，称为击法。

【操作】

（1）拳击法手握空拳，腕关节伸直，用拳背平击施术部位。本法是内功推拿流派常用的一种辅助手法（图4-31）。

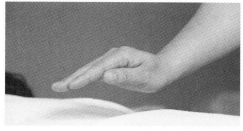

图4-30　拍法

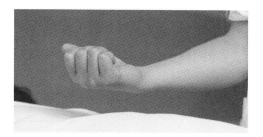

图4-31　掌背击法

（2）掌击法手指自然松开、微屈，腕关节略微背伸，以掌根部或小鱼际根部为着力点击打施术部位（图4-32）。

（3）侧击法掌指关节伸直，腕关节略背伸，用单手小鱼际击打或双手小鱼际交替击打施术部位（图4-33）。

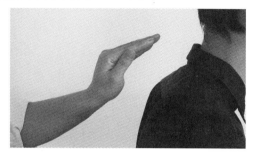

图4-32　掌击法

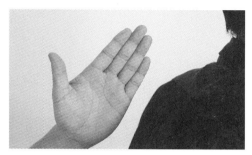

图4-33　侧击法

（4）指尖击法手指半握，腕关节放松，运用腕关节做小幅度或较大幅度的屈伸，以指端轻轻击打或重力击打施术部位，击打时常五指同时着力。

【要领及注意事项】

（1）击打时要含力蓄劲、收放自如，击打的力量要适中。

（2）击打时要有反弹感，当一触及施术部位后即迅速弹起。

（3）拳击法击打时腕关节要挺住，不能有屈伸动作，使整个拳背平稳地击打施术部位。在拳击大椎穴时，患者宜取坐位，颈腰部挺直，术者用拳背做竖直击打，也就是术者前臂与患者脊柱呈平行方向击打，切不可在颈前倾位时击打；拳击腰骶部时，患者宜取坐位或站立位，腰部挺直，术者用拳背进行横向击打。

（4）掌击法击打时腕部和掌指部要用力挺住，不能有屈伸动作。掌击百会穴时患者要坐位，颈腰部要挺直，这样可以使叩击的力量沿着脊柱纵轴方向传递。患者此时不要说话，上下齿要略抵住，以免损伤牙齿。

【适用部位】拳击法多用于大椎穴、腰骶部。掌击法多用于百会穴、腰臀部、下肢部。侧击法多用于肩背部、腰臀部、四肢部。指尖击法多用于头部、胸胁部。

【作用】拳击法主要用于颈椎病、腰椎病。掌击法主要用于头痛、眩晕、坐骨神经痛、腰臀部软组织劳损、下肢酸痛。侧击法主要用于风湿痹痛、肢体麻木、感觉迟钝、肌肉疲劳酸痛。指尖击法主要用于头痛、失眠、多梦、健忘、胸胁胀满。

颈椎病引起的上肢麻木酸痛，用拳击法拳击大椎穴；退行性脊柱炎、腰腿风湿痹痛，用拳击法拳击腰骶部，内功推拿流派认为，拳击大椎穴能通调一身之阳气、祛散风寒，拳击腰骶部可以引火归原、壮肾阳。头痛、眩晕，用掌根击法击百会穴；坐骨神经痛、下肢酸麻，用掌根击法击环跳穴、下肢部；腰椎间盘突出症，用侧击法击打腰臀部、下肢后侧；头痛、失眠、多梦、健忘，用指尖击法击前额部和头顶部；胸胁胀满，用指尖击法击胁肋部。本手法可祛风除湿、调和气血、通经活络。

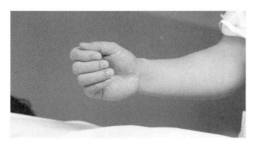

图 4-34　叩法

3. 叩法

以手指的小指侧或空拳的底部击打体表一定部位，称为叩法（图 4-34）。叩法的刺激强度较击法为轻。

【操作】双手手指自然分开，腕关节略背伸，交替用小指侧有节律地叩击施术部位。或双手握空拳，交替用小鱼际部或小指部有节律地上下叩击施术部位，形状如击鼓状。

【要领及注意事项】

（1）双手用力要均匀柔和，持续有序。不可用暴力。

（2）腕部动作要灵巧，动作轻快而富有弹性。

（3）心脏病、高血压患者禁用或慎用此手法，肾区部位用力不宜过重。

【适用部位】四肢部、肩背部、腰部、骶部、臀部。

【作用】主要用于局部酸痛、倦怠。

背肌劳损，用叩法叩背部；顽固性腰腿痛，用叩法叩腰腿部；四指肌肉疲劳酸痛，用叩法叩四肢部。本手法可松肌活血、通经活络、解除疲劳。

4. 叩点法

通过伸屈腕关节，或通过肩、肘、腕关节的活动，将一身之气达于指端反复叩点穴位，称为叩点法。

【操作】

（1）单指叩点法：中指指间关节和掌指关节微屈，食指按于中指的指背上，拇指罗纹面抵于中指远端指间关节的掌侧，无名指和小指屈曲握紧，通过伸屈腕关节，或通过肩、肘、腕关节的活动，将一身之气达于指端反复叩点穴位。

（2）五指叩点法：五指指间关节和掌指关节自然屈曲，五指指端对齐靠拢成梅花状，通过伸屈腕关节，或通过肩、肘、腕关节的活动，将一身之气与力达于指端，反复叩点穴位。

【要领及注意事项】叩点时要求腕、臂灵活，既要有一定的弹力，又要有坚实的指力和充分的臂力，刚中有柔，柔中有刚，刚柔相济。

【适用部位】全身各个部位，特别是穴位处。

【作用】主要用于各种疼痛、麻木。

失眠心脾两虚证者，用单指叩点法叩点足三里穴，配合指按揉三阴交、神门、天枢穴及擦背部督脉；呃逆气郁痰阻证，用五指叩点法叩点丰隆、足三里穴，配合指按揉中府、云门、膻中、章门、期门、肝俞、膈俞、胃俞穴；痛经气滞血瘀证，用五指叩点法叩点血海穴，常配合指按揉章门、期门、肝俞、膈俞穴及拿三阴交穴。

第六节　运动关节类手法

对关节做被动性活动，使其在生理活动范围内进行屈伸或旋转、内收、外展等运动，称为运动关节类手法。

（一）摇法

使关节做被动的环转运动，称为摇法。应用摇法时须注意：摇转的幅度要由小到大；用力要稳，动作要缓和；摇转的方向和幅度要在生理许可的范围内进行，或在患者能够忍受的范围内进行。习惯性关节脱位、椎动脉型颈椎病、颈部骨折等病症禁用患处关节摇法。

1. 颈项部摇法

【操作】患者坐位，颈项部放松。术者站在患者的身后或侧面，一手扶住其头顶部，另一手托住其下颌部，双手协调做相反方向用力，使颈项部按顺时针或逆时针方向由前屈位渐渐转至后仰位做环形摇转，反复数次（图4-35）。

【要领及注意事项】摇转动作要稳缓，以免产生头晕等不适感。

【适用部位】颈项部。

【作用】主要用于落枕、颈椎病、颈项部软组织劳损。

2. 肩关节摇法

【操作】

（1）握手摇肩法：患者坐位，患肢放松并自然下垂。术者站在其侧面，一手扶住其肩关节上部，用与患肢同侧的手与患手相握，稍微用力将患肢牵直后，做肩关节顺时针或逆时针方向小幅度的摇转活动（图4-36）。

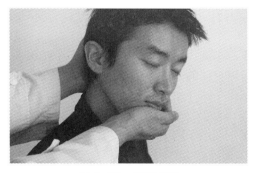
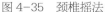

图 4-35　颈椎摇法

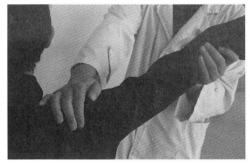

图 4-36　握手摇肩

（2）托肘摇肩法：患者坐位或站位，患侧肩部放松，肘关节自然屈曲。术者站在患者侧面，一手扶住其肩关节上部，用与患肢同侧的手托起患肢肘部，使患侧前臂放在术者前臂上，然后做肩关节顺时针或逆时针方向的环转摇动（图4-37）。

（3）大幅度摇肩法：患者坐位，患肢自然下垂。术者站在其侧面，两手掌相对，托住患者腕部。先将患肢慢慢向上向前托起，然后位于下方的手逐渐翻掌，当患肢前上举至160°时，虎口向下握住腕部，另一手由腕部向下滑移到肩关节上部，此时按于肩部之手将肩部略向下向前按，握腕之手则略上提，使肩关节充分伸展，随即使肩关节向后做大幅度的摇转。向后摇转时两手动作正好相反。

【适用部位】肩关节。

【作用】主要用于肩周炎、肩部伤筋。

3. 摇肘关节法

【操作】患者坐位，患肘屈曲45°左右。术者用一手握住患肢肘后，另一手握住患肢腕部，然后协调用力使肘关节做顺时针或逆时针方向的环转摇动（图4-38）。

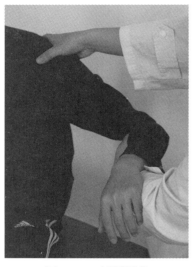
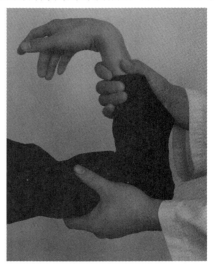

图4-37　托肘摇肩　　　　　　　　图4-38　摇肘关节法

【适用部位】肘关节。

【作用】主要用于肘关节扭伤、肘部骨折后遗症。

4. 摇腕关节法

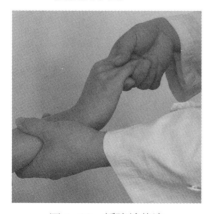

图4-39　摇腕关节法

【操作】一手握住患肢腕关节近端，另一手握住患肢手掌，在轻度拔伸的情况下做腕关节顺时针或逆时针方向的环转摇动（图4-39）。

【适用部位】腕关节。

【作用】主要用于腕关节扭伤、腕部骨折后遗症。

5. 摇掌指关节法

【操作】一手握住患侧手掌，另一手握住患指，在轻度拔伸的情况下做掌指关节顺时针或逆时针方向的环转摇动。

【部位】掌指关节。

【作用】主要用于屈指腱鞘炎、掌指关节扭伤。

6. 摇腰法

【操作】患者俯卧位，下肢伸直。术者站在其身旁，用一手掌按压住患者腰部，另一手前臂托于患者双下肢膝关节近端，将双下肢缓慢抬起，然后做顺时针或逆时针方向的缓慢摇动（图4-40）。

【适用部位】腰部。

【主治】主要用于腰脊酸痛、板滞、活动不利。

7. 摇髋关节法

【操作】患者仰卧位，患肢屈膝屈髋。术者站在患者患侧旁，一手扶住患侧膝部，另一手握住患者踝部，两手协调作用使髋膝关节均屈曲到 90° 左右，然后做髋关节顺时针或逆时针方向的缓慢摇动（图 4-41）。

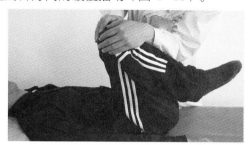
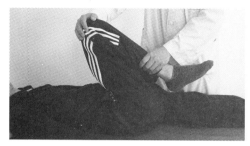

图 4-40　摇腰法　　　　　　　　　图 4-41　摇髋关节

【适用部位】髋关节。

【作用】主要用于髋部伤筋酸痛、内收肌劳损、腰腿痛疾病引起的髋关节活动不利和牵掣疼痛。

8. 摇踝关节法

【操作】患者仰卧位，下肢自然伸直。术者坐在或站在足端，一手握住足根，另一手握住患者足趾部，稍微用力做下肢的拔伸，在拔伸的同时做踝关节顺时针或逆时针方向的缓慢摇动（图 4-42）。

【适用部位】踝关节。

【作用】主要用于踝关节扭伤、酸痛、活动不利。

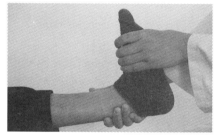

图 4-42　摇踝关节

（二）扳法

使关节做被动的扳动，称为扳法。扳法是正骨推拿流派的主要手法。应用扳法时须注意：①要顺应关节的生理功能，不能超过或违背关节的生理功能。②动作要分阶段进行，即先把需要扳动的关节极度伸展或旋转，然后在此位置上再做一个突发性的、稍微增大幅度的扳动。③突发的扳动动作要干脆利落，时机要准，力度要适当，收力要及时，不可使用暴力和蛮力。④不要强求关节的弹响声。⑤老年人若有较严重的骨质增生、骨质疏松者慎用或禁用扳法。⑥对于时间久、粘连重的肩关节周围炎患者，在实施扳法时不宜一次性分解粘连，以免关节囊撕裂而加重病情。

1. 颈部斜扳法

【操作】患者坐位，颈项部放松，头稍微前倾。术者站在患者后侧方，一手扶住患者头顶部，另一手托住患者下颏部，两手协同动作使头向患侧慢慢旋转，当旋转到有阻力时稍微停顿一下，随即用劲做一个突发性的有控制的快速扳动，此时常可以听到轻微的"喀"声（图 4-43）。

【要领及注意事项】

（1）对颈椎有可疑的骨质病变时，禁用扳法。

（2）对高血压患者或血管硬化患者，慎用扳法。

【适用部位】颈部。

【作用】主要用于颈椎病、颈椎后关节错位。

2. 寰枢关节扳法

【操作】患者坐低凳上，颈部微前倾。术者站在其侧后方，用一手拇指顶住患者第2颈椎棘突，另一手以肘部托住患者下颏部，手掌绕过对侧耳后扶住其枕骨部。逐渐用力将颈椎向上拔伸，在拔伸基础上同时使颈椎向患侧旋转，当有阻力时做一个突然的稍微增大幅度的扳动，顶住棘突的拇指也同时用力，此时常可以听到弹响声，拇指下也有棘突跳动的感觉（图4-44）。

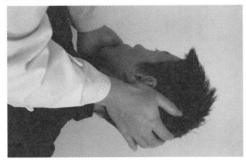 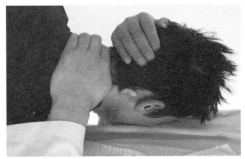

图4-43　颈部斜扳法　　　　　　　图4-44　寰枢关节扳法

【要领及注意事项】和颈部斜扳法相同。

【适用部位】颈部。

【作用】主要用于寰枢关节半脱位。

3. 扩胸扳法（又称扩胸牵引扳法）

【操作】患者坐位，两手十指交叉扣住抱于枕后部。术者站在其身后，用一侧膝关节抵住患者背部病变处，两手分别握扶住患者两肘部。让患者做主动前俯后仰运动，并深呼吸，也就是前俯时呼气，后仰时吸气。如此活动数遍，当患者后仰到最大限度时，术者随即两手用力将患者两肘部做突然的向后拉动，同时膝部也向前做顶抵，此时常常可以听到"喀"声，表示手法成功（图4-45）。

【要领及注意事项】在患者做前俯运动时，术者应将其两肘部尽量朝前推，使其内收。在患者做后仰运动时，术者应将其两肘部尽量向后拉，使其外展。

【适用部位】胸部。

【作用】主要用于胸闷、背部板滞酸痛、胸椎小关节错位、强直性脊柱炎尚未骨性强化者、胸部压榨感。

4. 扳肩式胸椎扳法

【操作】患者俯卧位。术者站在其侧面，一手托住患者对侧肩前上部，另一手用掌根或拇指着力，按压住病变胸椎棘突旁，两手协同做相反方向用力，此时可以听到"喀"声，表示手法成功。

【适用部位】胸椎。

【作用】主要用于胸椎小关节紊乱。

5. 仰卧压肘胸椎整复法

【操作】患者仰卧位，双手交叉分别抱住对侧肩部，全身自然放松。术者站在其侧面，一手握拳，拳心向上，将拳垫在患者背后患椎处，使胸椎小关节因胸椎过伸而处于松弛状态；另一手按住患者两肘，并缓缓用力下压。然后，让患者深呼气，当呼气将尽未尽时，术者突然做一个向前下方的按压。此时，常常可以听到"喀喀"声。

【适用部位】胸椎。

【作用】主要用于胸椎小关节紊乱。

6. 腰部斜扳法

【操作】患者侧卧位，患肢在上，屈膝屈髋；健肢在下，自然伸直，腰部要放松。术者面对患者站立，一手按住其肩前部，另一手用肘部抵住患者臀部，双手协同做相反方向的用力，即手掌将肩部向前推，肘部将髋臀部向后按，使患者腰部做被动扭转。当有明显阻力时，做一个增大幅度的突然振动，常可听到"喀喀"的弹响声（图4-46）。

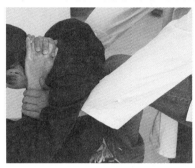

图 4-45　扩胸扳法

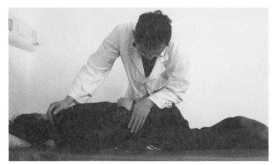

图 4-46　腰部斜扳法

【适用部位】腰部。

【作用】主要用于腰椎间盘突出症、腰椎后关节错位、急性腰扭伤、慢性腰肌劳损。腰椎间盘突出症，常配合患侧腰臀及下肢轻柔的㨰法、按法以及腰部后伸扳法、仰卧位强制直腿抬高法；急性腰扭伤，常配合㨰法在腰部压痛点周围施用，逐渐移至疼痛处，㨰法在伤侧顺骶棘肌纤维方向施用，按揉腰阳关、肾俞、委中穴，拨法在压痛点的上、下方施用，在受伤一侧沿骶棘肌纤维方向进行直擦；慢性腰肌劳损，常配合指按揉大肠俞、八髎、秩边穴，在腰部两侧膀胱经用较重刺激的㨰法上下往返操作，直擦腰背部两侧膀胱经，横擦腰骶部。

7. 腰部后伸扳法

【操作】患者俯卧位，两手放在下颏下方或头前，两下肢并拢，自然伸直。术者站在其侧面，以一手掌按住患者腰部，另一手托住其膝关节近端，缓缓上抬其下肢，使腰部后伸，当后伸到最大限度时，两手同时用力做相反方向的扳动，反复操作2～3次（图4-47）。

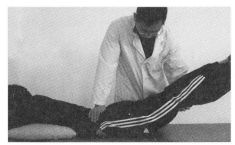

图 4-47　腰部后伸扳法

【适用部位】腰部。

【作用】主要用于腰椎间盘突出症、急性腰肌扭伤、腰肌劳损、腰部板滞和活动不利。

8.肩关节扳法

【操作】

（1）肩关节内收扳法：患者坐位，将患侧上肢置于胸前并尽量内收。术者站在其身后，用和患肩同侧的手扶住患者，另一手握住其患侧上肢的肘部做内收方向的扳动（图4-48）。

（2）肩关节后伸旋内扳法：患者坐位，患侧上肢自然下垂。术者站在其患侧，用和患肩同侧的手按扶住患肩，另一手握住患肢手腕部将其缓缓向后扳动，然后使其屈肘，手背贴于背腰部，沿脊柱缓缓向上牵拉（图4-49）。

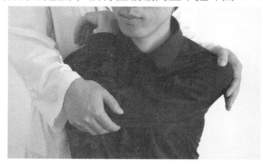 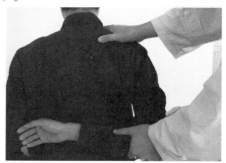

图4-48　肩关节内收扳法　　　　图4-49　肩关节后伸旋内扳法

（3）肩关节外展扳法：患者坐位，患侧上肢自然下垂。术者站在其患侧，一手按住其肩部做支点，另一手握住其肘部做向外扳动。在扳动的同时，可以做肩关节的旋内、旋外被动活动（图4-50）。

（4）肩关节上举扳法：患者坐位。术者以半蹲位站在其患肩的前方，患者上肢伸直，前臂放在术者肩上，术者双手抱住患肩将其固定住，以患肩为支点缓慢地站起用肩将患肢慢慢抬举，反复操作3～5遍（图4-51）。

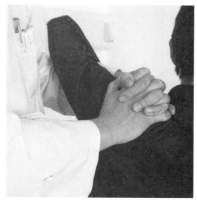 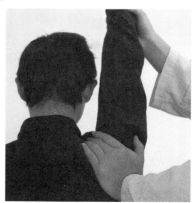

图4-50　肩关节外展扳法　　　　图4-51　肩关节上举扳法

【要领及注意事项】扳动幅度要由小到大，并且以患者能够忍受为度。

【适用部位】肩关节。

【作用】主要用于肩关节粘连、活动障碍。

（三）拔伸法

使用对抗力量对关节或肢体进行牵拉，使关节伸展，称为拔伸法，又称为"拔法"、"拽法"、"牵拉法"、"牵引法"。常用于颈腰部、四肢关节处。具有整骨复位、松解粘连、解除痉挛、拉宽关节的作用，是治疗骨折和关节脱位不可缺少的手法。拔伸法的操作方法共性是：固定肢体或关节的近端，术者沿纵轴方向牵拉其远端；或在关节两端做相对用力牵拉。其动作要领是：①动作要稳而缓和，均匀而持续。开始拔伸时用力要由小到大逐渐增加，不要用突发性的暴力。②要根据不同的病情和部位控制拔伸的力量和方向。否则，运用不当不但会影响治疗的效果，还有可能会造成不良后果。

1. 颈椎拔伸法

【操作】

（1）颈椎掌托拔伸法：患者坐位。术者站在其身后，用双手拇指顶按枕骨下方风池穴处，双手掌根合力夹住下颌部两侧以帮助用力。然后两手同时用力向上拔伸（图4-52）。

（2）颈椎肘托拔伸法：患者坐位。术者站在其身后，一手扶住患者枕后部，另一侧上肢用肘弯部托住其下颌部，手掌扶住对侧头部，两手同时用力向上拔伸，牵引其颈椎（图4-53）。

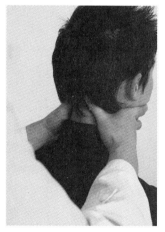 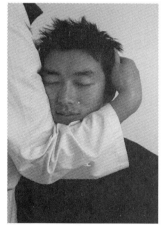

图4-52　颈椎掌托拔伸法　　图4-53　颈椎肘托拔伸法

本手法操作方便且较省力，故临床上在颈椎拔伸法中应用较多。

【要领及注意事项】

（1）颈椎掌托拔伸法：拔伸时术者双手掌不能夹按两侧颈部，以免压迫颈动脉窦，引起患者头晕等不良反应。拔伸时应使患者头部保持中立位或稍前屈位，还可以配合颈部缓慢的摇法。

（2）颈椎肘托拔伸法：术者肘部不能挤按颈前部，以免压迫气管引起呼吸不畅。拔伸时应使患者头部保持中立位或稍前屈位，还可以配合颈部缓慢的摇法。

【适用部位】颈椎。

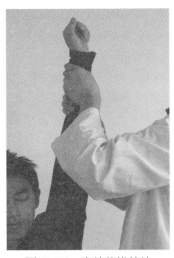

图4-54　肩关节拔伸法

【作用】主要用于落枕、颈椎病、颈椎半脱位、颈椎小关节错缝、颈项部扭伤、项背肌筋膜炎。

2.肩关节拔伸法

【操作】

（1）肩关节对抗拔伸法：患者坐位。术者用双手握住其患侧腕部和肘部，逐渐用力牵拉，同时嘱咐患者身体向另一侧倾斜，或有一助手协助固定患者身体，与术者牵拉之力相对抗（图4-54）。

（2）肩关节手牵足蹬拔伸法：患者仰卧位。术者臀部半坐在患侧床边，将一足跟置于患者腋下(左肩脱位用左足，右肩脱位用右足)，双手握住其患侧腕部做缓缓拔伸，同时用足跟顶住腋窝与之相对抗。持续1～2分钟后，再逐渐使患肩内收、内旋。此法又称手牵足蹬法。

【适用部位】肩关节。

【作用】主要用于肩关节脱位、粘连。

3.腕关节拔伸法

【操作】患者坐位。术者坐在其侧方，或站在其侧方，一手握住其指掌部，另一手握住其前臂部，两手同时用力做对抗拔伸。在拔伸的过程中，术者还可以配合腕关节的屈、伸、尺偏、桡偏活动（图4-55）。

【适用部位】腕关节。

【作用】主要用于腕骨错位、腕关节扭伤。

4.指间关节拔伸法

【操作】一手握住患肢腕部，另一手捏住患指指端，两手同时用力做相反方向的拔伸（图4-56）。

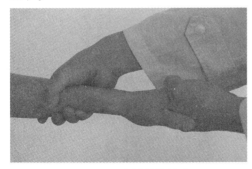

图4-55　腕关节拔伸法

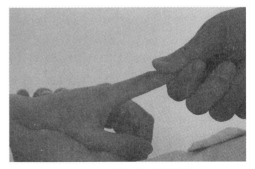

图4-56　指间关节拔伸法

【适用部位】指间关节。

【作用】主要用于指间关节半脱位、指间关节扭伤、屈指肌腱腱鞘炎、指间关节屈伸不利。

5.腰部拔伸法

【操作】患者俯卧位，双手抓住床头。术者双手分别握住患者两踝关节上端，逐渐用力做拔伸牵引（图4-57）。

【要领及注意事项】操作时，患者应用力抓住床头，术者上身应顺势向后倾仰，以加强拔伸牵引的力量。

【适用部位】腰部。

【作用】主要用于腰椎间盘突出症、腰椎后关节紊乱症。

6. 骶髂关节拔伸法

【操作】患者仰卧位，患侧膝关节微屈，会阴部垫一软枕。术者站在患者足端，一手按住其膝部，另一侧上肢用腋部夹住其小腿下段，前臂穿过其腘窝，握住另一手的前臂下部，再用一足跟部抵住患者的会阴部软枕处。然后，术者身体逐渐后仰，手脚协同用力，将患侧下肢沿纵轴方向进行拔伸牵引。

【要领及注意事项】在做骶髂关节拔伸法之前，术者要先用㨰法、按揉法、摩法等手法将骶髂关节周围的肌肉放松，以利于关节的复位。骶髂关节复位后，术者应嘱咐患者在屈髋屈膝位卧床休息2～3周，以利于损伤组织的修复。

【适用部位】骶髂关节。

【作用】主要用于骶髂关节半脱位。

7. 踝关节拔伸法

【操作】患者仰卧或坐在床上。术者用一手握住其小腿下段，另一手握住其足趾，两手协同用力做相反方向的拔伸牵引（图4-58）。

【要领及注意事项】在拔伸过程中，术者可配合做踝关节的摇转活动。

【适用部位】踝关节。

【作用】主要用于踝关节扭伤。

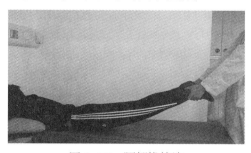 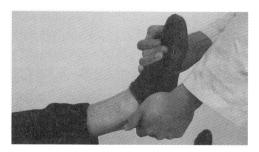

图4-57 腰部拔伸法　　　　　　　图4-58 踝关节拔伸法

第七节 复合类手法

复合类手法是指由两种或两种以上手法有机地结合到一起，进而构成一种新的手法。

1. 按揉法

按揉法是由按法与揉法复合而成。本手法刚柔并济，作用舒适，临床应用频度较高。

【操作】

（1）拇指按揉法以拇指罗纹面置于施术部位，其他四指置于旁边以帮助用力，拇指主动用力进行节律性按压揉动。拇指按揉法在操作时外形酷似拿法，但拿法是拇指与其他四指对称性用力。而拇指按揉法的力点是在拇指侧，其他四指仅起到助力的作用。

（2）掌按揉法以掌根部置于施术部位，以肩关节为支点，身体上半部小幅度节律性前倾后移，在前倾时将身体上半部的重量经肩关节、上臂、前臂传递到手掌，进行节律性地按压揉动。可单掌操作，也可双掌重叠操作。

【要领及注意事项】

（1）掌按揉法要巧用身体上半身的重量，要以肩关节为支点，将身体上半部的重量通过上臂、前臂传到手部，忌手臂部的单独用力。

（2）按中含揉、揉中寓按，刚柔相济，缠绵不绝。

（3）要有节奏性，既不可过快，又不可过慢。

【适用部位】指按揉法适用于全身各部位经络腧穴，尤其是颈项部、头面部、背部、腰部、臀部、四肢部。掌按法适用于背部、肩部、腰部、臀部、下肢后侧。

【作用】主要用于颈椎病、项背肌筋膜炎、肩周炎、头痛、失眠、腰肌劳损、腰椎间盘突出症等病症。

颈椎病，可用拇指按揉法从哑门穴开始按揉，沿颈脊柱正中向下至大椎穴，然后从颈部两侧的风池穴直下沿颈肌外缘至颈根部按揉，并配合颈项部的㨰法、拿法、捏法、摇法、扳法；肩周炎，可用拇指按揉法按揉缺盆、极泉、肩髃、肩髎、肩内陵、肩贞、曲池等穴，并配合肩部拿法、㨰法、摇法、扳法、搓法；腰肌劳损、腰椎间盘突出症，可用单掌按揉法或双掌按揉法按揉腰部，有下肢麻木疼痛者，按揉下肢后侧，并配合腰部和下肢后侧的㨰法、按法、点法、推法、扳法。本手法具有解痉止痛、活血化瘀、通经活络的作用。

2. 推摩法

推摩法是由一指禅偏峰推法与指摩法复合而成。

【操作】将拇指桡侧偏峰着力于体表施术部位上，其余四指并拢，掌指部自然伸直，将食指、中指、无名指、小指四指的指面着力于相应的体表施术部位上，腕部放松，微屈呈160°左右，通过腕关节做主动旋转运动并同时左右摆动，带动拇指间关节做伸屈活动，并使其余四指指面在施术部位做环形的摩擦运动。

【要领及注意事项】

（1）拇指要以桡侧偏峰着力，其他四指的指面要贴附在施术部位的皮肤上，不可悬空。

（2）腕部的活动要包含旋转和摆动两种运动形式。

【适用部位】胸腹部、胁肋部、项背部。

【作用】主要用于咳嗽、痰多、脘腹胀痛、消化不良、胁胀、痛经、月经不调、颈项强痛、背部不适。

脘腹胀满，可用推摩法治疗，用一指禅推中脘、下脘穴，同时摩脘腹部，可配合指按揉脾俞、胃俞、肝俞穴；咳嗽，可用推摩法治疗，用一指禅推中府、云门穴，同时摩胸部，可配合指按揉尺泽、外关、列缺、太渊、鱼际；月经不调，可用推摩法治疗，用一指禅推气海穴，同时摩下腹部，可配合一指禅推法推肝俞、脾俞、肾俞及指按揉足三里、三阴交、血海、阴陵泉穴。

3. 拇指点揉法

拇指点揉法是由拇指点法与揉法复合而成。

【操作】以拇指指端置于施术部位，拇指主动用力，进行节律性点按揉动。

【要领及注意事项】

（1）揉动的频率为 120 ～ 160 次 / 分。

（2）动作要灵活，用力可稍大，要带动皮肤一起揉动，不要和体表有摩擦移动。

【适用部位】全身各个部位，特别是穴位处。

【作用】和拇指按法基本相同。

腹痛，可用拇指点揉足三里、上巨虚穴；落枕，可用拇指点揉天宗穴；胃脘痛，可用拇指点揉脾俞、胃俞穴；慢性腰痛，可用拇指点揉肾俞、命门、气海俞、大肠俞穴；牙痛，可用拇指点揉下关、颊车、合谷穴。本手法有通经活络、解痉止痛的作用。

4. 勾点法

勾点法是由勾法和点法复合而成。

【操作】中指的掌指关节处伸直，指间关节微屈，其他的手指轻握，用中指的指端垂直向下点压施术部位。

【要领及注意事项】

（1）用力的大小以被施术处微有酸胀感为度。

（2）用力要由小到大，点按结束时也要逐渐放松压力，不要突然将手抬起。

（3）推拿前要剪好中指指甲，以免损伤皮肤。

【适用部位】缺盆穴。

【作用】主要用于呃逆、咳喘、恶心、呕吐、舌强语謇、口噤失语。咳嗽、气喘、呃逆、恶心、呕吐，用勾点法勾点天突穴；舌强语謇、口噤失语，用勾点法勾点廉泉穴。

5. 扫散法

扫散法是指以拇指偏峰及其余四指指端在颞、枕部进行轻快的擦动。

【操作】一手的食指、中指、无名指、小指并拢微屈，以指端部置于头维穴处，拇指伸直，以拇指桡侧面附着于耳后上方。然后，稍用力在头颞部做较快速的单向向后下方的推动，使四指的指端在额角发际至耳上范围内移动，拇指在耳后上方至乳突范围内移动。

【要领及注意事项】

（1）动作要平稳而有节奏，用力不要过大，以免损伤头皮。

（2）头部要挺住，避免头部随手法操作而前俯后仰。

（3）如果头发较长，应将手指插入头发间，贴于头皮操作。

【适用部位】头两侧颞部。

【作用】主要用于头痛、头晕、失眠、多梦、感冒。

治疗高血压，常配合推桥弓穴；治疗头痛、失眠、多梦，常配合按揉太阳、印堂穴及拿头部等手法；治疗感冒，常配合拿风池穴、拿肩井穴、擦膀胱经等手法。本手法具有平肝潜阳、安神醒脑、祛风散寒的作用。

6. 捏脊法

捏脊法由捏法、捻法、提法、推法等多种手法动作复合而成。

【操作】患者俯卧位，背部肌肉放松。术者站在其侧面，用两手拇指桡侧面顶住其脊柱两侧皮肤，食指和中指前按与拇指相对，交替捏起皮肤并轻轻向上提捻，边提捻边向上慢慢推进。

【要领及注意事项】

（1）从龟尾穴开始沿脊柱向上到大椎穴为止（龟尾穴在尾椎骨端）。

（2）要用指面着力，不要用指端挤捏提捻，用力要适当。

【适用部位】脊柱两侧。

【作用】主要用于小儿腹胀、食欲不振、消化不良、大便干结、腹泻、感冒、积滞、疳症、佝偻病和成人的胃肠道疾病、神经衰弱、体弱多病、痛经、月经不调。用于胃肠道疾病，常配合摩腹部，按揉脾俞、胃俞穴；用于神经衰弱，常配合指按揉印堂、攒竹、太阳、神庭、百会穴，以及五指拿头、抹前额、指尖击头等手法。捏脊法可以提高人体免疫力，调整各脏腑功能，健脾和胃。

第八节　其他类手法

其他类手法是指散在的、难以归类的一些手法。

1. 插法

以手指插入肩胛骨与胸壁间的方法，称为插法。

【操作】患者坐位，肩背部放松。术者站或坐在患者身后，一手的食指、中指、无名指、小指四指并拢伸直，用指尖部从肩胛骨内下缘沿肩胛骨与肋骨之间向该侧肩峰方向插入，另一手扶住患者该侧肩部，并向后内下方按压，两手向相反方向用力，使指尖插入肩胛骨与肋骨之间 2 寸左右，持续 1 分钟左右，然后缓缓将手收回，如此重复 2 ~ 3 次。再换手插对侧肩胛骨。

【要领及注意事项】术者要用左手插患者右肩胛骨，用右手插患者左肩胛骨。患者当时可有胃上提之感觉。

【适用部位】肩胛骨。

【作用】治疗胃下垂，常配合一指禅推法推脾俞、胃俞、三焦俞、大肠俞穴，拇指按揉中脘、天枢、气海、百会、合谷、足三里穴，掌摩腹部，提拿两侧腹肌，腹部托法，拿承山穴。本手法有补中益气、健脾和胃的作用。

2. 托法

用单手将患处托起，称为托法。

【操作】患者仰卧位，术者坐在患者右侧，食指、中指、无名指、小指伸直并拢，以罗纹面和小鱼际部着力深按于患者下垂的胃底部，随患者深呼气做由下而上逆时针方向的上托。

【要领及注意事项】术者上托时移动要缓慢，每移动一段距离后均要深按片刻。

【适用部位】胃脘部。

【作用】治疗胃下垂。

3. 梳法

用手指做疏理动作，形如梳头，称为梳法。本法又称梳法，和指分推法不同，指分推法一般用单指，手法刺激比梳法要强。

【操作】五指微屈，自然展开，以五指的指面在体表施术部位上做轻柔的单方向的滑动梳理。

【适用部位】胸部、胁肋部、背部。

【作用】主要用于胸闷、气短、胁肋胀痛、嗳气、善太息、乳痈。

治疗胸闷、气短、胁肋胀痛、嗳气、善太息，常配合单指叩点太冲穴，夹搓胁肋，掌搓背部，拇指按揉章门、期门、肝俞、胆俞穴。本手法有疏肝理气、解郁除满的作用。

第九节 小儿常用手法

1. 推法

以拇指或食指、中指的罗纹面着力，附着在患儿体表一定的穴位或部位上，做单向的直线或环旋移动，称为推法。

【操作】

（1）直推法以拇指桡侧或罗纹面，或食中两指罗纹面在穴位上做直线推动，频率 220 ~ 280 次 / 分。

（2）旋推法以拇指罗纹面在穴位上做顺时针方向的旋转推动，频率 160 ~ 200 次 / 分。

（3）分推法用两手拇指桡侧或罗纹面，或食中两指罗纹面自穴位向两旁分向推动，又称分法。

（4）合推法用两手拇指桡侧或罗纹面，或食中两指罗纹面自穴位两端向中间推动，又称合法。

【要领及注意事项】直推法操作时要做直线推动，同时配合使用适量推拿介质，用力宜均匀，动作要有节律性，频率 220 ~ 280 次 / 分。旋推法推动速度较运法快。分推法操作时两手用力要均匀一致。合推法操作时两手用力要均匀一致、轻快柔和。

【适用部位】直推法主要用于线状穴、五经穴等小儿特定穴的操作，多用于头面部、四肢部、脊柱部，如推脾经等，在某些穴位上直推的方向与补泻有关。旋推法主要用于小儿五经穴及面状穴位，如旋推肾经。分推法主要用于头面部、胸腹部、腕掌部、肩胛部。合推法主要用于头面部、胸腹部、腕掌部。

2. 揉法

以中指或拇指的指端或罗纹面，或食指、中指、无名指的罗纹面或掌根或大鱼际，吸定于一定部位或穴位上，做顺时针或逆时针方向的旋转揉动，称为揉法。亦可分别称之为指揉法、掌根揉法、鱼际揉法。其操作和本章第一节揉法基本相同。

【要领及注意事项】压力要轻柔，指端或掌根或大鱼际不要在皮肤上摩擦移动，揉动频率为 200 ~ 300 次 / 分。

【适用部位】拇指或中指揉法适用于全身各个部位或穴位，三指揉法适用于胸锁乳突肌、脐部、天枢穴，掌根揉法适用于腰背部、腹部、四肢部，鱼际揉法适用于头面部、胸腹部、胁肋部、四肢部。

3. 按法

以拇指或掌根在一定的部位或穴位上逐渐向下用力按压，称按法。其操作和本章第四节按法相同。

【要领及注意事项】用力要缓和渐进，忌用粗暴蛮力。临床应用时常和揉法配合使用。

【适用部位】指按法适用于全身各个部位或穴位。掌按法适用于面积大而平坦的部位，如腰背部。

4. 摩法

以手掌面或食、中、无名指指面附着于一定部位或穴位上，以腕关节连同前臂做顺时针或逆时针方向环形移动摩擦，称摩法。其操作和第八章第二节摩法相同。

【要领及注意事项】和第八章第二节摩法相同。

【适用部位】指摩法和掌摩法主要适用于胸腹部。

5. 掐法

用指甲重刺穴位称掐法。其操作和第八章第四节掐法相同。

【要领及注意事项】本手法刺激强，不宜反复长时间使用。避免掐破皮肤。掐后常继用揉法以缓解疼痛。

【适用部位】适用于头面部和手足部的穴位。

6. 运法

以拇指或中指指端在一定穴位上由此往彼做弧形或环形推动，称运法。

【操作】以一手托握住患儿手臂，使被操作的部位或穴位朝上，另一手以拇指或食指的罗纹面着力，附着在施术部位或穴位上，做由此穴向彼穴的弧形运动，或在穴位的周围做周而复始的环形运动，频率为 80 ~ 120 次/分。

【要领及注意事项】运法宜轻不宜重，宜缓不宜急，要在体表旋转摩擦推动，不带动深层肌肉组织。操作时可配合使用推拿介质，以保护患儿皮肤。

【适用部位】本手法常用于弧线形穴位或圆形面状穴位。

7. 捣法

用中指指端，或食、中指屈曲的指间关节，做有节奏的叩击穴位的方法，称捣法。

【操作】以一手握持住患儿食指、中指、无名指、小指四指，使患儿手掌朝上。用另一手的中指指端或食指、中指屈曲后的第一指间关节突起部着力，其他手指屈曲相握，前臂主动运动，通过腕关节的屈伸运动，带动着力部分做有节奏的叩击穴位 5 ~ 20 次。

【要领及注意事项】

（1）叩击时指间关节要自然放松，以腕关节屈伸为主，用力要有弹性，不要用暴力。

（2）术者要事先将指甲修剪圆钝，以免损伤小儿肌肤。

【适用部位】本手法常用于手部小天心穴及承浆穴。

（邱智兴）

下篇·各论

第五章

骨伤科病症

第一节 颈椎病

一、概述

西医认为颈椎病是由于颈椎及其周围软组织退行性改变或损伤引起的颈项部脊柱内外平衡失调，继而产生一系列病理改变，这些病理变化压迫或刺激颈部脊神经、脊髓、椎动脉及交感神经，导致功能或结构上的损害，引起相应的临床症状。临床上以颈项部疼痛、上肢疼痛发麻、头昏、头痛、下肢痉挛型瘫痪为主症，好发于中老年人，随着现代工作方式和生活习惯的改变，该病的发病有年轻化趋势。中医认为颈椎病属项痹病范畴，它的发生主要是由于正气不足，或感受风、寒、湿、热之邪，导致颈部经筋损伤、经络痹阻不通而致。

二、病因病机

1. 中医病因病机

中医认为本病为中年之后，正气不足，天癸渐竭，肝肾精血渐虚，筋骨失其濡养，筋不能束骨，骨不能张筋，故关节不利，导致颈项强直、疼痛，屈伸不利等临床症状。部分外伤证候，属颈部伤筋，因气伤痛，形伤肿，颈部受直接或间接暴力损伤，致局部经脉受损，症见颈部活动受限，酸胀、疼痛；或感受风、寒、湿、热之邪，导致经络痹阻不通，而产生临床症状。

2. 西医病因病理

现代医学认为本病发病的基础主要是颈椎间盘的退行性改变，另外颈椎的先天性畸形，如颈椎横突肥大、颈肋、颈椎椎体融合和颈椎椎管狭窄等为本病发病的内因。本病发病的外因则是各种急慢性损伤，如长期低头或久坐工作而造成的慢性损伤，钝物撞击、跌扑损伤或车祸等造成的急性损伤。在以上内外因的作用下加速了颈椎的退变，颈椎的稳定性下降，从而刺激或压迫神经、血管、脊髓等局部组织，产生临床症状。

三、辨病

1. 病史

本病一般有慢性劳损史，或有急性外伤史。

2. 症状

（1）颈型颈椎病

1）颈项部疼痛，部分患者伴有肩背部疼痛。以晨起为重，活动后减轻。

2）急性期患者，可伴颈部活动欠利。

（2）神经根型颈椎病

1）颈部或肩背部呈阵发性或持续性的酸、胀、疼痛。

2）沿受损的颈脊神经走行方向有烧灼样或针刺样疼痛，或过电样麻感。

3）当颈部活动到某种角度或腹压增高时，上述症状可加重。

4）颈部活动可有不同程度受限或颈项部发硬、发僵感，甚至颈部呈痛性斜颈畸形。

5）患侧上肢发沉、无力，甚者握力减弱。

（3）脊髓型颈椎病

1）四肢酸胀、麻木、僵硬无力，部分有烧灼感。

2）头痛、头昏、头晕，甚至大小便改变（如排便、排便障碍，排便无力或便秘等）。

3）重者活动欠利，走路不稳，甚至出现偏瘫或瘫痪。

（4）椎动脉型颈椎病

1）眩晕、恶心、呕吐、耳鸣、耳聋等为常见症状，头部活动时可诱发或加重以上症状。

2）猝然摔倒，但摔倒时，神志多清楚。

（5）交感神经型颈椎病

1）颈项部疼痛，可伴偏疼痛或头痛，头昏、头晕、耳鸣、耳聋等症状。

2）可见心跳加快或缓慢，少数可有心前区疼痛。

3）局部皮温降低，四肢发凉，肢体遇冷时有刺痒感，继而红肿，疼痛加重，少数可有指端发红、发热、疼痛或痛觉过敏。

（6）混合型颈椎病：混合型颈椎病是指出现以上的两型或两型以上颈椎病的症状者。

3. 体征

（1）颈型

1）颈项部有压痛。

2）椎间孔挤压试验和臂丛神经牵拉试验多为阴性。

（2）神经根型颈椎病

1）压痛：在病变节段的椎间隙、棘突旁及其神经分布区可出现压痛。颈椎生理前凸减少或消失，甚至后凸。

2）颈项部肌肉张力增高，局部可触及到条絮状或结节状反应物。

3）椎间孔挤压试验多为阳性。

4）臂丛神经牵拉试验阳性。

（3）脊髓型颈椎病

1）肢体肌张力增高，肌力减弱。肱二、三头肌肌腱及膝腱、跟腱反射亢进，同时可见髌阵挛和踝阵挛。

2）腹壁反射和提睾反射也可减弱。

3）霍夫曼征和巴宾斯基征多为阳性。

（4）椎动脉型颈椎病

1）颈项部压痛，压痛点多为椎间隙、棘突旁。

2）颈椎旋转到一定的方位即出现眩晕，改变位置时，症状即可消失。

3）椎动脉造影可见椎动脉扭曲、变异等，脑血流图可出现异常。

4）椎间孔挤压试验多为阳性。

（5）交感神经型颈椎病

1）混合型颈椎病可出现以上的两型或两型以上颈椎病的体征。

2）颈项部压痛，以中颈段为甚。

3）椎间孔挤压试验多为阳性。

4. 辅助检查

应常规拍摄颈椎正、侧位、左右斜位和张口位 X 线片，必要时摄颈椎 CT 或 MRI，必要时也可行 TCD 检查。

四、类病辨别

1. 落枕

本病患侧常感项背部疼痛伴颈部活动受限，检查可见颈项部肌肉痉挛，胸锁乳突肌、斜方肌、大小菱形肌及肩胛提肌等处压痛，在肌肉紧张处可触及肿块和条索状的改变，X 线检查一般无异常发现，部分可见颈椎生理弯曲减弱或消失。

2. 梅尼埃病

本病又称发作性眩晕，症状除头痛、眩晕、恶心、呕吐、耳鸣、耳聋等与椎动脉型颈椎病相同外，还有眼震、脉搏变慢及血压下降等。鉴别要点：梅尼埃病与大脑功能失调（包括过度疲劳、睡眠不足、情绪被动）有关，碘苷油试验阳性，且不会因为颈椎的活动所诱发。

3. 颈脊髓肿瘤

患者早期症状可与颈椎病相似，但症状多不因颈部活动改变。鉴别点：①X 线平片显示椎间孔扩大，椎体或椎弓破坏；②脊椎穿刺奎氏试验阴性；③脑脊液检查可见异常。④CT 和磁共振检查则较易与颈椎病鉴别。

4. 颈椎结核

早期症状与颈椎病相似，且 X 线平片早期不易发现结核破坏，CT 和磁共振检查则能早期发现。

五、中医论治

1. 推拿常规治疗

治疗原则：舒筋活血，解痉止痛，整复错位。

取穴与部位：取颈部阿是穴、风池、风府、肩井、天宗、曲池、手三里、小海、合谷等穴；推拿部位在颈肩背部。

主要手法：一指禅推法、丁氏𢭃法、按揉法、拿法、拔伸旋转法等。

操作方法：① 患者取坐位，医者立于其后，用一指禅推法推颈部三条线路 5 分钟左右。随后用𢭃法施于患者颈肩部、上背部 5 分钟左右。② 按揉上述所取穴位。③ 颈部纵向拔伸旋转法：患者颈部略前屈，医者两前臂尺侧放于患者两侧肩部并向下用力，双手拇指顶按在风池穴上方，其余四指及手掌托住下颌部，嘱患者身体下沉，术者双手向上徐徐用力，前臂与手同时向相反方向用力，觉颈椎松动后保持几秒钟，左右旋转各15°，再缓缓松开，回到中立位。可反复施术数次。④ 拿颈项及肩井 3~5 遍。

2. 推拿分期治疗

（1）急性发作期

1）颈型：颈部剧烈疼痛，肌肉僵硬，活动困难。如颈胸段椎体有偏歪者加颈胸段按压调整手法；颈曲变直或反张者，以卧位颈椎拔伸顶推手法调整之。

2）神经根型：颈臂剧烈疼痛，日夜不宁，颈部活动及咳嗽、振动，均引起放射痛加剧；患肢握力和骨间肌力明显减退。常规操作加卧位颈椎拔伸顶推手法或颈椎旋提手法。如发现中下段颈椎偏歪者，以颈椎侧屈扳法调整之。

3）脊髓型：下肢无力突然加剧，甚至突然瘫痪，严重者二便功能障碍，肌张力增高，腱反射增强，病理征阳性。常规治疗去拔伸旋转法操作，重用一指禅推法，可在下肢施于丁氏㨰法、按揉法等手法，颈部慎用牵引及旋转类手法。

4）椎动脉型：发作性剧烈眩晕，甚者头部不能转动，恶心，呕吐。常规操作去拔伸旋转法，加头面部一指禅推法和内功推拿手法；病变在中上颈段者，以卧位颈椎拔伸顶推手法调整；病变在下颈段者，重点按揉局部横突周围及前斜角肌等软组织以松解之。

5）交感神经型：剧烈头痛，伴冷汗淋漓，脸色苍白，胸闷心悸，部分患者出现下组脑神经症状。常规操作加头面部一指禅推法和内功推拿手法。

6）混合型：主要症状持续发作，症状明显。常规操作的基础上，根据临床症状选用上述两种或两种以上方法治疗。

（2）症状缓解期

1）颈型：颈部时有疼痛，以晨起为重，活动后减轻。除常规操作外，在肩胛骨内侧和斜方肌外侧寻找反应点以弹拨法施之。

2）神经根型：上肢放射痛缓解，颈部仍有疼痛不适感，患肢握力及骨间肌力逐步恢复。常规操作加卧位颈椎拔伸顶推手法或颈椎旋提手法，配合上肢循经取穴施于按揉法。

3）脊髓型：下肢无力逐渐改善，恢复步行功能，腱反射仍活跃，病理征阳性或阴性。常规治疗去拔伸旋转法操作，重用一指禅推法，配合下肢丁氏㨰法、按揉法等手法操作以逐步改善肌痉挛状态。

4）椎动脉型：眩晕缓解，劳累后仍有头部昏沉感觉。常规操作外加卧位颈椎拔伸顶推手法、头面部一指禅推法和内功推拿手法。

5）交感神经型：头痛缓解，时有胸闷，咽喉梗阻感觉。常规操作基础上以按揉法和拇指弹拨法施于颈椎侧方和前方，使痉挛的椎前肌群松解，可配合内功推拿手法治疗。

6）混合型：主要症状缓解。常规操作的基础上根据临床症状选用上述两种或两种以上方法治疗。

（3）康复期

1）颈型：颈部疼痛消失，劳累后仍有牵紧不适感觉。常规操作为主。

2）神经根型：颈臂痛消失，劳累后颈部仍有牵紧不适感。重点运用㨰法并配合颈椎各向被动运动。

3）脊髓型：下肢恢复正常肌张力和肌力，病理征阴性。以松解类手法为主。

4）椎动脉型：眩晕持续 6 个月以上未发作。以松解类手法为主。

5）交感神经型：主要症状持续 6 个月以上未发作。以松解类手法为主。

6）混合型：主要症状持续 6 个月以上未发作。以松解类手法为主。

3. 特色治疗

（1）名老中医经验

1）孙树椿教授经验：治疗颈椎病的手法一般分为三步进行。①放松手法：首先是预备手法，即放松手法。在治疗中，尤其重视预备手法的应用，通过轻柔的滚、按、揉、捻等方法可以舒筋通络，宣通气血，放松颈部痉挛僵硬的肌肉。②不定点旋转法：是治疗手法，可调整颈椎曲度和小关节紊乱。该旋转法要领是在向上牵引的同时，将颈椎缓慢旋转到最大角度达到弹性固定，然后瞬间法发力旋转，以使各节段颈椎自上而下被动转动。③善后手法：以轻柔的劈法、散法、拿法、归合法进一步解除肌肉痉挛，改善血液运行，增加局部血液循环，消除软组织的炎性反应，从而疏风通络、消炎止痛、调和气血。

2）施杞教授经验：颈部三步九法。①第一步：理筋。理筋动静力平衡失调是颈椎病发病的重要机制之一，其中动力性失衡往往先于静力性失衡。第 1 法：揉法。揉法主要是以大拇指指腹在颈项部揉按，要求着力稍重，吸定一定部位并带动（渗透到）皮下组织作环旋的轻缓揉动，在按揉一处片刻后，再缓缓移动到下一处，在施行揉法的过程中可结合按法或弹拨法。揉法的具体操作部位包括天柱、百劳、天鼎、肩中俞、天宗、肩贞等。第 2 法：拿法。用拇指和其余手指相对用力，提捏或揉捏肌肤称为拿法，可分为三指拿法和五指拿法。我们常常依次拿颈项、肩颈、手三阴经和手三阳经。第 3 法：擦法。用手背近小指侧部或小指、无名指、中指的掌指关节部，附着于体表一定部位或穴位上，以肘关节为支点，前臂作主动摆动，通过腕关节的屈伸、外旋的连续活动，使之产生的力持续作用于治疗部位上，称为擦法。②第二步：整骨。静力性失衡是导致颈椎病发生与发展的主要原因，而整骨手法的主要作用就是恢复颈部的静力系统平衡。第 4 法：提颈，亦称"牵引法"。具体操作时，医者左手掌托下颌，右手掌托后枕部，向上提颈 9 秒后，放松 3 秒，重复 3 次。间歇提颈有利于迅速松解肌肉痉挛，扩大椎间孔，改善椎动脉灌注。第 5 法：松颈。在提颈的基础上通过颈部的转动，达到颈部肌肉放松的方法。第 6 法：搬颈。依据检查和 X 线表现，将颈椎病变的位置分为上段、中段和下段。根据病变部位的不同，将颈椎置于不同位置。③第三步：通络。中医认为，颈椎病主要是由于气血失和、经络痹阻所致。经络系统能调节体表和内脏之间协调平衡，故在进行手法治疗时，疏通经络是很重要的。第 7 法：摩法。摩法是以手的掌面或指面及肘臂部贴附在体表，做直线环旋移动的一类手法使之摩擦生热，以透热为度。摩法操作部位包括百会、脑户和大椎。第 8 法：抖法。抖法是用双手握住患者肢体远端，尔后轻微用力作连续小幅度上下抖动。第 9 法：捏耳。用食指及拇指指腹按压、牵拉对耳轮的上、中、下三部，可适当进行捻按，每次按压 30 秒，以压至患者感觉疼痛但能忍受，且耳轮出现胀热感为宜。

（2）针灸治疗

1）常规针刺：以督脉、足太阳膀胱经、手太阴肺经腧穴为主，选穴风府、风池、颈夹脊、肩井、天宗、肩贞、合谷、外关、列缺、阿是穴等，留针 15 ~ 20 分钟。实证用泻法，虚证用补法。

2）电针：取颈夹脊穴、上肢腧穴，选取 1 ~ 3 对腧穴通电，用密波、疏波或疏密波，刺激量由中度到强度。治疗时间一般为 10 ~ 20 分钟。

（3）中药外治：可采用热敷治疗、火罐治疗、艾灸、蜡疗等。

六、西医治疗

1.牵引治疗
本法可选用牵引重量 4 ~ 6kg，每次牵引时间 15 ~ 20 分钟。

2.理疗治疗
本法可选用中频治疗、微波治疗、立体干涉波等治疗。

3.药物治疗
疼痛严重者可口服镇痛药，如布洛芬等，或以 0.5％盐酸普鲁卡因作痛点封闭。

4.消炎脱水治疗
本法可使用甘露醇加地塞米松静脉滴注，一般使用 3 ~ 5 天。

5.手术治疗
有手术指征者，则可根据病情的不同考虑采用不同的手术治疗。

七、转归与预后

临证应注意严格掌握手法治疗适应证，除脊髓型颈椎病，其他各型推拿治疗均可取得较好疗效。应注意手法的安全性，避免大幅度的被动运动手法。手法整复应轻巧协调，切忌强行暴力整复。脊髓压迫症状明显者，应考虑手术治疗。病情缓解后应在医师指导下坚持功能锻炼，预防疾病复发。

八、预防与调护

预防：避免长时间单一姿势伏案工作，加强上肢及颈项部功能锻炼。

调护：指导患者避免低头过久活动，睡卧时枕头不宜过高或过低，以生理位为佳（即枕头的长度一般以超过自己的肩宽 10 ~ 16cm 即可，高度以头颈部压下后与自己的头高度相等略低一些为宜）。注意颈肩背部的保暖，穿着有领衣服，冬季则应着高领衣服或戴围巾。

九、疗效判定标准

疗效判定标准参照《中医病证诊断疗效标准》（中华人民共和国中医药行业标准 ZY/T001.1 ~ 001.9-94）。

1.颈型颈椎病
（1）治愈：颈项肩背疼痛、肌肉紧张消失，恢复发病前的劳动力水平。

（2）有效：颈项肩背疼痛、肌肉紧张消失基本消失，劳累后偶有颈项部不适感。

（3）未愈：颈项肩背疼痛、肌肉紧张无明显好转。

2. 神经根型颈椎病

（1）治愈：颈项上肢疼痛麻木及神经根压迫体征消失，恢复发病前的劳动力水平。

（2）有效：颈项上肢疼痛麻木及神经根压迫体征明显改善，劳累后偶有颈项部不适感。

（3）未愈：颈项上肢疼痛麻木及神经根压迫体征无明显好转。

3. 脊髓型颈椎病

（1）治愈：下肢麻木、深感觉障碍及运动传导束征消失，行走自如，恢复发病前的劳动和生活能力。

（2）有效：下肢麻木、深感觉障碍明显改善，运动传导束征阳性程度降低，行走功能改善。

（3）未愈：下肢麻木、深感觉障碍、运动传导束征及行走功能无明显好转。

4. 椎动脉型颈椎病

（1）治愈：眩晕消失，TCD 检查示椎动脉供血不足有较大改善，恢复发病前的劳动生活能力。

（2）有效：眩晕明显减轻，头颈位置性眩晕加重现象消失，劳累后有颈项部不适和眩晕加重现象。

（3）未愈：眩晕无明显好转。

5. 交感型颈椎病

（1）治愈：头痛及其他内脏、血管运动、腺体功能紊乱症状消失，恢复发病前的劳动生活能力。

（2）有效：头痛其他内脏、血管运动、腺体功能紊乱症状明显减轻，劳累后有颈项部不适和症状加重现象。

（3）未愈：头痛及其他症状无明显好转。

6. 混合型颈椎病

（1）治愈：症状消失。

（2）有效：症状明显减轻。

（3）未愈：症状无明显改善。

（杨云才）

第二节　外伤性寰枢关节半脱位

一、概述

外伤性寰枢关节半脱位是指寰枢椎受外伤，引起的寰枢关节的移位或松动，但未达到脱位，并伴有相应的临床症状，称为外伤性寰枢关节半脱位。寰枢关节半脱位主要表现是旋转活动受限，常伴有眩晕和椎体束征等严重的临床表现。近年来由于头部外伤机会的增多和影像学的发展，寰枢关节半脱位的发现率和诊断率日益增多。寰枢关节半脱位除因头颈部外伤引起外，还与以下因素有关，应引起重视：

（1）自发性寰枢关节半脱位，见于类风湿关节炎、强直性脊柱炎和咽部感染。

（2）先天性寰枢关节半脱位，见于齿突发育异常、颅底压迹、枕寰融合及寰枢椎棘突融合。

（3）退行性寰枢关节半脱位，见于长期姿势不良造成的寰枢关节退行性改变。

（4）病理性寰枢关节半脱位，见于神经纤维疾病引起的病理性改变。

（5）代谢性寰枢关节半脱位，见于某些代谢性疾病引起的严重骨质疏松和骨软化。

二、病因病机

1.中医病因病机

中医认为本病为外伤证候，属颈部伤筋，气伤痛，形伤肿，颈部受直接或间接暴力，致脉络破损，血渗于肌肤之间，故见患处青紫、肿胀、疼痛、颈部活动受限，若损伤过重，致筋伤，甚至骨折。

2.西医病因病理

现代医学认为本病主要由头颈项部外伤引起，也可以由先天性、自发性、退行性、病理性代谢性寰枢关节半脱位，在轻微外伤条件下诱发，近年由于高速交通工具的普及，高危险娱乐项目的流行，造成头颈项部挥鞭样损伤的机会增多，引起一侧或双侧翼状韧带损伤，引起两侧翼状韧带张力不平衡，一侧翼状韧带过度牵拉齿突，使寰枢关节半脱位。

三、辨病

1.病史

本病一般有外伤史，或有陈旧性外伤史。

2.症状

（1）颈项部疼痛，活动受限，患者常以手托下颌以减轻头颅重量。

（2）步态不稳，似有踩棉花感，上肢手部精细动作完成困难。

（3）眩晕、头痛等椎基底动脉缺血症状。

3.体征

（1）颈项部强迫体位，不愿多活动头部。

（2）颈项部活动度明显减少，尤以旋颈项时为甚，几乎可减少正常活动量的一半以上。

（3）枕颈项部有痛感，压之尤甚，有时可出现电击打感觉，检查时应小心，切勿用力以防发生意外。

（4）感觉障碍，有四肢麻木、疼痛及感觉过敏，位置及振动觉减退。

（5）四肢肌张力增高，以下肢较明显，跟腱反射、膝腱反射亢进，霍夫曼征多阳性。

4.辅助检查

应常规拍摄正、侧位和张口位 X 线片，必要时摄上颈段 CT 或 MRI。寰枢椎关节半脱位的影像学表现如下：

（1）寰齿前间距增宽：寰齿前间距正常为 2 mm，寰枢关节半脱位的概念局限于没有旋转固定的寰枢关节向前移位且寰齿前间距为 3 ~ 5 mm，如果寰齿前间距大于 5 mm，则应诊断为寰枢关节脱位。但脱位严重的患者应避免摄过屈位片，以免加重脱位程度，引起脊髓压迫。

（2）脊椎椎管前后缘连线错位：侧位片颈椎椎管前后缘连线，自枕大孔前后缘向下呈自然的弧形曲线。寰枢椎脱位后，此曲线于寰枢椎平面失去其自然的连贯弧度，形成错位。

（3）齿状突与寰椎侧块的关节失常：寰枢椎间关节正面关系显示于线口位片或正位体层摄片。正常情况下枢椎齿状突居中，齿状突与寰椎侧块的间距为2mm，两侧对称。病变较明显时，齿状突与寰椎侧块的间距不对称，由于正常人也可略不对称，尤其在头位不正的情况下，故应密切结合侧位片的上述征象，方可确诊。寰枢椎间关节脱胎换骨位可合并骨折，常见的有齿状突骨折。合并齿关突骨折脱位严重时，可损伤压迫脊髓或延髓，此外还可伴有寰椎椎弓和侧块骨折。

（4）寰枢关节半脱位 CT 表现，齿状突与寰椎前方和侧方正常距离为 2 mm，齿状突与寰椎二侧距离轻度不等，此征象于正常情况下亦可常见，齿状突与寰椎前方和侧方距离3 ~ 5 mm 为半脱位，如超过5mm且显示骨折分离和脱位的征象，诊断寰枢椎脱位、骨折。前后脱位 CT 图像可见到齿状突与寰椎前结节距离增大，寰椎两侧块前后移位。寰椎处椎管前后径狭窄。旋转脱位除见齿状突向侧方移位外，尚可见到寰枢椎两侧块分离移位，更重要的见到两个层面所显示的侧块移位不同。陈旧的寰枢关节前后脱位，除齿状突与寰椎前结节距离增宽外，尚可见齿状突两侧横韧带骨化，齿状突与寰椎融合，椎管前后径狭窄。

（5）而 MRI 则对于脊髓、脑干和小脑受压状态及内部改变描述较好，对韧带损伤程度显示有独特优势，对临床治疗方案选择指导意义较大。

四、类病辨别

1. 椎动脉型颈椎病

本病常见反复发作颈项肩部疼痛，伴有位置性眩晕，甚或易猝然摔倒。可有偏头痛、视力、听力改变，记忆力下降，甚或有抑郁等精神症状。压痛点多位于耳后、肩臂外侧、胸前部、肩胛骨内上角、棘突旁等部位，旋颈试验阳性。X 线检查可显示椎节不稳及钩椎关节侧方增生。椎动脉血流检测及椎动脉造影可协助诊断、辨别椎动脉是否正常，有无压迫、迂曲、变细或阻滞等。

2. 落枕

本病患侧常有颈项肌痉挛，胸锁乳突肌、斜方肌、大小菱形肌及肩胛提肌等处压痛，在肌肉紧张处可触及肿块和条索状的改变，X 线检查或可见颈椎生理弯曲减弱或消失，一般无异常发现。两者都有颈椎牵拉试验阳性。

3. 脊髓型颈椎病

本病受损节段为颈髓中下段，颈项部活动受限不明显，上肢活动欠灵活。X 线摄片显示颈椎生理曲度改变，病变椎间隙狭窄，椎体后缘唇样骨赘，椎管狭窄。CT 检查可见颈椎间盘变性，颈椎增生，椎管前后径缩小，脊髓受压等。MRI 检查可显示受压节段脊髓有信号改变，脊髓受压呈波浪样压迹。

五、中医论治

1.推拿常规治疗

（1）治疗原则：松解痉挛颈项肌群，整复失稳寰枢关节。

（2）部位及取穴：推拿部位在颈项部、枕后部；取穴：风府、风池、风门、天宗、阿是穴。

（3）手法：一指禅推法、按法、三指拿法、拨法、推法、拔伸法。

（4）操作：①患者坐位，医者站于患者背后，用一指禅推法在患者颈项、枕后部操作5分钟。②患者坐位，医者站于患者背后，用拇指按揉风府、风池、风门、天宗、与颈项部阿是穴，每穴约半分钟。③患者坐位，医者站于患者背后，用三指拿法自上而下捏拿颈项两侧约2分钟。④患者坐位，医者站于患者背后，用拇指按揉或拨棘上与棘突间韧带处2～3分钟。⑤患者坐位，医者站于患者侧方，用中立位颈椎拔伸法拔伸头颈，持续1分钟。

2.分型论治

（1）瘀血型：上颈项部刺痛，轻度肿胀，拒按，颈项部旋转活动受限，头痛，眩晕，舌紫暗，脉涩。急性期局部喷云南白药气雾剂（红瓶），颈项部不做手法，颈托固定，点膈俞、阳陵泉、合谷，缓解期再手法治疗。

（2）气滞型：上颈项部胀痛，攻窜发作，颈项部旋转活动受限，头痛，眩晕，舌淡红，脉弦紧。急性期局部手法要轻柔，改一指禅推法为指摩法5分钟，用中立位颈椎拔伸法拔伸头颈，持续1分钟。

3.特色治疗

（1）名老中医经验

1）丁鄂教授经验：丁鄂教授采用颈椎牵引旋转正骨法，先嘱患者摇晃头颈若干次，医者在其颈部两侧施行揉、滚手法，以松弛颈肌；令患者半蹲位，医者立于其后，一手掌扶按患者额部使其头枕紧贴腹壁，一手掌托其下颌，缓缓用力向上提举，同时令患者下蹲，医患配合持续牵引2～3分钟；视颈椎关节错缝方向（可以棘突偏歪情况判定）将其头向左旋转或向右旋转，此时可听到"咯嗒"声，多数是复位信号；嘱患者再摇晃头颈，如运转自如表明错缝复位，如运转受限为复位不全，可按上法再行提牵旋转。注意：此法手法前必须排除骨、关节破坏性病变仔细阅读X线片判明错位情况，如有钩椎关节增生，旋转手法一定要轻柔避免骤然大幅度旋转。

2）刘寿山教授经验：寰椎单向半脱位复位法，复位分两步骤：首先沿畸形方向牵引3分钟左右，然后将倾斜之头捺至中立位，以拇指轻轻弹拨胸锁乳突肌尤其是副神经所过处，继而进行捻捊，两手分别替换拿捏斜方肌处，施镇痛解痉之法；其次将倾斜头颈捺正后，在维持牵引力量后慢慢地使头部向倾斜之对侧旋转一般旋至45°或稍过45°位时即可感觉复位声，此时停止旋转在牵引下将颈部回旋至中立位即可，在术者维持牵引力保护下，将患者扶坐，若头颈畸形消失颈功能正常或基本正常即可进行固定。寰椎双向半脱位复位法：复位分三步骤，前两步骤同前，待将患者颈部回旋至头颈中立位后，沿躯干纵轴方向牵引，然后将头颈背伸至最大限度，如听到有复位的声音或弹动感，说明已复位再将头颈复正至中立位或偏后伸位即可固定。固定方法：取25cm长、5cm宽硬纸壳一条，同时将其浸湿，既可变形又不会折断，干燥后即塑性具有固定作用，纸条中垫有棉花，用大方巾一块折成三角形，裹于中间，固定垫的中心部对于下颌，向颈部缠绕住，松紧适当，以能限制颈部活动为可，固定后，患者即可活动，但要注意避免前屈和快速旋转，固定 7 ~ 10 天，年龄大，病程长者，可固定 2 周，一般不超过 3 周。本法仅适用于寰枢关节半脱位，而寰枢椎骨折、齿状突缺如、寰枢椎发育性病变或颈椎其他椎体合并病理性破坏者，均不是本法治疗范围。

（2）针灸治疗

1）常规针刺：以足太阳膀胱经、手少阴心经为主，取风府、风池、风门、天宗、天鼎、合谷、列缺、阿是穴。手法用泻法，留针 15~20 分钟。

2）电针：取风池穴、上肢腧穴，选取 1~3 对腧穴通电，用密波、疏波或疏密波，刺激量由中度到强度。治疗时间一般为 10~20 分钟。

（3）中药外治：本病可使用云南白药气雾剂外用，急性期用红瓶，缓解期用白瓶。

六、西医治疗

1. 牵引治疗

寰椎侧块旋转移位，横韧带没有损伤，无寰枢前脱位，颌枕带牵引即可取得满意的疗效。

2. 手术治疗

伴有横韧带的损伤，预后差，应做寰枢关节融合术（横韧带止点撕脱性骨折者除外）。或颅牵引复位 3 周或手法复位石膏固定 3 周，使韧带愈合而稳定。

七、转归与预后

临证应注意严格掌握手法治疗适应证：一般上颈椎不稳，不伴有脊髓受压或神经刺激症状者可选用非手术疗法治疗；儿童病例，即使有神经刺激或压迫症状者，也应该先行非手术治疗。手法整复应轻巧协调，切忌强行暴力整复。脊髓压迫症状明显者，应考虑手术治疗。

八、预防与调护

（1）急性疼痛时应选用颈围制动或卧床休息。

（2）早期可用冷敷减轻局部反应，后期局部可配合热敷以促进炎症消退。

（3）避免长时间单一姿势伏案工作。

（4）有脊髓受压症者，用颈托固定颈椎，勿作头颈旋转活动。

（5）卧枕以舒适为宜，并保持良好睡姿，注意颈项部保暖。

（6）上颈椎失稳者，应卧床休息。卧床患者，应注意保持呼吸道通畅。

九、疗效判定标准

疗效判定标准参照《中医病证诊断疗效标准》（中华人民共和国中医药行业标准 ZY/T001.1 ~ 001.9-94）。

（1）治愈：半脱位矫正，颈部疼痛明显减轻，活动恢复，头痛，眩晕基本消失，无严重后遗症发生。

（2）好转：半脱位基本矫正，颈部疼痛减轻，头痛减轻，眩晕减轻，颈部活动功能部分恢复。

（3）未愈：半脱位未矫正，颈部疼痛、头痛、眩晕诸症无改善，颈部功能障碍，瘫痪或死亡。

（汪　昂）

第三节　落枕

一、概述

凡因劳累、扭错、受寒等原因引起的颈项强痛症状者，均可谓之落枕，往往因睡眠时头部姿势不良而发病，故又称"失枕"，是一种临床常见病，好发于青壮年，与职业有一定关系，男多于女，以冬春季多见，常于晨起时发病，发病轻者可2~3天自愈，重者疼痛、活动受限情况绵延不愈，严重影响患者的工作、学习和生活。有人认为本病是颈椎病的前驱表现。

二、病因病机

1. 中医病因病机

《伤科汇纂》有"因挫伤及失枕而颈强痛者"的记载。本病病位在颈项，以"不通则痛"或"不荣则痛"为主要病机，其常见病机有气滞血瘀、风寒外袭、肝肾亏虚等。分证病机如下：

（1）气滞血瘀证：因不慎扭伤、睡眠姿势不良、垫枕过高、长时间侧头视物（看书、看电视）等，使肌肉、韧带、关节损伤，局部气血运行不畅，气滞不能推动血行，血停成瘀，气血瘀滞颈项经络致经络不通，经络不通则痛而发病。

（2）风寒外袭证：因贪凉露宿、睡卧当风、严寒冻伤、暴雨浇淋、汗出当风等致风寒之邪外袭于颈项肌肤腠理，侵入经络，络脉受阻，寒性凝滞，局部筋脉拘急致颈项强痛而发病。

（3）肝俞亏虚证：平素体质虚弱，肝肾亏虚，筋脉失养而反复发病。《证治准绳》曰："久坐并失枕致项强不可转移者，皆由肾虚不能升肝，肝虚无以养筋，故机关不利"。

2. 西医病因病理

病因主要有以下方面：一是肌肉扭伤，如夜间睡眠姿势不良，头颈长时间处于过度偏转的位置；或因睡眠时枕头不合适，过高、过低或过硬，使头颈处于过伸或过屈状态，均可引起颈部一侧肌肉紧张，使颈椎小关节扭错，时间较长即可发生静力性损伤，使伤处肌筋强硬不和，气血运行不畅，局部疼痛不适，动作明显受限等。二是感受风寒，如睡眠时受寒，盛夏贪凉，使颈背部气血凝滞，筋络痹阻，以致僵硬疼痛，动作不利。三是某些颈部外伤，也可导致肌肉保护性收缩及关节扭挫，再逢睡眠时颈部姿势不良，气血壅滞，筋脉拘挛，也可导致本病。四是素有颈椎病等颈肩部筋伤，稍感风寒或睡姿不良，即可引发本病，甚至可反复"落枕"。

三、辨病

1. 病史
有外伤、睡眠姿势不良或感受风寒等病史。

2. 症状
（1）疼痛：颈项和肩胛冈周围、上背部压痛，以一侧疼痛多见，也有正中疼痛者，两侧同时疼痛者较少见。

（2）肌张力增高：受累范围肌张力增高，常见于胸锁乳突肌、斜方肌、前斜角肌、菱形肌等。

（3）畸形：往往头颈部处于强迫体位，固定于略为偏歪的前屈位的特殊姿势。

（4）运动障碍：颈项活动受限，不能作点头、仰头、转头活动或活动范围明显受限，转头时常与上身同时转动，以腰部代偿颈部的旋转活动。

（5）有的患者可伴有头痛、头胀、失眠、纳呆和情绪烦躁等症状。

3. 体征
病变累及颈肌时，可出现局部肌肉痉挛、僵硬，触之有肿块和条索状，有明显压痛点，压痛点可出现在肌肉起止点，颈部前屈或向健侧旋转可牵拉受损肌肉加重疼痛；累及副神经时，沿着神经分布区有压痛与放射痛；累及关节突关节时，在棘突旁压痛或触及棘突、横突偏移或旋转错位，或有棘突间隙的改变。

4. 辅助检查
X 线片一般无明显改变，由于颈肌痉挛，头颈部歪斜，可见颈椎侧弯，颈椎生理曲度改变（平直甚至反弓），颈椎失稳等。

四、类病辨别

1. 颈椎半脱位
本病常见有寰枢关节半脱位，往往有外伤史或肩部负重史，临床表现为颈项疼痛，颈椎屈伸活动尚可，而旋转活动明显受限，可摄颈椎张口位片明确。

2. 颈椎病
本病常反复出现落枕症状，因颈椎失稳、颈椎错缝引起，行颈椎系列片可见颈椎椎间隙狭窄、椎间孔变小、骨质增生。

3. 颈椎结核
本病有结核病史和全身体征，如低热、消瘦、盗汗等，多发于儿童及青壮年，行颈椎系列片、CT 或 MRI 等检查可明确。

4. 肌性斜颈
本病常出现头颈部倾斜，查可见胸锁乳突肌痉挛，睡眠时症状减轻或消失。

五、中医论治

1. 治疗原则

治疗原则为舒筋通络，活血化瘀，滑利关节，整复错缝。气滞血瘀者治以活血化瘀，行气止痛；风寒外袭者治以祛风散寒，通络止痛；肝肾亏虚者治以补益肝肾，强筋健骨。

2. 推拿常规治疗

（1）取穴：取风池、风府、肩井、落枕穴、上廉、合谷、外关、后溪等穴。

（2）手法：一指禅推法、㨰法、点法、揉法、拿法等。

（3）操作：①患者坐位或俯卧位，医者以㨰法沿着肩背部、项背部肌肉起止点方向，使紧张的肌肉得到放松。一指禅推法施于颈项部三条线（后正中线、棘突双侧旁开膀胱经线）。双手交替拿捏肩井。②患者坐位或俯卧位，医者点揉肩井、风池、风府、阿是穴等主要穴位，以局部酸胀为度。③患者坐位，医者以点揉手法刺激远端穴位（如落枕穴、上廉、合谷、外关、后溪等），以局部酸胀为度，并嘱患者配合颈部各个方向缓慢转动。④伴有滑膜嵌顿者可以关节调整类手法为主，加仰卧位间歇性颈椎拔伸顶推手法；小关节紊乱加颈椎定位斜扳法或颈椎短杠杆微调手法；注意幅度及力量控制，在患者配合下施术。

3. 推拿分证论治

（1）气滞血瘀证

症状：不慎扭伤、睡眠姿势不良、垫枕过高、长时间侧头视物（看书、看电视）后出现颈部刺痛，活动不利，舌质暗或有瘀斑，苔薄白，脉弦紧。

推拿治疗以活血化瘀、行气止痛为法。除常规操作外，加推揉颈肩部肌肉，从颈枕部向肩峰部，顺着肌肉走行；施术时可配合外用药膏。

（2）风寒外袭证

症状：颈项疼痛重者，多向一侧反射，时伴肩背僵冷疼痛，或伴恶寒发热、头痛、怕冷。舌淡，苔薄白，脉浮紧。

推拿治疗以祛风散寒、通络止痛为法。除常规操作外，加施拿法于风池、肩井、曲池等腧穴，颈项部施以擦法。

（3）肝肾亏虚证

症状：颈肩酸痛反复发作，久治未愈，颈肌麻木不仁，伴腰膝酸软乏力，五心烦热，身体重着疼痛，舌淡苔白，脉细弱。

推拿治疗以补益肝肾、强筋健骨为法。除常规操作外，加一指禅推法推风池、风府、大椎、肩中俞、肩外俞，拿肩井部、合谷穴，按揉肾俞穴，加擦腰部。

4. 特色治疗

（1）名老中医经验

1）朱春霆主任经验：朱春霆治疗落枕擅长于用一指禅推法施术于风府、风池、天柱、新设、肩外俞，并以拿肩井收尾。

2）骆竞洪主任经验：将落枕分为急、慢性两型，急性型治以"活血去瘀、舒筋止痛"，按"头颈扭转法、揉风池法、拿肩井法、捏合谷法"四步治疗；慢性型治以"舒调气血、通经活络"，按"按缺盆法、捏颈肌法、拿肩井法、推按阳明三穴法"四步治疗。

3）邵铭熙教授经验：在常规松解手法基础上擅用"四指推法"施术于颈项部，重点在风池及颈夹脊穴，手法由轻至重，以患者能忍受为度。

（2）针灸治疗

取穴：后溪、悬钟、风池、肩井、上廉、外关、阿是穴等，针用泻法。

操作：①前屈后伸功能障碍可针刺后溪穴，同时嘱患者在行针中向前、后活动颈项部。②左右侧屈功能障碍可针刺悬钟穴，同时嘱患者在行针中向左、右活动颈项部。③风池、肩井、上廉、外关、阿是穴直刺，行捻转泻法。

（3）中药外治：可予中药热奄包治疗。

六、西医治疗

采用牵引、理疗（中频）等理疗；或者口服消炎镇痛药如布洛芬、双氯芬酸钠、消炎痛等。

七、转归与预后

落枕本身有自愈的趋向，只要及时采取治疗措施，症状是可以很快消失的。本病虽起病较急，但若经过系统治疗，病程也很短，1周以内多能痊愈。及时治疗可缩短病程，不经治疗者也可自愈，但复发机会较多。落枕症状反复发作或长时间不愈应考虑是否存在颈椎病，应找专科医生检查，以便及早发现、治疗。

八、预防与调护

（1）适当休息，注意颈部保暖，夏天避免汗出当风，以免风寒入络，导致发病。

（2）适当颈部功能锻炼。

（3）睡眠时枕头要适宜。对颈椎生理弧度变直、消失者，枕头宜垫在颈项部；弧度过大者，宜垫在头后部；侧卧时枕头宜与肩膀等高，使颈椎保持水平位。

九、疗效判定标准

疗效判定标准按照《中医病证诊断疗效标准》（中华人民共和国中医药行业标准 ZY/T001.1~001.9-94）。

（1）治愈：颈项部疼痛、酸胀消失，压痛点消失，颈部功能活动恢复正常。

（2）好转：颈项部疼痛减轻，颈部活动改善。

（3）未愈：症状无改善。

（田启东）

第四节　前斜角肌综合征

一、概述

前斜角肌综合征，是指臂丛神经和锁骨下动脉的血管神经束受前斜角肌压迫，而产生的一系列神经血管压迫症状的病证。常见于外伤、劳损、先天颈肋、高位肋骨等因素刺激前斜角肌，或前斜角肌痉挛、肥大、变性等而引起。本病好发于 20~30 岁女性。

二、病因病机

1. 中医病因病机

中医将本病归属于"痹症"范畴。《素问·痹论》、《金匮要略》、《医宗必读·痹》中有散在论述。本病可因积累性劳损、感受风寒或风湿热邪诱发，使经络不通，气血不畅，不通则痛；痰湿流注，经脉不畅而痛；或见于体质虚弱，气血不足，经脉失养引发疼痛。

（1）寒湿阻痹：久居潮湿之地、严寒冻伤、贪凉、睡卧当风、水中作业或汗出受凉等，外邪注于肌腠经络，导致气血痹阻而发病。

（2）风湿热痹：久居炎热潮湿之地，或外感风湿热邪，经脉壅滞，气血阻闭不通而发病。

（3）瘀血阻滞：颈部急慢性损伤，脉络受损，气血运行不畅，瘀血阻滞，经脉痹阻，不通则痛。

（4）久病体虚：体虚，肝肾不足，肢体筋脉失养，外邪趁虚而入而致病。

2. 西医病因病理

前斜角肌起自 C_3 ~ C_6 椎横突的前结节，中斜角肌起自 C_2 ~ C_6 椎横突的后结节，两块肌肉均止于第 1 肋骨下缘的斜角肌结节。以第 1 肋骨为底边，与前、中斜角肌形成一个三角形间隙，锁骨下动脉及臂丛神经下干（C_8 ~ T_1）脊神经自此三角间隙穿出，锁骨下静脉位于前斜角肌前方。若前斜角肌与血管神经之间的关系稍有变异，又受到外来的损伤、受凉等刺激，肌肉发生炎症、肿胀、痉挛，就会压迫锁骨下动脉和臂丛神经而出现临床综合征象。前斜角肌受颈神经前支（C_5 ~ C_7）支配，若颈神经受到损害，也可以引起前斜角肌痉挛而导致前斜角肌综合征。

三、辨病

1. 病史

患者常有低头旋颈动作，或是当颈部处于后伸侧屈位时，头部突然向对侧和侧屈方向旋转，使对侧前斜角肌牵拉扭转受损病史，多发生于右侧颈部。

2. 症状

前斜角肌综合征常见的症状是疼痛、上肢感觉异常和血循环异常，疼痛是斜角肌刺激神经和（或）压迫血管肢体缺血所引起。疼痛特点：颈部强直，病变部位有疼痛和压痛；疼痛一般向上肢的尺侧放射，可累及颈枕部和胸部；颈部活动、深吸气、上肢外展上举等可加重疼痛；夜间疼痛常重于白天，影响睡眠；疼痛性质多为钝痛、锐痛或烧灼样疼痛。疼痛放射区伴有麻木、蚁行感、刺痒、皮肤发凉苍白等。血管受压时会出现上肢肿胀，甚至发绀、肢端坏死、点状瘀斑；患侧脉搏减弱、血压减低等。

3. 体征

本病颈前可触及粗大而紧张的前斜角肌，且局部有压痛，并向患侧上肢放射性疼痛、发麻。深呼吸试验（Adson 试验）阳性。

4.辅助检查

颈胸部 X 线片无明显异常。肌电图有失神经损害。

四、类病辨别

前斜角肌综合征需与神经根型颈椎病鉴别，两者都有颈部和上肢放射痛，但颈椎病无循环障碍，且 Adson 试验阴性。与颈肋综合征鉴别，颈肋综合征 X 线片可见第 7 颈椎横突过长，第 1 肋骨异常。

五、中医论治

1.推拿常规治疗

治疗原则：舒筋活血，通络止痛。

施术部位及取穴：施术部位在患侧肩颈部向颈侧沿斜角肌体表投影区。取穴：缺盆、肩井、翳风、风池、颈臂、曲池、内关、合谷等穴。

手法：擦法、一指禅、弹拨法、拇指平推法、擦法、抖法等。

操作：①患者取坐位。先用擦法在患侧自肩部向颈侧斜角肌施术 3 ~ 5 分钟。②患者坐位。沿患侧颈、肩部以一指禅对上述重点穴位施术 5 ~ 7 分钟。③患者坐位。以拇指弹拨斜角肌起止点及压痛点，拇指揉胸锁乳突肌及锁骨窝硬结处为重点，拇指自内向外沿锁骨下反复揉压，时间 3 ~ 5 分钟。④患者取坐位。以冬青膏或黄金万红膏为介质，沿患侧斜角肌用拇指平推法，然后施擦法，以透热为度。治疗 1 ~ 2 分钟。然后摇肩关节，揉、拿上肢 5 ~ 10 遍，抖上肢结束治疗。

2.分证论治

（1）风寒湿痹型：颈部痛势较剧，部位固定，遇寒加重，得热则痛缓，局部皮肤或有寒冷感。舌质淡，苔薄白，脉弦紧。在常规操作基础上加院内冬青膏或黄金万红膏为介质，用擦法施于颈肩部前斜角肌体表投影部位，以透热为度。

（2）风湿热痹型：颈项部活动不适，局部灼热肿痛，得冷则舒，常伴发热、恶风、口渴等。舌质红，苔黄或黄腻，脉滑数或浮数。用一指禅推法沿患侧颈、肩、缺盆穴及上肢重点穴位（翳风、风池、肩井、缺盆、曲池等）施术。

（3）瘀血阻滞型：颈肩部疼痛剧烈、刺痛，夜间为重，上肢肿胀，指尖有瘀点瘀斑。舌边尖有瘀点瘀斑，苔薄，脉涩或弦。以擦法、按揉法施于颈肩部疼痛处。

（4）肝肾亏虚：颈部屈伸旋转不利，臂部酸痛麻木，或伴有畏寒肢冷，阳痿，遗精。舌质淡红，苔薄白或少津，脉沉细弱或细数。以院内冬青膏或黄金万红膏为介质，用擦法施于颈肩部。

3.特色治疗

（1）名老中医经验

1）夏惠明教授经验：斜角肌综合征属于中医肩臂劳损的范畴，此乃积累性劳损或感受风寒而诱发，使经络受阻，气血不行为肿为痛。前斜角肌综合征常使用推"桥弓"法，患者取正坐位，医者立于患者的患侧。用手的拇指指腹按揉其患侧胸锁乳突肌处的桥弓穴，自上而下 3~5 次；然后用另一手拇指指腹自上而下推另一侧的桥弓穴 3~5 次；点按天宗穴，拿肩井穴、极泉穴、小海穴、合谷穴 3~5 次。用拇指、食指相对用力捻其五指，每指各捻 3~5 次，捻时自掌指关节捻向指端。双手掌对侧用力，自上而下搓其上肢，约 3 次。如肌肉萎缩较重者，宜濡养筋肉，可加用捏上臂法，腕屈伸法、揉劳宫法。如患肢及手指常冷，宜温通筋脉，可加用推前臂三阳法，揉劳宫法。

2）骆竞洪主任经验：可选用捏颈肌法，按肩旋颈法，按缺盆法，拿肩井法，摩按肩周法，按极泉法，推前臂三阴法，捏合谷法。其特色手法为：双翅扣按法：患者坐位，肌肉放松，双臂伸直；医者站其后，以双手导引伸直上举的双臂旋转 3~5 次后将双臂上举过头，再使双臂对拢向内叩按数次，称展翅叩按；再使双臂胸前交叉，医者分别着力于两侧肘部向内拢而叩按数次，称为拢翅叩按，双手应均匀持缓用力，动作在正常生理活动范围之内。

（2）针灸治疗

1）常规针刺：以足阳明胃经、足太阳膀胱经、足少阳胆经腧穴为主，选穴：缺盆、肩井、翳风、风池、颈臂、曲池、内关、合谷，留针 15~20 分钟。手法用泻法。

2）电针：选取 1~3 对腧穴通电，用密波、疏波或疏密波，刺激量由中度到强度。治疗时间一般为 10~20 分钟，如感觉减低，可适当加大输出电流量。

（3）中药治疗：可予中药热奄包治疗，蜡疗、艾灸等治疗。

六、西医治疗

对症止痛营养神经治疗；阻滞治疗；手术治疗。

七、转归与预后

本病预后较好，经治疗后大多都能减轻疼痛。但如反复受损、劳累、负重，则较易反复发作。

八、预防与调护

（1）注意休息，特别是患肢不能负重。
（2）注意枕头高度不宜过高。
（3）注意保暖，适当活动颈部，可做扩胸运动。

九、疗效判定标准

疗效判定标准参照《中医病证诊断疗效标准》（中华人民共和国中医药行业标准 ZY/T001.1 ~ 001.9-94）。
（1）治愈：颈肩部疼痛和临床体征消失，恢复到发病前的状态。
（2）有效：颈肩部疼痛和临床体征明显好转，活动时虽有疼痛，但不影响活动。
（3）未愈：颈肩部疼痛和临床体征无明显好转或恶化，活动时疼痛加重，严重影响活动，或不动时仍疼痛难忍。

（岳　阳）

第五节　胸胁屏伤

一、概述

胸胁屏伤，又称岔气。本病多由举、扛重物等用力不当造成胸壁肌肉牵拉，小关节扭挫，而出现以胸部掣痛、胸闷不舒为主要症状的一种病症。

二、病因病机

1. 中医病因病机

中医将其归为"胸胁痛"范畴，有关论述散见于《金匮翼·胁痛统论》、《临证指南医案·胁痛》、《类证治裁·胁痛》等。本病常为外伤所致，其病理变化可归结为"不通则痛"，主因抬举重物、跌仆闪挫，导致瘀血停滞、气滞血瘀、不通则痛。

（1）气滞型：胸胁急性损伤，脉络受损，气机运行不畅，气滞血瘀，经脉痹阻，不通则痛。

（2）血瘀型：胸胁急性损伤，脉络受损，血溢脉外，形成血瘀，经脉痹阻，不通则痛。

2. 西医病因病理

当身体受到过猛的扭错性外力时，可引起胸肋椎关节损伤，轻者关节错缝，重者韧带撕裂，以致肋椎关节发生半脱位，刺激肋间神经，引起胸肋疼痛。在扭转时可以造成某一方位的关节间隙张开，而使松弛的关节囊滑膜嵌入其间。关节滑膜中有感觉神经末梢，故嵌入后即可引起疼痛，并发生急性损伤性病理反应。此外提拉举重，姿势不正，搬运过猛，可引起附着在胸壁上的肌肉痉挛和胸壁疼痛。

三、辨病

1. 病史

患者有明显的外伤史。

2. 症状

患者胸肋部掣痛，吸气及咳嗽时疼痛加重。

3. 体征

患者胸肋受伤后，局部皮肤可见青紫肿胀，局部可有压痛，重者除上述疼痛外，还伴有肋骨骨折，或并发气胸、血气胸。

4. 辅助检查

重者行 X 线检查可见单发或多发的肋骨骨折，或见气胸、血气胸。

四、类病辨别

1. 肋间神经痛

肋间神经痛，表现为沿肋间神经分布走行区刺痛或灼痛。

2. 带状疱疹

带状疱疹，患者胸壁可见沿神经走行区有成串的疱疹，局部疼痛。

3.胸肋软骨炎

胸肋软骨炎，表现为受累肋骨常隆起，并伴有剧烈疼痛。

五、中医论治

1.推拿常规治疗

（1）治疗原则：活血散瘀，行气止痛。

（2）施术部位及取穴：施术部位以患侧胸肋部为主，取穴：膻中、中府、云门、章门、大包、日月及背部膀胱经腧穴。

（3）手法：按法、揉法、摩法、擦法、拿法、一指禅推法。

（4）操作：①患者取仰卧位，先用拇指指腹点按膻中、中府、云门、章门、大包、日月等穴，每穴约半分钟。②患者仰卧位，以掌揉、摩胸肋部及肩背部患处5～8分钟。③患者仰卧位，术者以一指禅推法，沿病变肋间隙及背部膀胱经往返操作，并对重点穴位配合按揉法，时间3～5分钟。

2.分证论治

（1）气滞型：胁肋胀痛，走窜不定，甚则引及胸背肩臂。舌苔薄白，脉弦。以拇指指腹点按膻中、中府、云门、章门、大包、日月等穴，以推拿膏为介质，掌揉、摩胸肋部及肩背部患处。

（2）瘀血型：胁肋刺痛，痛有定处，痛处拒按，入夜痛甚，胁肋下或见有癥块，舌质紫暗，脉象沉涩。以按揉法施于患处。

3.特色治疗

（1）名老中医经验

夏惠明教授经验：在推拿治疗前应首先明确诊断，须排除骨折、肿瘤等其他疾患的胸胁疼痛。本病常分为伤气型和伤血型。凡出现胸闷不适、隐隐窜痛、不能呼吸等症状者为伤气；凡出现胸中刺痛、胀闷、气急、痰中带血，以手护胸不能呼吸等症状者为伤血。推拿对本病的治疗作用主要为行气治血，疏通经络，理筋整复，气行则血行，气血畅通，胸肋舒松，经络疏通，通则不痛，筋脉理则顺，顺则松，松则通，关节不正则痛，正则不痛。

若有肋椎关节错缝，滑膜嵌顿者，可施胸椎对抗复位法：令患者两手交叉扣住抱于枕后，术者在其后用一侧膝部顶压住患椎部，两手分别从患者腋后伸入并握住其前臂下段，令患者上身前俯，握住前臂的两手用力下压，前臂同时上抬，将患者脊柱向上牵伸，同时顶压患椎的膝部要向前向下用力，形成对抗牵引，最后用一突发力加大动作，此时可听到"喀嚓"响声。

（2）针灸治疗

取穴：膻中、中府、云门、章门、大包、日月及背部膀胱经俞穴。

1）常规针刺：以背部足太阳膀胱经、足太阴肺经腧穴为主，选穴：膻中、中府、云门、章门、大包、日月、肺俞、膈俞、肝俞、心俞等，留针15~20分钟。针刺手法用泻法。

2）电针：取1~3对腧穴通电，用密波、疏波或疏密波，刺激量由中度到强度。治疗时间一般为10~20分钟，如感觉减低，可适当加大输出电流量。

（3）中药外治：可予中药热奄包治疗。

六、西医治疗

对症止痛治疗。

七、转归与预后

本病预后较好，经治疗后疼痛能减轻，或消除疼痛。

八、预防与调护

（1）避免重力劳动。
（2）局部注意保暖。如有咳嗽，予止咳处理。

九、疗效判定标准

疗效判定标准参照《中医病证诊断疗效标准》（中华人民共和国中医药行业标准 ZY/T001.1 ~ 001.9-94）。

（1）治愈：胸肋部疼痛和临床体征消失，恢复到发病前的状态。
（2）有效：胸肋部疼痛和临床体征明显好转，活动时虽有疼痛，但不影响活动。
（3）未愈：胸肋部疼痛和临床体征无明显好转或恶化，活动时疼痛加重，严重影响活动，或不动时仍疼痛难忍。

（岳　阳）

第六节　胸椎小关节紊乱

一、概述

胸椎小关节紊乱又称胸椎骨错缝，是指胸椎小关节受到外力作用，致使胸椎小关节位置发生改变，引起胸椎小关节滑膜嵌顿或局部肌肉痉挛，出现局部疼痛及胸闷等症状。本病多发生在胸椎第3~7节段。

二、病因病机

1. 中医病因病机

本病属中医"骨错缝"范畴。中医有关论述可见于《素问·骨空论》、《医宗金鉴·正骨心法要旨》、《伤科补要》等。本病病因常为姿势不当，或不慎闪挫，以致骨缝错开，局部气血瘀滞，经脉受阻，发为肿痛。

（1）气滞型：胸部急性损伤，气机运行不畅，气滞而不能推动血行而致血瘀，经脉痹阻，不通则痛。

（2）血瘀型：胸部急性损伤，脉络受损，血溢脉外，形成血瘀，筋脉瘀阻，而发脊背作痛。

2. 西医病因病理

胸椎小关节由胸椎后关节、肋骨小头关节、肋横突关节三组关节构成，具有稳定脊椎，引导脊椎运动方向的功能。当在外伤、劳损、胸椎椎间盘及胸椎韧带退行性变等情况下，可使胸椎小关节正常位置改变，胸椎内外平衡失调，进而导致胸椎小关节后仰或仰旋移位而引起胸椎小关节滑膜嵌顿或局部肌肉痉挛。出现脊背疼痛，或不同程度的急、慢性肋间神经痛和胸腹腔脏器功能紊乱等症状。

三、辨病

1. 病史

本病常有牵拉、过度扭转外伤史。青壮年常见，女性多于男性。

2. 症状

本病脊背局部疼痛，甚则牵涉肩背，脊柱扭转时疼痛加重。可有胸痛、胸闷、憋气、心悸不适，或伴有肋间神经痛。有部分患者可出现肝区、胆囊、胃部疼痛等不适。

3. 体征

本病急性痛苦面容，病变棘突偏歪，有明显的压痛、叩痛，斜方肌痉挛、压痛，深吸气及转动脊柱时疼痛。

4. 辅助检查

本病因胸椎小关节错缝病变微小，X 线片不易显示，有部分患者可有患处棘突偏歪改变。

四、类病辨别

1. 胸肋关节脱位

胸肋关节脱位时，胸壁外有肿胀，局部压痛，并伴有肋间神经痛，X 线片可助诊。

2. 胸椎间盘突出症

胸椎间盘突出表现为局部疼痛，或有肢体肌力减退，肌张力增高、肌肉痉挛，反射亢进，下肢病理征阳性等，MRI 可助诊。

五、中医论治

1. 推拿常规治疗

（1）治疗原则：行气活血，舒筋通络，整骨复位、

（2）施术部位及取穴：施术部位在错位棘突部及患部周围。取穴：胸段华佗夹脊穴。

（3）手法：一指禅推法、㨰法、弹拨法、掌按法、推擦法、拔伸牵引、扳法。

（4）操作：①沿胸椎棘突两旁，以一指禅推法、㨰法和弹拨法对病变上下软组织进行松解约10分钟。②指推法：患者俯卧，医师立于患者右侧，双手拇指重叠抵住偏歪棘突，逐渐加力向左推之，听到关节弹响声则提示关节复位。指推法适合于颈胸椎交界、胸腰椎交界关节紊乱及身体较瘦弱、关节囊较为松弛的患者。再酌情配合局部一指禅推法、推擦膀胱经，至有温热感即可。③背伸提顶手法：患者坐位，双手十指交叉置颈部。术者站立

于患者背后，右膝屈曲顶于发病部位，双手经腋下握住患者双腕向后上提拉，同时右膝向前方推顶，听到或感觉到弹响声时手法结束。再酌情配合局部按揉、推擦，至有温热感即可。

④ 膝顶扩胸扳法：患者背对医师跨坐在长凳上，双手向上交叉抱于颈项部，医师用单膝或双膝部顶住偏歪的棘突，双手托住患者肘尖或从患者腋下穿过向前，绕向后上方抓住患者前臂，慢慢向后拉患者前臂，同时膝稍微向前用力，往往听到关节弹响声，提示关节复位。单膝顶扳多用于治疗上段及中段胸椎错位，双膝顶扳用于中下段胸椎病变。再酌情配合局部按揉、推擦，至有温热感即可。

2. 分证论治

（1）气滞型：胸背部疼痛，胸闷不适。舌苔薄白，脉弦。以擦法、按法、揉法在患处交替操作，以院内冬青膏或黄金万红膏为介质，沿膀胱经两侧行擦法，并选用背伸提顶手法或膝顶扩胸扳法。

（2）瘀血型：胸背部刺痛，痛有定处，痛处拒按，舌质紫暗，脉象沉涩。以背伸提顶手法或膝顶扩胸扳法为主，可用一指禅推法、擦法和弹拨法对病变上下软组织进行松解，以院内冬青膏或黄金万红膏为介质，沿膀胱经两侧行擦法。

3. 特色治疗

（1）名老中医经验（夏惠明教授经验）

1）牵引掌按法：此法常用于发生在 T_4 以上的胸椎小关节紊乱，治疗时：①嘱患者头前屈5°～10°进行颈椎牵引，牵引重量为4～6kg，每次牵引20分钟。②牵引后患者取俯卧位，术者立于患侧，先用㨰法、按法、一指禅推法作用于肩背部，重点作用于肩井、天宗、风门、阿是穴等。③医者用右手掌与脊柱呈45°角平放在病变的胸椎棘突上，左手掌交叉重叠在右手背上，嘱患者深呼吸，不可屏气、肩背部肌肉放松，施术时医者两掌在患处胸椎上垂直用力向下按之，常可闻及"喀嚓"声。④用揉摩法作用于患处，温热即可。

2）推荡复位法：此法为夏惠明教授集多年临床经验，自创而成，它适用于中、下胸段，尤其是伴有胸椎棘突偏歪或胸椎轻度侧弯的患者，具体操作如下：①嘱患者俯卧，术者立于患侧，先用㨰法、按法、点法、一指禅等手法作用于肩背部肌肉，重点作用于肩井、天宗、厥阴俞、肝俞等。②用两拇指或掌根作用于偏歪的棘突，用力向对侧挤压，对于伴有轻度侧弯的患者，则用掌根作用于侧弯的最上面一个椎体和最下面的一个椎体的外侧缘，向脊柱方向用力。③以冬青膏为介质，用平推法作用于督脉及两侧膀胱经第一侧线，以透热为度，结束治疗。

3）坐位扳法合胸椎对抗复位法：此法适用于中、下胸段，尤以下胸段的胸椎小关节紊乱疗效更佳，具体操作如下：①患者取坐位，术者立于患侧，先用一指禅、㨰法、按法、拿法等作用于肩背部，重点作用于肩井、天宗、风门、肺俞、厥阴俞、肝俞、胆俞等。②接上令患者两手交叉扣住抱于枕后，术者在其后用一侧膝部顶压住患椎部，两手分别从患者腋后伸入并握住其前臂下段，令患者上身前俯，握住前臂的两手用力下压，前臂同时上抬，将患者脊柱向上牵伸，同时顶压患椎的膝部要向前向下用力，形成对抗牵引，最后用一突发力加大动作，此时可听到"喀嚓"响声。③患者端坐，术者立于患者前方，用双腿固定住患者下肢，术者双手握住患者双肩，协调用力，使患者转动上身，左、右各2~3次，从而结束治疗。

（2）针灸治疗：取穴：胸段华佗夹脊穴。

1）常规针刺：以胸段华佗夹脊穴、足太阳膀胱经腧穴为主，选穴：肺俞、厥阴俞、膈俞、心俞、日月、天宗、阿是穴等，留针 15~20 分钟。针刺手法用泻法。

2）电针：选取 1~3 对腧穴通电，用密波、疏波或疏密波，刺激量由中度到强度。治疗时间一般为 10~20 分钟，如感觉减低，可适当加大输出电流量。

（3）中药治疗：可予中药热奄包治疗。

六、西医治疗

对症止痛治疗；神经阻滞治疗。

七、转归与预后

新鲜性错缝易于复位且痊愈快，陈旧性错缝复位较困难，病程越久，恢复越慢。复位后 2～3 周内避免较重的体力活动，以防再发，注意保暖避风寒。本病多为急性损伤所致，一般经 1～3 次治疗即可，预后良好。

八、预防与调护

（1）适当休息，避免劳累。卧硬板床。
（2）慎防风寒侵袭，注意保暖。

九、疗效判定标准

疗效判定标准参照《中医病证诊断疗效标准》(中华人民共和国中医药行业标准 ZY/T001.1 ～ 001.9-94)。
（1）治愈：疼痛和临床体征消失，恢复到发病前的状态。
（2）有效：疼痛和临床体征明显好转，活动时虽有疼痛，但不影响活动。
（3）未愈：疼痛和临床体征无明显好转或恶化，活动时疼痛加重，严重影响活动。

（岳　阳）

第七节　腰椎间盘突出症

一、概述

腰椎间盘突出症是由于腰椎间盘退变，髓核从损伤的纤维环处膨出或突出，其突出部分及变性的纤维环压迫、刺激腰脊神经根、马尾神经，引起腰痛、下肢放射痛或有膀胱直肠功能障碍等症状的一种疾患。该病多见于青壮年，约 95% 发生于 $L_{4～5}$、$L_5～S_1$ 节段，5% 发生于 $L_{3～4}$ 及以上节段。

椎间盘对脊柱具有连接、稳定、增加活动及缓冲震荡等作用，由软骨板、纤维环及髓核三部分组成。软骨板由透明软骨组成，覆盖于椎体上下骺环中间，平均厚度为 1mm，有许多微孔，是髓核水分和代谢产物的通路。如软骨板有破裂或缺损，髓核可突入椎体，在 X 线片上可显示椎体有压迹，称为 Schmorl 氏结节。纤维环分外中内三层，外 1/3 由纤维结缔组织组成，内 2/3 为纤维软骨。纤维环为较坚强的组织，其前侧及两侧较厚，后侧较薄。前部有强大的前纵韧带加强，后部则有后纵韧带保护，由于后纵韧带较窄且薄，在暴力较大时，髓核易向后方特别是向后外方突出。髓核是一种弹性胶状物质，位于腰椎间盘中心的稍后方，髓核中含有黏蛋白的复合体、硫酸软骨素和大量的水，按年龄不同，水分的含量可占髓核总量的 70%～90%。随年龄的增加，椎间盘逐渐退变，含水量随之减少，其弹性和张力减退，降低了抗负荷的能力，易受损伤。

椎间盘纤维环的周边有血管和神经末梢分布，髓核和纤维环的营养靠周围组织渗透供应，椎间盘前部和两侧主要为来自脊神经和交感神经的纤维，后部则来自窦椎神经。

二、病因病机

1. 中医病因病机

中医学无腰椎间盘突出症病名，根据其主要症状，属中医学"腰痛"、"腰腿痛"或"痹证"等范畴。腰痛一证，早在《黄帝内经》中就有论述。如《素问·刺腰痛》中云："肉里之脉令人腰痛，不可以咳，咳则筋缩急。"《素问·脉要精微论》篇指出："腰者，肾之府，转摇不能，肾将惫矣。"历代医家亦有许多精辟的见解，《诸病源候论》提出"肾主腰脚"的观点；朱丹溪认为腰痛主"肾虚、瘀血、湿热、瘀积、闪挫"；《景岳全书·腰痛》篇指出："腰痛之虚证十居八九，但察其既无表邪，又无湿热，而或以年衰，或以劳苦，或以酒色斫伤，或七情忧郁所致者，则悉属真阴虚证。"综合而言，腰痛可分为风、寒、湿、热、闪挫、瘀血、气滞、痰积、肾虚等多种。腰为肾之府，乃肾之精气所溉之域，肾藏精主骨生髓，肾与膀胱相表里，足太阳经经过之，故在经则属太阳，在脏则属肾气，而又为冲、任、督、带之要会，所以腰痛之发病，肾虚为其本，风寒湿热闪挫瘀血为其标也。分证病机如下：

（1）肝肾亏虚：肾虚是该病发生的关键，先天不足，或久病体虚，或年老体弱，或房事过劳，致肾精亏损，而腰为肾之府，乃肾之精气所溉之域，肾虚则腰脊失养，故患腰痛，而精血相互转化，肝肾同源，故常表现为肝肾亏虚之证候。

（2）气滞血瘀：姿势不正，或用力不当，或跌仆闪挫，致经络气血运行阻滞，瘀血留着，不通则痛。

（3）寒湿痹阻：久居湿地，或汗出当风，或睡卧受冷等，受寒湿之邪侵袭，寒湿之邪阻滞局部经脉，腰腿经脉受阻，气血运行不畅，而发腰痛。

（4）湿热痹阻：感受时令湿热之邪，或寒湿郁而化热，湿热阻滞经脉，引发腰痛。

2. 西医病因病理

腰椎间盘突出症的发病原因分为内因和外因。内因有腰椎间盘退变、腰骶部先天性畸形，其中，腰椎间盘退变是本病的发病基础和直接病因。外因包括外伤、劳损、受寒等因素。腰椎间盘的退变很早就开始，髓核水分减少，弹性下降，纤维环变薄变软或产生裂隙，当受到外力作用后，髓核就从纤维环的薄弱处或破裂处突出，刺激或压迫神经根，出现腰痛或下肢放射痛，影响马尾神经则出现膀胱、直肠功能障碍的症状。突出早期可造成神经根充血水肿、感觉过敏，长期受压后，神经根会出现萎缩和变性。突出物可因水分吸收、体积缩小、无菌性炎症消退而减轻对神经根的刺激或压迫，也会因椎间隙发生改变、椎体间失稳、后关节位置变化、黄韧带肥厚、突出物钙化、继发性椎管狭窄等加重了对神经根的刺激，或造成神经功能的永久性损害。

三、辨病

1.症状

（1）腰痛伴下肢放射性疼痛：疼痛呈刺痛、烧灼样痛或刀割痛，下肢痛沿神经根分布区放射，一般沿臀部、大腿后侧放射至小腿或足部。腹压增高时（咳嗽、打喷嚏、大便等），活动、劳累后疼痛加重，平卧休息后疼痛减轻，晨起较轻，午后较重。根据受累节段的不同，其症状表现如下：$L_{3～4}$ 及以上疼痛放射至大腿前外侧或小腿前内侧；$L_{4～5}$ 椎间盘突出疼痛多放射至小腿前外侧、足背或足大趾；$L_5～S_1$ 椎间盘突出则放射至小腿后外侧、足跟或足背外侧。

（2）腰部活动困难：急性发作时腰部活动明显受限，跛行，严重者不能站立、行走，呈"三屈"体位（腰、髋、膝），生活不能自理。

（3）下肢麻木、无力或有发凉等感觉。

（4）马尾神经受压症状：中央型或突出巨大者，可出现马尾神经受压症状，如马鞍区麻木、排便功能或性功能障碍。

2.体征

（1）视诊：可出现腰椎生理弧度消失或后突；80% 以上的患者均有不同程度的侧凸畸形，突出物位于神经根外侧者脊柱向患侧凸，突出物位于神经根内侧者脊柱向健侧凸；肌张力增高或有痉挛；腰椎活动受限；出现跛行步态。

（2）触诊：触诊检查可触及局部肌肉紧张、脊柱侧凸、棘突偏歪，腰椎间盘突出间隙相对应的棘突间及棘旁有压痛，局部有叩击痛，并可引起或加重下肢放射痛，沿坐骨神经循行路线亦可触及压痛。

（3）神经功能损害体征：受累一侧或两侧下肢出现运动无力、感觉减退、肌肉萎缩、腱反射减弱等神经功能损害表现。

1）运动无力：$L_{3～4}$ 突出者，伸膝无力；$L_{4～5}$ 突出者，常有伸拇肌力减弱；$L_5～S_1$ 突出者，足跖屈无力。

2）感觉减退：早期皮肤感觉过敏，逐渐出现感觉减退或消失。$L_{3～4}$ 突出者，小腿内侧感觉减退；$L_{4～5}$ 突出者，小腿前外侧感觉减退；$L_5～S_1$ 突出者，常有小腿后外侧、足跟及足外侧感觉减退。

3）肌肉萎缩：$L_{3～4}$ 突出者出现股四头肌萎缩，$L_{4～5}$、$L_5～S_1$ 突出者出现臀部、小腿部肌肉萎缩。

4）腱反射减弱：$L_{3～4}$ 突出者，常有膝腱反射减弱或消失；$L_5～S_1$ 突出者，常有跟腱反射减弱或消失。

5）中央型突出：马鞍区感觉减退，提肛反射和提睾反射等浅反射减弱或消失。

（4）特殊检查

1）直腿抬高试验：仰卧位，单侧下肢伸直抬腿正常可至80°～90°，除腘窝部紧张外，无其他不适者为阴性。若抬腿高度达不到正常角度或与健侧相比差异较大，且出现沿坐骨神经向足部的放射痛，为阳性。注意双侧对比，排除肌紧张引起的直腿抬高试验阳性。

2）直腿抬高加强试验：仰卧位，在检查中如有疼痛出现，略降低患肢至疼痛消失后将患侧踝关节背伸，疼痛重新出现或加重，为阳性。提示腰骶部神经根受压。

3）健侧直腿抬高试验：检查方法同直腿抬高试验，当健侧下肢抬高时出现患侧下肢疼痛加重为阳性。一般当突出物位于神经根内侧时或突出物较大或游离性突出或中央型突出时，为阳性。

4）屈颈试验：患者仰卧位，下肢伸直，医者一手按患者胸部，一手托其枕部使其前屈头颈，如患者有腰骶部或下肢疼痛即为阳性。提示腰脊神经根或马尾神经受压。屈颈试验也可取立位或坐位，其中坐位有两种：①呈直角坐床上，双下肢伸直；②坐床沿或凳上，双下肢伸直，足跟着地。

5）仰卧挺腹试验：患者仰卧位，双手置身侧，以枕部及两足跟为着力点，将腹部及骨盆用力向上挺起，如感腰部及患肢放射性疼痛为阳性，提示腰脊神经根受压。如果上述姿势未能诱发疼痛，有两种方法可使阳性率增高：①维持上述姿势，深吸气后屏气，约30秒，患肢有放射痛为阳性；②在上述姿势下用力咳嗽，有患肢放射性疼痛者为阳性。

6）股神经牵拉试验：患者俯卧位，膝关节屈曲，足跟被动接近患侧臀部，如有腹股沟和大腿前方疼痛为阳性，提示股神经受压（见于$L_{3～4}$以上的椎间盘突出）。

3. 辅助检查

（1）X线平片：可见腰椎生理弧度消失或后突，椎体骨质增生，腰椎侧弯，椎间隙狭窄，并有前宽后窄的征象。椎管脊髓造影可显示硬膜囊或神经根受压征象。

（2）CT平扫：可见突出物对神经根、硬膜囊的压迫，一般分为直接征象和间接征象，可以看到椎板、黄韧带、关节突关节、椎管及侧隐窝的情况。

（3）MRI检查：显示椎间盘突出，突出物是否脱垂及椎间盘、脊髓有无变性。MRI对腰椎间盘突出症的诊断具有明显优势，对软组织的分辨率高，整体观强，但对骨性组织显示不如CT。

（4）肌电图、肢体血流图、体感诱发电位也有相应的非典型的表现。

（5）血液细胞分析、尿液分析、血沉、碱性磷酸酶测定等检查不具有特异性，但能起到鉴别诊断的作用。

四、类病辨别

1. 腰椎椎管狭窄症

间歇性跛行为本病主要症状和体征。体格检查常和主诉症状不相符，轻者直腿抬高可阴性，无明显肌肉萎缩，重者可有直腿抬高受限，但疼痛程度不如椎间盘突出明显。CT或MRI可显示腰椎管狭窄征象。

2. 腰椎结核

本病有低热、盗汗、消瘦等全身症状。血沉加快，X线检查可发现腰椎骨质破坏或椎旁脓肿。

3. 椎管内肿瘤

本病疼痛呈节律性，CT 扫描或 MRI 检查可显示肿瘤的部位。

4. 第三腰椎横突综合征

本病表现为一侧腰部疼痛，侧屈受限，体检可发现第三腰椎横突末端压痛，可触及条索状反应物。

5. 腰椎骨性关节炎

本病以腰痛为主，晨起时明显，稍活动后减轻，劳累后加重，X 线可见腰椎椎体增生明显，后关节突肥大，椎间隙变窄等。

6. 腰椎滑脱症

本病表现为腰痛、活动受限，可出现下肢坐骨神经痛，X 线示：腰椎向前或向后滑脱，一般以向前滑脱多见。

五、中医论治

1. 治则

总的治疗原则是解痉止痛、理筋整复。气滞血瘀治以活血化瘀、行气止痛，寒湿痹阻治以温经散寒、除湿止痛，湿热痹阻治以清热除湿，肝肾亏虚治以补益肝肾、壮腰止痛。

2. 常规推拿治疗

（1）取穴及部位：取腰阳关、十七椎、大肠俞、关元俞、阿是穴、环跳、承扶、委中、承山、悬钟、昆仑等穴，推拿部位为腰及下肢部。

（2）手法：擦法、按揉法、弹拨法、斜扳法、擦法。

（3）操作：①患者俯卧位，施擦法于两侧腰部膀胱经及臀部、下肢后侧 5 分钟，以腰部为重点。②以拇指弹拨两侧腰椎横突外缘、髂嵴上缘、髂腰三角等骶棘肌附着区域 3～5 次，再以拇指按揉腰阳关、大肠俞、关元俞、环跳、承扶、委中、承山等穴，每穴 1 分钟，以酸胀为度，然后掌按揉腰部 1 分钟。③患者侧卧位，施擦法于下肢外侧 2 分钟。④侧卧位施斜扳法，左右各一次。⑤患者俯卧位或坐位，直擦两侧背部膀胱经及华佗夹脊穴。

3. 推拿分证论治

（1）气滞血瘀证

症状：近期腰部有外伤史，腰腿痛剧烈，痛有定处，刺痛，腰部僵硬，俯仰活动艰难，痛处拒按，舌质紫暗，或有瘀斑，舌苔薄白或薄黄，脉沉涩或脉弦。

推拿治疗以活血化瘀、行气止痛为法，除常规治疗外，重点采用按揉法、弹拨法施于痛性反应点或敏感点。

（2）寒湿痹阻证

症状：腰腿部冷痛重着，转侧不利，痛有定处，虽静卧亦不减或反而加重，日轻夜重，遇寒痛增，得热则减，舌质胖淡，苔白腻，脉弦紧、弦缓或沉紧。

推拿治疗以温经散寒、除湿止痛为法，除常规治疗外，以院内冬青膏或黄金万红膏为介质，用擦法施于腰部督脉、膀胱经，以透热为度。

（3）湿热痹阻证

症状：腰腿痛，痛处伴有热感，或见肢节红肿，口渴不欲饮，苔黄腻，脉濡数或滑数。

推拿治疗以清热除湿为法,除常规治疗外,一指禅推法施于腹部,摩腹,按揉脾俞、胃俞、足三里和丰隆等操作。

（4）肝肾亏虚证

症状:腰腿痛缠绵日久,反复发作,乏力、不耐劳,劳则加重,卧则减轻;包括肝肾阴虚及肝肾阳虚证。阴虚证症见:心烦失眠,口苦咽干,舌红少津,脉弦细而数。阳虚证症见:四肢不温,形寒畏冷,筋脉拘挛,舌质淡胖,脉沉细无力等症。

推拿治疗以补益肝肾、壮腰止痛为法。除常规治疗外,以院内冬青膏或黄金万红膏为介质,直擦腰部华佗夹脊、腰部膀胱经、横擦肾俞、腰阳关,斜擦八髎。

4. 推拿分期治疗

（1）急性期:以松解类手法为主,采用㨰法、按揉法、弹拨法、擦法为主。注意在腰部施术时间不宜太长,手法刺激不宜太重,避免使用较大幅度的被动整复类手法。

（2）缓解期:以松解类手法与整复类手法为主,先施松解类手法,再施整复类手法。

（3）恢复期:以松解类手法为主,注意平推法的运用,加强腰背肌和胸腹部肌肉功能锻炼。

5. 推拿分型治疗

（1）影像学检查显示突出类型为隐匿型,缓解期治疗采用后伸位牵抖法、后伸扳法、抬髋按颤法等手法。

（2）病变节段增生明显、椎间隙明显变窄、伴有椎管狭窄者,缓解期采用改良斜扳法、仰卧位屈膝屈髋按压法等手法。

（3）伴腰椎向前滑脱,缓解期采用仰卧位屈膝屈髋按压手法。

（4）术后复发者,采用软组织松解类手法、改良斜扳法等手法。

（5）脊柱侧凸明显者,采用推荡法、坐位定点旋转复位法等手法。

（6）合并骨盆不稳者,根据骶髂关节错位分型施于骶髂关节改良斜扳法以调整髂骨位置。

6. 特色治疗

（1）名老中医经验

1）魏指薪老中医经验:魏指薪老中医治疗腰椎间盘突出症的手法包括对抗牵引、提拉按抖、下肢顿拉等法。①俯卧位,二助手作对拉牵引、持续用力下,行点揉背部并左右摇摆;②提拉腰部法,将患肢上提到极度过伸位,再一松一紧提拉10次;③点按揉居髎穴及痛点;④按抖腰部法,两手重叠按压抖动患处30次;⑤叩推督脉法;⑥仰卧位,行下肢顿拉法。

2）李墨林老中医经验:李墨林老中医治疗椎间盘突出症的手法分为准备手法和治疗手法。准备手法:按压太溪、解溪穴,牵拉、提拉踝关节,按压足三里,提拉股四头肌,按压风市、冲门穴。治疗手法:①夹持牵引、推按、屈膝;②按压环跳、承山、殷门、委中、关元等;③推挤按压,由上而下,反复2~3次;④双掌重叠放于患处,左右摇摆推按、按压、摇滚、按压,反复2~3次;⑤俯卧位行下肢牵引法;⑥侧卧位,斜扳法（术者立于患者背后,拉肩推臀）;⑦夹持牵引,屈膝屈髋被动运动。

3）郑怀贤主任经验:郑怀贤主任治疗腰椎间盘突出病主要采用按压法、牵抖法、后伸扳法,其腰部后伸扳法的操作独具特色。①推揉、推压（上下施术）、按压,再行牵抖法;

②屈膝屈髋屈腰，腰部后伸扳法：患者健侧贴床面侧卧，术者立于背后，以右侧为患侧，一手（右手）扶抱患者右膝，使患者屈膝屈髋，尽量向前弯腰，另一手（左手）拇指指腹紧压于突出部，逐渐伸髋伸膝，向后背伸，当腰髋、膝由屈曲位尽量背伸时行扳法，同时左手指腹用力前顶；③揉法，腰部过伸法；④下肢牵抖法。

4）龙层花教授经验：龙层花治疗腰椎间盘突出症采用三步定位诊断，手法治疗分四步进行：放松手法、正骨手法、强壮手法、痛区手法，重点是正骨手法。正骨手法操作包括：摇腿揉腰法、侧卧搬按法、牵抖冲压法、双手重叠冲压法或间接分压法、俯卧按腰搬腿法或抱膝滚动法。

5）冯天有教授经验：冯天有教授提出椎骨错缝理论，独创性地运用坐位定点旋转复位手法治疗腰椎间盘突出症。坐位腰椎定点旋转复位手法：患者坐位，上肢自然下垂，以左侧病变为例。助手位于患者右前方，双下肢夹住其右小腿部，双上肢按于大腿部以固定患者下肢及骨盆，医者位于患者后侧左方，以右手拇指端顶住腰椎棘突左侧，左手从患者腋下穿过并以手掌按于颈后部，嘱患者腰部缓缓前屈，至医者右拇指下感到棘突松动时，左手臂缓慢用力使腰部向左侧屈，然后再使其腰部向左旋转至最大限度时，双手协调用力，左手做一增大幅度之扳动，同时右手拇指用力向对侧前下方推按，此时常可听到"喀"的弹响声。

6）沈国权教授经验：沈国权教授根据现代脊柱生物力学研究的成果，综合国内外各种脊柱手法的优点，改进其不合理的操作成分，独创性地应用和发展腰椎微调手法治疗腰椎间盘突出症，取得了十分满意的临床疗效。主要有以下两种手法：

俯卧位腰椎交叉按压横突微调手法：患者取俯卧位，头部自然下垂于床前，两上肢分开垂置于治疗床两侧。术者站于其患侧，以一手掌根按压于错位腰椎对侧之横突，另一手紧贴住该手臂，掌根按压下一椎同侧之横突。术者手掌逐渐将患者腰椎横突向下按压，致后伸旋转，呼气末时适时加大掌根按压横突的力量，并做以相对扭转动作（向棘突中线扭转）。临床应用于治疗腰椎旋转型错位、腰椎间盘突出症。俯卧位腰椎交叉按压棘突微调手法：患者取俯卧位，头部自然下垂于床前，两上肢分开垂置于治疗床两侧。术者站于其患侧，以一手掌根按压于下一腰椎棘突上，另一手掌根按压于患椎棘突上。术者以分离的力量拉开椎间隙，呼气末时适时加大掌根按压力量，以纠正腰椎的倾斜错位。临床应用于腰椎倾倒型错位、腰椎滑脱症、腰椎间盘突出症。沈氏还对传统的斜扳手法进行了改良，使手法的作用目标更加准确。

7）林如高主任经验：林如高主任重视理筋手法。①俯卧位，涂擦舒筋止痛水；②推筋法：双掌心自上而下推筋；③揉筋法：双掌根痛处按揉；④按筋法：双掌重叠按压；⑤直向拿筋法：双手拇指与食中指拿腰背肌两侧；⑥横向拿筋法；⑦屈腿按腰法：术者一手握踝部，屈腿，一手掌心按压腰肌，每侧12次；⑧摔腿法：单侧、双侧牵抖法；⑨直立抬腰上推手法：立位，蹬双足尖，背部向后倾，术者左手提托患者左腋下，右手掌心按住骶部，左手将腋部向上举，使患者足尖离地，右手掌从骶部向上推至背部，反复3次。

8）杨清山主任经验：杨清山教授治疗腰椎间盘突出症以下肢七点指压法和引屈转拉法为特色，下肢七点指压法：一手在踝关节前下固定，一手拇指指腹在各趾关节跖面，足心前部深压为第一点；在足心、跟腱两侧的凹陷处深压为第二点、第三点；其余各指配合用力，压后将压力推送至小腿后面，在小腿三头肌稍下深压为第四点；在腘窝中央及两侧深压为第五点；沿大腿后正中深压为第六点；在臀大肌下缘的中点深压为第七点。引屈转拉法：患者仰卧，术者一手握患足踝关节前方，一手从腘窝上方扶托，以握踝关节的提力将下肢提起，以另手换成前臂的力量，将大腿向前屈膝、屈髋成90°左右，以前臂托力将髋关节向内、向外各旋转三次，然后迅速向前将下肢拉直。术者再换步到患者足底对侧，一手握住足跟，一手在足背托扶，以臂力向前内、前外、前上牵拉后，轻轻将下肢放于治疗床上。

9）夏惠明教授经验：夏惠明教授治疗腰椎间盘突出症手法简练实用，分为"松"、"动"、"通"三法，具体操作如下。松法：患者俯卧位，医者以丁氏㨰法施于腰及下肢部，配合下肢后伸、外展等被动运动，然后掌按揉腰部、指按揉腰部夹脊穴、阿是穴、膀胱经腧穴，手法要求柔和、深透，被动活动幅度宜小；动法：俯卧位行抬髋按颤法，侧卧位施斜扳法，本法要求扳动时稳、准、巧，忌粗暴用力，注意作用目标节段的控制；通法：患者坐位，略前屈，双手放于大腿，医者顺腰部华伦夹脊穴及膀胱经施以平推法，手法要求用力均匀、连续。对脊柱侧凸明显者，采用推荡复位法。

10）蒋位庄教授经验：采用分型治疗为其最大特色，弹力型以俯卧牵抖、推压振颤、晃腰推拿和坐姿定位旋转法或侧卧斜扳法；退变失稳型进行纵轴牵引、俯卧牵抖、晃腰推拿、坐姿定位旋转法；增生狭窄型采用卧姿晃腰推拿、屈髋盘臀、分筋理筋等法。

11）刘寿山教授经验：刘寿山教授以正骨手法为主。①搬提戳按法：俯卧位，一手按于痛处，一手依次向背侧搬提两肩及两下肢，搬提的同时按腰之手用力向下按压；②摇晃戳按法：术者一手按于痛处，一手抱住下肢向上托起，环转摇晃6~7次，再向斜上方拔直，同时用力向下戳按；助手握住双踝提起下肢，术者一手按于痛处，一手抱住下肢，与助手协同用力，将下肢环转摇晃6~7次，再向斜上方拔伸，同时按腰部之手用力向下戳按；③抖腰法；④推搬法：侧卧位，向相反方向推搬肩部和臀部；⑤侧卧位，下肢后伸提拉戳按法；⑥仰卧位，伸膝蹬空法；⑦直立晃腰法：患者两足分开与肩同宽站立，腰微前屈，双手伸直扶床沿，术者立于侧方，一手搪住气海穴，一手按住腰部伤处，将腰部环转摇晃左右各6~7次，搪气海之手向后推，按腰之手向前戳按使腰伸直，再按揉痛处。

12）沈跃生主任经验：沈跃生主任重视下肢手法。①摩、提拿、推揉腰部；②斜扳法（术者立于其后）；③单腿倒搬法：一手将下肢抬起，一手向下按压腰部，有节奏地使下肢一起一落，每侧做8~12次；④双腿倒搬法：方法同"单腿倒搬法"，结束时将双下肢左右摇摆15° 2~3次；⑤腰部悬空按压闪颤法8~12次；⑥提腿闪腰法：患者仰卧位，双手握紧床腿，术者立于脚后，双手握住双踝部，用力向上提拉，有节奏地向上向下闪抖，使下腰部做起伏动作，连续8~12次；⑦踩法。

13）荻任农主任经验：荻任农主任以正骨手法为主。①伸髋拉腿法；②斜扳法：术者立于其后，一手向后扳拉肩部，一手向前推骶髂关节；③提腿压腰法：俯卧位，助手握住双踝并拉起，使腹部离开床面，术者双手重叠按住患椎关节，以垂直力量连续按压10~20次；④悬足压膝法：直腿抬高法；⑤牵引压腰法：俯卧位，上腹及骨盆各垫软枕，助手分握腋部和踝部对抗牵引，术者双手重叠按住腰骶关节处旋转复位法，以垂直力量连续按压20~40次；⑥坐姿旋转复位法。

（2）针灸治疗

1）常规针刺：以腰部华佗夹脊穴、足太阳膀胱经、足少阳胆经腧穴为主，选穴：肾俞、大肠俞、腰阳关、关元俞、秩边、环跳、阳陵泉、承扶、委中、承山、悬钟、昆仑等，留针 15~20 分钟。实证用泻法，虚证用补法，以出现腰腿部足太阳膀胱经、足少阳胆经向下放射感为佳。

2）电针：取 L_4 ~ S_1 夹脊穴、下肢腧穴，按针刺常规行针得气后施于补泻手法，选取 1~3 对腧穴通电，用密波、疏波或疏密波，刺激量由中度到强度。治疗时间一般为 10~20 分钟，如感觉减低，可适当加大输出电流量。

3）刺络拔罐：以皮肤针叩刺腰骶部，或用三棱针在压痛点刺络出血，加拔火罐。

4）水针疗法：选用中西药物注射相关穴位，常用的药物有当归注射液、丹参注射液、红花注射液、草乌注射液、维生素 B_1 注射液、维生素 B_{12} 注射液、腺苷钴胺注射液、曲安奈得注射液等。用一次性注射器抽取一定的药物，局部皮肤常规消毒，快速刺入皮下后缓慢进针至相应深度，得气后回抽无血注入药物。下肢腧穴一般注射 1~2ml，腰臀部腧穴可注射 2~5ml。

（3）中药外治：热敷法；熏洗法；中药保留灌肠。

六、西医治疗

1. 治疗原则
（1）消炎镇痛。
（2）减轻突出物对神经根的刺激或压迫。
（3）解除肌肉痉挛，松解粘连。

2. 常用方法
牵引、低频电疗、中频电疗、红外线疗法等理疗；消炎止痛药、肌肉松弛剂、镇静剂、激素类和维生素等药物治疗；微创手术；手术疗法；人工椎间盘置换术。

七、转归与预后

国内学者通过实验研究和临床研究，推拿治疗腰椎间盘突出症机制可概括为：①移位效应，脊柱推拿手法可以改变突出物与周围毗邻组织的关系，从而减少突出物对神经根的刺激或压迫；②纠正小关节紊乱；③解除肌肉痉挛，手法可使痉挛的肌肉组织松解；④扩大椎间孔；⑤改善局部循环。大部分的腰椎间盘突出症患者经过正规的非手术治疗均能获得临床治愈或缓解，只有 10% ~ 15% 的患者需要行外科手术治疗，而术后疗效不满意者亦为 10% ~ 15%，再次手术风险高、疗效差，所以手术治疗有严格的适应证。非手术治疗对游离性突出、中央型巨大突出、高位腰椎间盘突出、腰椎间盘突出症合并腰椎滑脱或严重腰椎椎管狭窄的患者，疗效不佳。中医推拿作为一种非药物的无创治疗方法，经过 60 多年的现代研究和发展，现已成为治疗腰椎间盘突出症首选的非手术治疗方法。

八、预防与调摄

（1）卧硬板床：硬板床能给腰部以坚实的支撑，推荐使用棕垫床。卧床也是一种治疗，仰卧位最佳，但对于疼痛剧烈者，宜采用最舒适的体位。

（2）腰部保暖：寒冷刺激使肌肉痉挛，诱发或加重疼痛。

（3）腰围保护：在急性期，腰围能减轻腰部负担，缓解疼痛；在缓解期和平时，腰围能防止腰部损伤。腰围不宜长期使用，以免影响腰部肌力的恢复。

（4）避免弯腰，劳动保护，姿势正确：向前弯腰会促使椎间盘向后突出，如果加上腰部的扭转，会使纤维环损伤。起床时，不宜采用仰卧起坐的方法，而应先侧卧（以右侧为例），将屈曲的双腿移到床下，用右侧的肘部和左侧的手掌支撑用力，慢慢坐起。

（5）不宜劳累：休息能促进椎间盘的修复，平卧位时椎间盘内压力最小。临床研究发现：腰椎间盘突出症的初次发作与损伤的关系较大，而复发则与劳累的关系最密切，劳累导致腰部肌力下降，导致对腰椎稳定的保护能力下降，从而引起复发。

（6）功能锻炼：应遵循一定的原则，症状缓解后逐步开始锻炼，循序渐进、持之以恒，必须在医师的指导下进行锻炼，选择适合自己的姿势和动作及强度和进度。

1）俯卧位：双下肢伸直，交替作后伸上举的动作，这一动作强度小；双手放于腰部，双下肢伸直同时作后伸上举的动作，重复数次，动作强度中等；双手向后伸直，两下肢和上胸部同时上抬离开床面，维持数秒后放下，重复数次，动作强度较大，称为飞燕式或燕子双飞。

2）仰卧位：以头、双肘和双足跟着力，用力将身体抬离床面，维持数秒后放下，动作强度较小；以头和双足跟着力，双手放在胸前，用力将身体抬离床面，维持数秒后放下，有颈椎病的患者不宜采用；以双手掌和双足跟着力，用力将身体抬离床面，呈一弓形或桥形，维持数秒后放下，这一动作强度大、难度高，要量力而行。

3）仰卧位：双下肢伸直上抬，维持数秒后放下，重复数次，可增加腹肌力量。双下肢屈膝屈髋，小腿悬空，作交替的蹬踏动作。

4）倒走：以均匀的速度向后行走，能锻炼腰背部和臀部的肌肉，强度较小，一般适用于中老年人。

（7）其他：遵循良好的饮食习惯，避免潮湿阴冷，性生活应适当节制，避免震动。

九、疗效判定标准

疗效判定标准参照《中医病证诊断疗效标准》（中华人民共和国中医药行业标准 ZY/T001.1 ～ 001.9-94）。

（1）治愈：腰腿痛消失，直腿抬高 70° 以上，能恢复原工作。

（2）有效：腰腿痛减轻，腰部活动功能改善。

（3）未愈：症状、体征无改善。

（王春林）

第八节　急性腰肌扭伤

一、概述

急性腰肌扭伤是指腰部两侧的肌肉、筋膜、韧带、关节囊及滑膜等软组织的急性损伤，从而引起腰部疼痛及活动功能障碍的一种病症。本病俗称"闪腰岔气"，是腰痛疾病中最常见的一种。多发于青壮年体力劳动者，长期从事弯腰工作的人和平时缺乏锻炼、肌肉不发达者，易患此病。

二、病因病机

1. 中医病因病机

中医学无急性腰肌扭伤病名，根据其主要临床表现，属中医学"腰痛"、"痹证"、"伤筋"等范畴。本病的发生多由于用力不当、姿势不正、跌扑闪挫等造成腰部筋脉受损，致局部经络气血运行不畅，瘀血留着，不通则痛，故发生腰痛、腰部活动受限等症状。

2. 西医病因病理

急性腰扭伤的发生与以下因素有关：

（1）腰部用力姿势不当：如在膝部伸直弯腰提取重物时，重心距离躯干中轴较远，因杠杆作用，增加了肌肉的承受力，容易引起腰部肌肉的急性损伤。或突然弯腰、改变体位，甚至打喷嚏，也可发生腰部肌肉的损伤。

（2）行走失足：如行走不平坦的道路或下楼梯时不慎滑倒，腰部前屈，下肢处于伸直位时，亦易造成腰肌筋膜的损伤或撕裂。

（3）动作失调：如两人搬抬重物，动作失于协调，身体失去平衡，重心突然偏移，或失去控制，致使腰部在肌肉无准备情况下，骤然强力收缩，引起急性腰扭伤。

损伤后早期局部可出现充血、水肿、渗出，多伴局部小血管破裂，损伤处出现小的出血点或血肿，导致局部组织缺血、缺氧，代谢产物增加、堆积而使肌纤维损伤。

三、辨病

1. 病史

本病常有腰部扭伤史。

2. 症状

（1）腰部疼痛：腰部因损伤部位和性质不同，可有刺痛、胀痛或牵扯样痛。疼痛一般较剧烈，部位较局限，且有局部肿胀，常牵掣臀部及大腿部疼痛。

（2）活动受限：腰不能挺直，活动困难，严重者不能翻身起床、站立或行走，咳嗽或深呼吸时疼痛加重。

3. 体征

（1）视诊：腰椎活动受限，常呈轻度前屈位，腰椎侧弯，肌肉痉挛。

（2）触诊：压痛点一般为局部性，患部叩击无放射痛。

4. 辅助检查

腰椎 X 线片可见腰椎侧弯，亦可无异常发现。

四、类病辨别

1. 棘上、棘间韧带断裂

本病有外伤史，脊柱正中部位疼痛、压痛，损伤处可触及凹陷、断端隆起。

2.棘突骨折、关节突骨折、横突骨折、椎体压缩骨折

本病常有严重的外伤史，疼痛剧烈，活动受限，X 线显示骨折发生部位。

3.腰椎间盘突出症

本病以腰痛伴下肢放射性疼痛为主要表现，腹压增高时症状加重，并出现运动无力、浅感觉减退、腱反射减弱等神经根受压体征。

4.骨质疏松症

本病多见于老年女性，以腰痛和活动障碍为主要表现，X 线可见胸腰段椎体压缩性骨折，骨密度测定显示骨量减少。

五、中医论治

1.治疗原则

舒筋通络、活血散瘀、消肿止痛。

2.推拿治疗

（1）取穴及部位：取肾俞、命门、腰阳关、大肠俞、环跳、委中穴；推拿部位在腰臀部。

（2）手法：㨰法、按揉法、点压、擦法等。

（3）操作：①患者俯卧位，医者站于患侧，以㨰法施于患侧腰部，约5分钟。②医者用拇指点压依次点压肾俞、命门、腰阳关、大肠俞、环跳、委中及阿是穴，每穴半分钟，在点压穴位时加以按揉，以产生酸、麻、胀感觉为度。③直擦腰部两侧膀胱经，横擦腰骶部，以透热为度。

3.特色治疗

（1）名老中医经验

1）杜自明老中医经验：杜自明老中医治疗本病常采用理筋、分筋、腰部外摩法、下肢滚摇手法等，其中，在分筋手法后施于腰部外摩法较有特色。腰部外摩法可以活动腰部关节，具体操作为：患者坐位，医者坐于其后，一手以拇指按压腰部病变处，一手置患者肩上以推动患者作腰部旋转活动。

2）郑怀贤主任经验：郑老治疗本病先外擦舒活酒，以摩、揉、按压等法放松肌肉，然后在运、揉、掐骶角，推筋缩、肝俞、髂嵴、髂腰等穴以通经络，最后施于推压、提弹、叩击等手法。

3）林如高主任经验：在腰部病变处涂擦舒筋止痛水，采用推筋法、揉筋法、直向拿筋法、横向拿筋法和屈腿按腰法。

4）章宝春主任经验：患者站位，两足分开与肩同宽，腰略前屈，两手伸直扶住床沿。医者一手掌按其腹部气海穴，一手腰部痛点，令患者做腰部摇转屈伸动作6~7次，幅度由小到大。最后采用背法。

（2）针灸治疗：治疗本病可取腰部华佗夹脊穴、气海俞、大肠俞、阿是穴、委中等穴。留针15~20分钟，用泻法。

（3）中药外治：可予中药热奄包治疗。

六、西医治疗

低频电疗、中频电疗、磁疗等理疗；非甾体类消炎止痛药、肌肉松驰剂等物治疗。

七、预后

本病预后较好，经3～5次治疗多能治愈。应重视首次发病的治疗，防止转为慢性损伤。

八、预防与调护

（1）避免劳累，勿久坐，避免腰部负重及长时间弯腰，勿从事剧烈运动。
（2）注意腰部防寒保暖。
（3）坚持功能锻炼。可行拱桥式、飞燕式等腰背肌功能锻炼及游泳等。

九、疗效判定标准

疗效判定标准参照《中医病证诊断疗效标准》（中华人民共和国中医药行业标准 ZY/T001.1～001.9-94)。
（1）治愈：腰部疼痛消失，脊柱活动正常。
（2）有效：腰部疼痛减轻，脊柱活动基本正常。
（3）未愈：症状无改善。

（王春林）

第九节 腰椎小关节紊乱

一、概述

腰椎小关节紊乱是指因腰椎小关节的解剖位置发生微小位移，导致腰椎功能失常引起以腰痛、活动障碍为主要表现的一种疾患。本病多见于青壮年，男性多于女性。

二、病因病机

1. 中医病因病机

中医学无腰椎小关节紊乱病名，根据其主要症状，属中医学"腰痛"、"椎骨错缝"等范畴。本病的发生多由于姿势不良或突然改变体位等造成腰椎骨错缝，以至局部经络气血运行不畅，瘀血留着，不通则痛，故发生腰痛和腰部活动受限。

2. 西医病因病理

因姿势不良或突然改变体位引起脊柱小关节错位，滑膜嵌顿从而破坏了脊柱的力学平衡和脊柱运动的协调性。同时，各种损伤刺激可刺激感觉神经末梢而引起疼痛并反射性地引起肌肉痉挛，肌肉痉挛进而可引起关节解剖位置的改变，发生交锁或扭转。长期的交锁及各种炎性反应的刺激均可导致小关节粘连而影响其功能。

三、辨病

1. 病史

患者大都有腰部扭挫、闪伤的病史。

2. 症状

（1）伤后即发生难以忍耐的剧烈腰痛，表情痛苦，不敢活动，轻轻移动下肢则疼痛无法忍受，甚至生活不能自理。

（2）腰肌处于紧张僵硬状态，腰部活动功能严重受限。

3. 体征

（1）视诊：患者腰部呈僵硬屈曲位，腰椎活动受限，以后伸活动明显，严重疼痛者可出现保护性脊柱侧凸体征。

（2）触诊：损伤节段可触及棘突偏歪，并伴有压痛。

4. 辅助检查

X 线检查：可见腰椎后关节排列方向不对称，腰椎侧弯和后突，椎间隙左右宽窄不等。

四、类病辨别

1. 急性腰肌扭伤

本病有腰部扭伤史，腰部疼痛仅局限于损伤部，病变部压痛明显，其周围都或另一侧腰肌症状不明显。

2. 腰椎间盘突出症

本病有典型的腰腿痛伴下肢放射痛，腰部活动受限，腹压增高时症状加重，出现运动无力、浅感觉减退、腱反射减弱等神经根受压体征。

五、中医论治

1. 治则

舒筋通络，滑利关节，解出嵌顿。

2. 推拿治疗

（1）手法：按揉法、滚法、擦法、斜扳法或背法。

（2）部位及取穴：推拿部位在腰肌及腰椎关节；取腰阳关、气海俞、大肠俞、关元俞、委中、照海等穴。

（3）操作：①患者俯卧位，医者先施按揉法于腰骶关节部及两侧腰肌，然后施滚法于腰部，约 5 分钟。②按揉腰阳关、大肠俞、委中、照海，每穴 1 分钟，以酸胀麻为度。③患者取侧卧位，行腰椎斜扳法；或用背法，利用患者自身重量牵引，进行摇晃抖动，以解除后关节紊乱。④患者俯卧位，以冬青膏为介质，在腰部施于擦法，以透热为度。

3. 特色治疗

（1）名老中医经验

1）魏指薪老中医经验：分为背法、和腰法、转腰法三步。其中和腰法和转腰法独具特色。

和腰法：患者站立，两足分开与肩同宽，助手托住患者肘部将去肢体尽量上提，术者两手叉住患者腰部，拇指在后紧对肾俞穴，顺时针和逆时针方向转动腰部各 10 次。转腰法：患者双手叉腰站立，两足分开与肩同宽，术者立其后，一手托住肩部，一手推按其腰部，并嘱患者两足站于原地不动，旋转身体向后看。术者将其肩部向后拉，腰部向前推，先轻微活动 3～5 次，然后突然用力同时做一次拉推。在另一侧依法再做一次。

2）田纪钧主任经验：患者俯卧，腹部垫一个枕头，高度以舒适为度。一助手拉患者双腋向上用力，一助手握患者双踝向下用力。术者双手掌重叠按压在第 5 腰椎和骶椎之间，先缓缓轻柔地做压下—放松的连续动作，渐渐增加压力和频率，此时，拉踝部的助手在保持牵拉力的作用下，逐渐抬高患肢，反复操作，直至后伸不痛为止。

3）刘寿山主任经验：先施按压手法以放松肌肉，然后行扳肩戳按法和扳腿戳按法，再行牵抖法和斜扳法（拉肩推臀、推肩拉臀）。其中，牵抖法的操作特色明显。牵抖法：患者俯卧，助手用布巾中用患者背部兜住患者两腋，医者握住患者双踝，与助手协同用力拔伸的同时，将下肢上下抖动，臀部抬离床面 2～3cm，然后将双膝屈曲，助手与术者分别推患者的双肩和两小腿。

4）陈正光主任经验：采用旋法、侧扳法、背伸法。旋法：患者骑坐椅上，术者坐其后，一手穿过患侧腋下，按于颈后，另一手拇指扣住病椎棘突定位，使颈部弯曲、下压、连续侧弯，达最大限度时前后松动几下，使躯干略微回旋，另一手拇指顺势一顶同时一扳。

（2）针灸治疗：治疗本病可取腰部华佗夹脊穴、腰阳关、气海俞、大肠俞、委中、照海等穴。针刺手法用泻法。

（3）中药外治：可予中药热奄包治疗。

六、西医治疗

低频电疗、中频电疗、红外线疗法、磁疗等理疗；非甾体类消炎止痛药、肌肉松弛剂、镇静剂、激素类和维生素等药物治疗；经皮阻滞疗法。

七、预后

本病预后较好，经治疗大多能减轻或消除疼痛，但愈后如反复损伤、劳累、负重、久坐，则较易复发。

八、预防与调护

（1）避免劳累，勿久坐，避免腰部负重及长时间弯腰，勿从事剧烈运动。
（2）注意腰部防寒保暖。
（3）坚持功能锻炼。可行拱桥式、飞燕式等腰背肌功能锻炼及游泳等。

九、疗效判定标准

疗效判定标准参照《中医病证诊断疗效标准》（中华人民共和国中医药行业标准 ZY/T001.1～001.9-94）。

（1）治愈：腰痛和临床体征消失，恢复发病前的劳动力水平。

（2）有效：腰痛和临床体征明显好转，劳动力较发病前降低。

（3）未愈：腰痛和临床体征无明显好转或恶化，劳动力丧失。

（王春林）

第十节　退行性腰椎滑脱

一、概述

退行性腰椎滑脱症是指由于腰椎退变而引起的椎弓完整的腰椎向前、向后或向侧方的移位。以腰椎向前滑脱较常见，多见于中老年人，女性为男性的 4 ~ 6 倍。滑脱部位以第 4 腰椎多见，其次为第 3 和第 5 腰椎，是临床产生腰腿痛的一个常见原因。

二、病因病机

1. 中医病因病机

中医学无退行性腰椎滑脱症病名，根据其主要症状，属中医学"腰痛"、"腰腿痛"或"痹证"等范畴。腰痛一证，早在《黄帝内经》中就有论述。如《素问·刺腰痛》中云："肉里之脉令人腰痛，不可以咳，咳则筋缩急。"《素问·脉要精微论》篇指出："腰者，肾之府，转摇不能，肾将惫矣。" 分证病机如下：

（1）肝肾亏虚：先天不足，或久病体虚，或年老体弱，或房事过劳，致肾精亏损，而腰为肾之府，乃肾之精气所溉之域，肾虚则腰脊失养，故患腰痛，而精血相互转化，肝肾同源，故常表现为肝肾亏虚之证候。

（2）气滞血瘀：用力不当，或姿势不正，或跌仆闪挫，致腰腿部经络气血运行阻滞，瘀血留着，不通则痛。

（3）寒湿痹阻：久居湿地，或汗出当风，或睡卧受冷等，受寒湿之邪侵袭，寒湿之邪阻滞局部经脉，腰腿经脉受阻，气血运行不畅，而发腰痛。

（4）湿热痹阻：感受时令湿热之邪，湿热阻滞经脉，引发腰痛。

2. 西医病因病理

随着年龄的增加，腰椎间盘退变，髓核水分减少，椎间盘变薄，缓冲作用减弱。下腰椎旋转由髓核移至小关节，同时小关节韧带松弛，过度活动和受载荷尤其是前屈旋转应力增加，关节面重新塑形，关节咬合面接近矢状位，形成滑脱。另外，女性腰椎关节面稳定性较男性差，月经期或绝经后内分泌改变，导致韧带松弛，易发生腰椎滑脱。

腰椎滑脱后常出现假关节形成、纤维软骨组织增生、椎体及小关节增生、神经根粘连和压迫、黄韧带肥厚、椎管狭窄等病理改变。

三、辨病

1. 病史

本病多见于 50 岁以上肥胖女性，有腰部外伤史、慢性劳损史或受寒湿侵袭史，大部分患者发病前有慢性腰痛史。

2. 症状

（1）腰痛、臀部及大腿后疼痛，劳累及活动后加重，卧床休息减轻或缓解。慢性腰痛，并出现向臀部及下肢的放射痛，伴有牵拉、酸胀、灼痛、麻木等感觉，活动增多或劳累时，症状加重。

（2）严重者可伴有间歇性跛行、下肢放射痛及麻木，甚至有会阴部麻木和小便障碍。

3. 体征

（1）视诊：腰椎活动受限，腰部屈伸活动时症状可加重。腰椎生理曲度增大，胸腰段略后突，臀部后凸。

（2）触诊：可触及滑脱椎体棘突间及旁压痛，有叩击痛。下腰部棘突处可触及小凹陷或台阶感。

（3）部分患者可出现脊神经根或马尾神经受压体征。

4. 辅助检查

X 线检查：腰椎侧位片可见椎体向前滑脱，滑脱多发生在 L_4 和 L_5 椎体，根据 Meyerding 分度法，将滑脱腰椎下一椎体的上面纵分为 4 等分，移动距离在 1/4 之内为 Ⅰ 度，1/4 ～ 1/2 为 Ⅱ 度，以下类推。斜位片排除椎弓根峡部断裂造成的脊椎滑脱。

四、类病辨别

1. 腰椎退行性骨关节炎

本病可见慢性腰痛，轻者可见晨起或休息后后腰部僵硬不适，活动后减轻，活动过多又可见疼痛加重。重者可出现不同程度的腰背疼痛、脊柱变形、活动受限及功能丧失。体格检查可见腰部保护性体位，屈伸受限，腰椎前凸变平，时有侧凸，主诉疼痛区可触及较深的压痛点。X 线可见腰椎骨关节增生明显，后关节突肥大，椎间隙变窄。

2. 腰椎椎管狭窄症

间歇性跛行为本病主要症状和体征。体格检查常和主诉症状不相称，轻者直腿抬高可阴性，无明显肌肉萎缩，重者可有直腿抬高受限，但疼痛程度不如椎间盘突出明显。影像学检查可见腰椎管狭窄征象。

3. 腰椎间盘突出症

本病可见腰痛伴下肢放射痛，腰部活动受限，腹压增高时症状加重，出现运动无力、浅感觉减退、腱反射减弱等神经根受压体征，结合影像学检查可鉴别。

五、中医论治

1. 治则

总的治疗原则是通络止痛、调整滑脱。根据不同的证型，气滞血瘀证治以活血化瘀、通络止痛；寒湿痹阻证治以温经散寒、除湿止痛；湿热痹阻证治以清热除湿；肝肾亏虚证治以补益肝肾、壮腰止痛。

2. 推拿治疗

（1）取穴：取穴肾俞、大肠俞、气海俞、关元俞、居髎、环跳、殷门、委中、承山、昆仑、阿是穴。

（2）手法：㨰法、按揉法、弹拨法、点按法、点揉法、擦法。

（3）操作：①患者俯卧位，先在腰部施㨰法5分钟。②拇指按揉患侧腰部棘突旁阿是穴、肾俞、大肠俞、气海俞、关元俞等，每穴1分钟。③拇指弹拨两侧腰椎横突外缘、髂嵴上缘、髂腰三角等竖脊肌附着区域3~5次，然后在局部应用双掌重叠按揉法1分钟。④点按居髎、环跳穴各1分钟，最后点揉委中、承山、昆仑穴。⑤臀部垫枕屈膝屈髋按压手法：患者仰卧位，屈膝屈髋。术者将两只木棉枕头叠在一起，对折后压住开口一头，助手抬起患者臀部，使枕头呈45°楔形垫入患者臀部下方；再嘱助手用手顶住患者臀部下枕头，医者站在床头，双手以向前、向下的冲力按压患者腰骶部1分钟；再令患者在屈膝屈髋抱膝位留枕仰卧20~30分钟，使患者滑脱之腰椎在前屈状态下受后部肌肉和韧带的牵拉力及腰椎重力作用，向后整复。⑥直擦腰部膀胱经，横擦腰部，以透热为度。

3. 推拿分证论治

（1）气滞血瘀证

症状：腰部有外伤史，腰痛剧烈，痛有定处，刺痛，活动艰难，痛处拒按，舌质紫暗，或有瘀斑，舌苔薄白或薄黄，脉沉涩或脉弦。

推拿治疗以活血化瘀、通络止痛为法，除常规治疗外，重点采用按揉法、弹拨法施于下肢痛性反应点或敏感点。

（2）寒湿痹阻证

症状：腰部冷痛重着，转侧不利，痛有定处，静卧不减或反而加重，日轻夜重，遇寒痛增，得热则减，舌质胖淡，苔白腻，脉弦紧、弦缓或沉紧。

推拿治疗以温经散寒、除湿止痛，除常规治疗外，以院内冬青膏或黄金万红膏为介质，用擦法施于腰部督脉、膀胱经，以透热为度。

（3）湿热痹阻证

症状：腰痛，痛处伴有热感，或见肢节红肿，口渴不欲饮，苔黄腻，脉濡数或滑数。

推拿治疗以清热除湿为法，除常规治疗外，一指禅推法施于腹部，摩腹，按揉脾俞、胃俞、足三里和丰隆等操作。

（4）肝肾亏虚证

症状：腰痛缠绵日久，反复发作，乏力、不耐劳，劳则加重，卧则减轻。偏于阴虚证症见：心烦失眠，口苦咽干，舌红少津，脉弦细而数。偏于阳虚证症见：四肢不温，形寒畏冷，筋脉拘挛，舌质淡胖，脉沉细无力等症。

推拿治疗以补益肝肾、壮腰止痛为法。除常规治疗外，以院内冬青膏或黄金万红膏为介质，直擦腰部华佗夹脊、腰部膀胱经，横擦肾俞、腰阳关，斜擦八髎。

4. 特色治疗

（1）名老中医经验

1）龙层花主任经验：分为放松手法、正骨手法、结束手法。放松手法以揉法、㨰法、点按法为主，正骨手法常采用俯卧位腰部间接分压法、抱膝滚动法、牵抖兜肚法以纠正滑脱的椎体，最后以轻柔手法结束治疗。推拿治疗时应避免腰部后伸、扭转，推拿结束后用弹性腰围固定。

2）北京按摩医院经验：牵引上提复位法、扳肩推按复位法、拉臂推按复位法、屈伸按压复位法。牵引上提复位法：用于腰椎向前滑脱，在俯卧位牵引前在神阙至关元段垫一块长方形毛巾，牵引后医者手持毛巾向上提拉再放下，反复 5 次，牵引法和提拉法交替进行。扳肩推按复位法：用于腰椎向后滑脱，患者俯卧位，医者立于一侧，以掌根或肘尖推按滑脱之椎体，另一手扳患者对侧肩部，令其呼气，两手交替用力，反复 1～3 次，先施患侧，再施健侧。拉臂推按复位法：用于腰椎向前滑脱，患者仰卧位，医者立于一侧，先以手掌掌根按揉患者下腹部，然后以掌根紧贴滑脱的椎体推按，另一手牵拉对侧手的腕部，令患者护膝，双手交错用力，反复 1～3 次，先施患侧，再施健侧，然后医者用两手掌按揉下腹部，并且由脐向下推按，反复数次。屈伸按压复位法：用于腰椎向前或后滑脱。向前滑脱：患者仰卧位，医者立于一侧，两手重叠，按压于前滑脱的腰椎体上，令患者双手撑床作前屈后仰运动，后仰式呼气并收小腹，医者随患者的呼气用力下按并具有顿压性，反复数次在按揉下腹部；向后滑脱：患者俯卧位，医者立于一侧，两手重叠，按压于后滑脱的腰，令患者双手撑床后伸前俯运动，前伏时呼气，医者用力顿压，反复数次。

3）蒋位庄教授经验：采用俯卧晃腰法、㨰法、揉法使软组织放松，点按痛点、环跳、秩边、承扶、风市、委中、承山等穴以镇定止痛，最后采用斜扳法和坐姿旋转复位法达理筋之功。

4）沈国权教授经验：胸腹俯卧位脊柱微调手法：患者面对床头而立，床上适度垫枕，然后身体慢慢俯下，使胸腹部俯卧于床上，下肢下垂于床头，两足仍不离开地面，但不支持体重。医者两手掌前后交叉，掌豌豆骨分别置于向前滑脱之腰椎上下椎的棘突上（或一侧掌根置于向后滑脱之椎的棘突），然后以缓慢渐增的力量将上下腰椎纵向牵开，以紧张腰椎周围韧带；当滑脱腰椎上下间隙拉开，患者腰腿痛已感觉减轻时，两手掌适时向下推冲腰椎棘突，矫正病变节段矢状位的位移。手法后患者腰椎弧度可见减小，腰腿痛和下肢承重能力明显改善。

（2）针灸治疗：针灸治疗本病取肾俞、大肠俞、气海俞、关元俞、居髎、环跳、殷门、委中、承山、昆仑、阿是穴。实证用泻法；虚证用补法，并可加灸。

（3）中药外治：可予中药热奄包治疗。

六、西医治疗

非甾体类消炎止痛药、肌肉松弛剂、镇静剂、激素类和维生素等药物治疗；低频电疗、中频电疗、红外线疗法等理疗；经皮阻滞疗法；局部封闭；外科手术治疗。

七、预后

推拿治疗退行性腰椎滑脱症疗效确切，研究证实推拿手法具有调整腰骶角和腰胸椎曲度，部分纠正滑脱椎体，改善脊柱直立位承重机制的作用。推拿治疗对于Ⅱ度以下的滑脱疗效较好，配合导引功法锻炼，可有效地预防疾病的复发。退行性腰椎滑脱症伴有腰椎间盘突出症、骶髂关节紊乱则是推拿治疗的难点，在手法的选择上一定要具有针对性，确保手法的安全。退行性腰椎滑脱症如导致马尾神经受压出现大小便功能障碍者应及时手术。

八、预防与调护

（1）避免劳累，勿久坐，避免腰部负重及长时间弯腰，不做腰椎后伸运动，勿从事剧烈运动。

（2）腰围保护：在急性期，腰围能减轻腰部负荷，缓解疼痛；在缓解期和康复期，腰围能防止腰部损伤。腰围不宜长期使用，以免影响腰背部肌力的恢复。

（3）卧板床，注意腰部防寒保暖。

（4）退行性腰椎滑脱症经治疗症状、体征明显改善，应配合导引功法锻炼，以预防疾病的复发。具体可行滚腰功、爬行功、屈膝屈髋腰骶部垫枕法、弓步压髋功等锻炼方法。

（5）推拿治疗时应注意适应证的选择、手法操作的熟练、整复后的固定等。

九、疗效判定标准

疗效判定标准参照《中医病证诊断疗效标准》(中华人民共和国中医药行业标准 ZY/T001.1 ~ 001.9-94)。

（1）治愈：腰腿痛和临床体征消失，恢复发病前的劳动力水平。

（2）有效：腰腿痛和临床体征明显好转，劳动力较发病前降低。

（3）未愈：腰腿痛和临床体征无明显好转或恶化，劳动力丧失。

（王春林）

第十一节　腰肌劳损

一、概述

腰肌劳损又称"功能性腰痛"、"腰背肌筋膜炎"或"肌纤维组织炎"，多由于长期腰部过度疲劳，使得局部缺血，肌肉痉挛，代谢产物积累导致组织变性，或者由于腰部急性损伤又未及时根治，使局部形成无菌性炎症，反复刺激使组织变性刺激神经末梢而产生疼痛的一种病症，是腰痛的常见疾病之一。

二、病因病机

1. 中医病因病机

腰肌劳损，属中医学"腰痛"、"筋痹"、"痹症"范畴，相关论述散见于《素问·脉要精微论》、《素问·刺腰痛》、《金匮要略》、《丹溪心法·腰痛》及《诸病源候论》等。先天肾气亏损，劳役伤及肝肾为其发病的内因；慢性劳损、感受风、寒、湿邪为其发病的外因。

（1）气滞血瘀：腰部急慢性损伤后，脉络受损，血溢脉外，滞留成瘀，痹阻经脉而致痹。

（2）寒湿痹阻：久居湿地，或汗出当风，或睡卧受冷等，寒湿之邪侵袭，阻滞局部经脉，筋骨失于温煦濡养而发病。

（3）肝肾亏虚：先天不足，或久病体虚，或病久失治，或年老体弱，或房事过劳，致肾精亏损，气血虚弱，经脉失于濡养，筋骨失于温煦，遂而致痹。

2. 西医病因病理

现代医学认为腰肌劳损主要由于急性腰扭伤后治疗不当，软组织未能彻底修复，或长时间久坐、弯腰，损伤肌肉筋膜，产生疼痛。疼痛造成肌肉痉挛，而持续的肌肉痉挛又可加重局部组织的缺氧，促使炎性介质的释放，加重疼痛，促成组织粘连，迁延而成为慢性腰痛。

三、辨病

1. 病史

本病有腰部过劳或外伤史。

2. 症状

患侧腰部弥漫性酸痛、隐痛，长时间弯腰或久坐后加重，休息后减轻；长时间卧床后晨起疼痛加重，弯腰受限，活动后可减轻。偶有下肢牵涉痛。

3. 体征

本病腰部压痛，压痛点多位于脊柱两侧或韧带或筋膜起止点处，局部骶棘肌紧张，触之僵硬，腰部功能受限不明显。

4. 辅助检查

腰椎正侧位片检查多无阳性表现，部分患者 X 线片有脊柱侧弯，生理曲度变小。

四、类病辨别

1. 腰背部纤维织炎

本病有受凉病史，疼痛范围比慢性腰肌劳损广泛。实验室检查血沉快，抗链球菌溶血素"O"试验（简称抗"O"）可阳性。

2. 退行性脊柱炎

本病多见于老年，逐渐起病，进展缓慢；晨起加重，活动后减轻；X 线检查可见腰椎广泛性退变性。

3. 腰椎间盘突出症

本病亦见于青壮年，多有外伤病史；疼痛较重，且向下肢放射，直腿高抬试验阳性；CT、MRI 可确诊。

五、中医论治

1. 推拿治疗

（1）治疗原则：舒筋通络，活血止痛。

（2）施术部位：患侧腰臀部及下肢。

（3）取穴：阿是穴、肾俞、命门、腰阳关、气海俞、大肠俞、关元俞、环跳、居髎、委中、阳陵泉、昆仑。

（4）手法：擦法、按揉法、弹拨法、点法、斜扳法、擦法。

（5）操作：①患者取俯卧位。施擦法、揉法于患侧腰臀部及下肢约 5 分钟。②患者取俯卧位。以拇指点压肾俞、腰阳关、气海俞、大肠俞、关元俞、环跳、居髎、委中等穴。③患者俯卧位或坐位，以院内冬青膏为介质，直擦两侧背部膀胱经及华佗夹脊穴。④酌情使用患侧卧位腰椎斜扳法。

2. 推拿分证论治

（1）气滞血瘀型：腰部疼痛，痛有定处，痛处硬结、僵硬，弯腰不利，日轻夜重，活动后可减轻。舌质紫暗，或有瘀斑，脉弦紧或涩。以按揉法、弹拨法施于痛性反应点或敏感点，施予健侧位腰椎斜扳法。

（2）寒湿痹阻型：腰部酸痛，痛处弥漫，受寒及阴雨疼痛加重。舌质淡，苔白或腻，脉沉紧或濡缓。以院内冬青膏为介质，用擦法施于腰部督脉、膀胱经，以透热为度。

（3）肝肾亏虚型：腰部酸痛，长时间弯腰后加重，休息后稍减轻，舌质淡，脉沉细。以院内冬青膏为介质，直擦华佗夹脊、腰部膀胱经，横擦肾俞、腰阳关、命门。

3. 特色治疗

（1）名老中医经验

1）夏惠明教授经验：治疗本病强调常规松解类手法的治疗，注重对局部僵硬、硬结点的松解，认为长时间的腰肌劳损势必致腰椎功能紊乱，松解类手法治疗完毕擅用患侧卧位腰椎斜扳法调整。平时嘱患者加强腰背肌功能锻炼，以增强其抗疲劳性。

2）魏指薪名老中医经验：治疗该病先予"督脉经"手法，再点揉和按揉腰部或臀部疼痛点，然后对腰部或臀部作大面积按摩，最后嘱患者仰卧位，作"悬足压膝法"。

3）王福根名中医经验：对肌痉挛明显者采用拔伸推压法。其操作为：患者俯卧于硬板床上，两臂分别放于躯体旁侧，背部中央置1条宽布带，两端绕腋下栓于床头或由助手固定，腋窝垫予棉枕。1～2名助手双手紧握患者足踝上部成对抗拔伸，术者自腰胸段向腰骶部用拇指指腹顺棘突旁椎板推压，直至骶髂处，推压时宜涂抹液体石蜡，可重复操作1次，术后取上腰部过伸位，卧硬板床睡眠为宜。

（2）针灸治疗

1）常规针刺：以腰部华佗夹脊穴、足太阳膀胱经为主，选穴：取患侧阿是穴、肾俞、腰阳关、气海俞、大肠俞、关元俞、环跳、居髎、委中、阳陵泉、昆仑等，留针15～20分钟。

2）电针：取L_4～S_1夹脊穴、下肢腧穴，按针刺常规行针得气后施于补泻手法，选取1～3对腧穴通电，用密波、疏波或疏密波，刺激量由中度到强度。治疗时间一般为10～20分钟。

3）气滞血瘀型辅以电针治疗或刺络拔罐；寒湿痹阻型加灸；肝肾亏虚型加脾俞、命门、太溪。实证用泻法，虚证用补法，可酌情使用穴位注射治疗。

（3）中药外治：可予中药外敷治疗、蜡疗、火罐、艾灸等治疗。

六、西医治疗

非甾体抗炎药，如塞来昔布胶囊，洛索洛芬钠片，芬必得等；理疗（微波、中频、药物离子导入、磁热疗法等）缓解疼痛有一定疗效。

七、转归与预后

本病预后较好，经治疗大多能减轻或消除疼痛，但愈后如反复损伤、劳累、负重、久坐，则较易复发，长期反复，则引起腰椎、骨盆平衡失调，导致其他相关疾病。

八、预防与调护

增强预防意识，倡导正确、合理的生活方式，重视腰背肌保健，腰部采取保暖，注意纠正生活中的不良坐姿，有意识改变错误的睡姿。在康复后期和症状缓解期主要进行腰背肌功能锻炼，预防复发。方法有："拱桥式"：仰卧床上，双腿屈曲，以双足、双肘和后头部为支点，五点支撑，用力将臀部抬高，如拱桥状，随着锻炼的进展，可将双臂放于胸前，仅以双足和头后部为支点进行练习，反复锻炼 20 ~ 40 次；"飞燕式"：俯卧床上，双臂放于身体两侧，双腿伸直，然后将头、上肢和下肢用力向上抬起，不要使肘和膝关节屈曲，要始终保持伸直，如飞燕状，反复锻炼 20 ~ 40 次，睡前和晨起各做 1 次。

九、疗效判定标准

疗效判定标准参照《中医病证诊断疗效标准》（中华人民共和国中医药行业标准 ZY/T001.1 ~ 001.9-94）。

（1）治愈：腰部酸胀疼痛完全消失，活动如常。
（2）显效：腰部酸胀疼痛明显减轻，活动基本如常。
（3）有效：腰部酸胀疼痛减轻，腰活动功能改善。
（4）无效：症状及体征无改善。

（董有康）

第十二节　第三腰椎横突综合征

一、概述

第三腰椎横突综合征是一种常见的慢性腰痛或腰臀痛疾患。临床以第三腰椎横突部明显压痛为特征。本病多发生于青壮年体力劳动者，近年来久坐者所占比例有上升趋势。

二、病因病机

1. 中医病因病机

中医学无此病名，根据其主要临床表现（腰部疼痛），可将其归为"腰痛"范畴。中医有关的论述散见于《素问·脉要精微论》、《素问·刺腰痛》、《金匮要略》、《丹溪心法·腰痛》及《诸病源候论》等。本病病因不外内外二因，内因为肾虚，外因责之于湿热之邪。内外二因，相互影响。

（1）气滞血瘀：腰部急慢性损伤，脉络受损，血溢脉外，形成瘀血，筋脉瘀阻，气血不通，而致腰痛。

（2）感受寒湿：久居湿地，或汗出当风，或睡卧受冷等，受寒湿之邪侵袭，寒湿之邪阻滞局部经脉，气血运行不畅，而发腰痛。

（3）感受湿热：感受时令湿热之邪，或寒湿郁而化热，湿热阻滞经脉，引发腰痛。

（4）肾亏体虚：先天不足，或久病体虚，或年老体弱，或房事过劳，致肾精亏损，腰为肾之府，肾虚则腰脊失养，而致腰痛。

2. 西医病因病理

本病的病因主要为腰部的急、慢性损伤。腰椎具有生理前凸，第3腰椎位于前凸的顶点，是第1到5腰椎的活动中心，腰部屈伸及旋转活动的枢纽。两侧的横突最长，承受杠杆作用力最大，其上所附着的韧带、肌肉、筋膜等承受的拉力亦大，故损伤的机会增多。因外力或受寒冷刺激等原因，使一侧腰背筋膜和肌肉强烈收缩时，其同侧或对侧均可在肌肉牵拉力的作用与反作用下，附着于第3腰椎横突部的筋肉组织，最易引起损伤。严重者可造成横突撕脱性骨折，合并广泛的肌肉、筋膜、肌腱撕脱伤，引起出血和浆液渗出。损伤轻者，则产生横突部骨膜增厚与肌肉附着处撕裂、出血、肿胀、肌肉紧张或痉挛，使通过肌肉、筋膜间的神经后支外侧支或血管束受到卡压，而出现一系列的临床症状与体征。

三、辨病

1. 病史

本病常有腰部扭伤或慢性劳损的历史，多发生于青壮年体力劳动者、久坐者。

2. 症状

本病腰臀部疼痛或酸痛，常扩散至同侧下肢膝平面以上，极少数病例可窜到小腿（为非典型的坐骨神经痛），腹压增高时对疼痛毫无影响。个别病例可出现伤侧股内收肌紧张、疼痛。

3. 体征

本病腰部功能活动受限，以健侧侧屈受限尤显，第三腰椎横突外缘明显压痛，可放射至同侧髋部、大腿及膝部，局部可触及肌肉紧张痉挛、条索状物，压痛，直腿抬高试验可为阳性，但直腿抬高加强试验阴性。

4. 辅助检查

腰椎 X 线片可见第3腰椎横突较长或肥大，左右横突不对称，腰椎生理前曲减小或消失，亦可无异常发现。

四、类病辨别

第三腰椎横突综合征必须与上腰段腰椎间盘突出症加以鉴别，因后者如诊疗失误，可导致严重后果。上腰段腰椎间盘突出症亦可见腰痛、大腿痛，但其多有膀胱直肠功能障碍，重者截瘫；腹压增高时疼痛加重，腰部压痛点在棘突旁，直腿抬高及加强试验阳性，屈颈试验阳性，腰椎 CT、MRI 可进一步确诊。

五、中医论治

1. 推拿治疗

（1）治疗原则：舒筋通络，活血散瘀，消肿止痛。

（2）施术部位：腰臀部及患侧下肢。

（3）取穴：腰阳关、肾俞、气海俞、大肠俞、关元俞、阿是穴、环跳、承扶、委中穴。

（4）手法：㨰法、按揉法、弹拨法、肘压法、擦法。

（5）操作：①患者取俯卧位。施㨰法、揉法于双侧腰臀部约7分钟，重点在第3腰椎横突处及其周围。②患者取俯卧位。以拇指弹拨患侧第3腰椎横突外缘3～5次，再以拇指按揉腰阳关、肾俞、气海俞、大肠俞、关元俞、环跳、承扶、委中等穴，肘压环跳穴，掌按揉腰臀部。③患者健侧卧位，施㨰法于下肢外侧2分钟。④患者俯卧位或坐位，以冬青膏为介质，直擦两侧背部膀胱经及华佗夹脊穴，横擦第3腰椎横突处。

2. 推拿分证论治

（1）血瘀型：腰腿痛如针刺，痛有定处，痛处拒按，日轻夜重，俯仰转侧困难。舌质紫暗，或有瘀斑，脉弦紧或涩。以按揉法、弹拨法施于痛性反应点或敏感点。

（2）寒湿型：腰腿冷痛重着，转侧不利，静卧痛不减，受寒及阴雨疼痛加重，肢体发凉。舌质淡，苔白或腻，脉沉紧或濡缓。以院内冬青膏或黄金万红膏为介质，用擦法施于腰部督脉、膀胱经，以透热为度。

（3）湿热型：腰部疼痛，腿软无力，痛处有热感，遇热或雨天痛增，活动后痛减，恶热口渴，小便短赤。苔黄腻，脉濡数或弦数。一指禅推法施于腹部、摩腹、按揉脾俞、胃俞、足三里和丰隆等操作。

（4）肝肾亏虚型：腰部酸痛，腿膝乏力，劳累更甚，卧则痛减。偏阳虚者面色㿠白，手足不温，少气懒言，腰腿发凉，或有阳痿、早泄，妇女带下清稀；舌质淡，脉沉迟。偏于阴虚者咽干口渴，面色潮红，倦怠乏力，心烦失眠，多梦，或有遗精，妇女带下色黄味臭；舌红少苔，脉弦细数。以院内冬青膏或黄金万红膏为介质，直擦华佗夹脊、腰部膀胱经，横擦肾俞、腰阳关，斜擦八髎。

3. 特色治疗

（1）名老中医经验

1）夏惠明教授经验：夏惠明教授治疗第三腰椎横突综合征时，主张以简驭繁，以柔为贵，多用大鱼际揉法施于第3腰椎横突处，辅以轻柔的㨰法，以平推法结束，不做被动运动。特点是"少"、"小"、"效"。"少"——选用手法少，仅用㨰、揉、平推三个手法；"小"——手法力量小，施以柔和的手法，医者节省体力，患者轻松舒适，所谓"法之所施，患者不知其苦，方称为手法也"。反之，如盲目施以强刺激手法，则可能加重局部的软组织损伤，使疼痛更甚于前；"效"——临床疗效好，此法要求手法须有一定的功底，疗效优于常规治疗方法。

2）李墨林名中医经验：李墨林名中医治疗该病的重点是松解第3腰椎横突旁骶棘肌，按压股骨大粗隆尖端的上部和环跳穴。

3）魏指薪名中医经验：魏指薪名中医治疗该病分为放松手法、双指封腰法、肘揉环跳法和腰椎侧位斜扳法，强调功能锻炼的重要性。

（2）针灸治疗

1）常规针刺：以腰部华佗夹脊穴、足太阳膀胱经、足少阳胆经腧穴为主，选穴：取腰阳关、十七椎、肾俞、气海俞、大肠俞、环跳、委中等，留针15～20分钟。实证用泻法，虚证用补法。

2）电针：选取1～3对腧穴通电，用密波、疏波或疏密波，刺激量由中度到强度。治疗时间一般为10～20分钟，如感觉减低，可适当加大输出电流量。

（3）中药外治：可予中药热奄包治疗、蜡疗、艾灸等治疗。

六、西医治疗

口服非甾体抗炎药；微波、中频、药物离子导入、磁热疗法等理疗；局部封闭；外科手术治疗。

七、转归与预后

本病预后较好，经治疗大多能减轻或消除疼痛，但愈后如反复损伤、劳累、负重、久坐，则较易复发，长期反复，则引起腰椎、骨盆平衡失调，导致其他相关疾病。

八、预防与调护

（1）避免劳累，勿久坐，避免腰部负重及长时间弯腰，勿从事剧烈运动。
（2）注意腰部防寒保暖。
（3）坚持功能锻炼。可行拱桥式、飞燕式等腰背肌功能锻炼及游泳等。

九、疗效判定标准

疗效判定标准参照《中医病证诊断疗效标准》（中华人民共和国中医药行业标准 ZY/T001.1 ~ 001.9-94）。
（1）治愈：腰腿痛和临床体征消失，恢复发病前的劳动力水平。
（2）有效：腰腿痛和临床体征明显好转，劳动力较发病前降低。
（3）未愈：腰腿痛和临床体征无明显好转或恶化，劳动力丧失。

（董有康）

第十三节　腰椎退行性关节炎

一、概述

腰椎退行性脊柱炎是指随着年龄增长，椎间盘退变而继发的以椎间关节退变、椎体边缘骨质增生为主要病变的脊柱慢性退行性疾病，其特征是关节软骨的退行性病变，并在椎体边缘有骨赘形成。又称脊柱骨关节炎、肥大性脊柱炎、增生性脊柱炎或老年性脊柱炎，是腰痛疾病中最常见的病症之一，在超过60岁的人群中，患病率高达50%，在大于75岁的人群中患病率甚至达80%。

二、病因病机

1. 中医病因病机

腰椎退行性关节炎属中医学"腰痛"、"痹症"范畴，相关论述散见于《素问·脉要精微论》、《素问·刺腰痛》、《金匮要略》、《丹溪心法·腰痛》及《诸病源候论》等。本病多因劳役伤及肝肾或感受风、寒、湿邪而发病。

（1）气滞血瘀：腰部急慢性损伤，脉络受损，血溢脉外，形成瘀血，筋脉瘀阻，气血不通，而致腰痛。

（2）寒湿痹阻：久居湿地，或汗出当风，或睡卧受冷等，受寒湿之邪侵袭，寒湿之邪阻滞局部经脉，气血运行不畅，而发腰痛。

（3）湿热阻络：感受时令湿热之邪，或寒湿郁而化热，湿热阻滞经脉，引发腰痛。

（4）肝肾亏虚：先天不足，或久病体虚，或年老体弱，或房事过劳，致肾精亏损，腰为肾之府，肾虚则腰脊失养，而致腰痛。

2. 西医病因病理

由于各种因素所致椎间关节和椎间盘负荷不匀，应力过大处软骨退变、弹性减退、丧失减震能力，导致椎间隙狭窄使后方关节突形成半脱位，挤压神经造成顽固性的腰痛和根性坐骨神经痛。主要病理改变为关节软骨、关节囊、韧带的纤维化和腰椎、软骨下骨质增生，椎间隙变窄。

三、辨病

1. 病史
中老年患者逐渐出现腰背痛，反复发作。

2. 症状
本病逐渐出现腰背痛酸痛，活动时脊柱僵硬，不灵活，或有束缚感。部分患者伴有腰部晨起疼痛和僵硬感，随着轻微活动可减轻，过度活动后加重，急性发作者腰痛常向臀部或大腿后侧放射，腰部活动不利。

3. 体征
本病腰椎生理前凸变小或消失，活动受限，腰部肌紧张，压痛，腰部棘突压痛和叩痛(＋)，挺腹试验（＋），屈膝屈髋试验（＋）。

4. 辅助检查
（1）腰椎 X 线平片可见腰椎体边缘唇样变，椎间隙变窄或不对称，骨质增生，严重者形成骨桥。

（2）腰椎 CT 常可发现椎体小关节肥大增生，关节间隙变窄，关节囊钙化及小关节真空现象。

（3）腰椎 MRI 主要用于显示小关节结构(包括软骨退行性变情况)及脊髓、神经根情况。

四、类病辨别

主要与腰椎间盘突出症和慢性腰肌劳损鉴别。

五、中医论治

1. 推拿治疗

（1）治疗原则：疏经通络，活血止痛，理筋整复。

（2）施术部位：腰背部及下肢。

（3）取穴：肝俞、肾俞、腰阳关、十七椎下、秩边、环跳、承扶、风市、委中、承山、昆仑。

（4）手法：㨰法、按揉法、点按法、平推法、斜扳法。

（5）操作：①患者取俯卧位。施㨰法、揉法于腰臀部及下肢约7分钟。②患者俯卧位。以拇指点压肝俞、肾俞、腰阳关、十七椎下、秩边、环跳、承扶、风市、委中、承山、昆仑。肘点按环跳穴，约1分钟。③患者仰卧位屈膝屈髋位，医师一手扶住膝部，另一手弹拨患肢小腿三头肌5～10次。④患者俯卧位或坐位，以院内冬青膏为介质，直擦两侧背部膀胱经及华佗夹脊穴。⑤无腰椎滑脱症患者可酌情使用健侧卧位腰椎斜扳法。

2. 推拿分证论治

（1）气质血瘀型：腰痛急性发作，痛有定处，痛处拒按，日轻夜重，俯仰转侧不利。舌质紫暗，或有瘀斑，脉弦紧或涩。以按揉法、弹拨法施于痛性反应点或敏感点。

（2）寒湿痹阻型：腰腿冷痛重着，转侧不利，静卧痛不减，受寒及阴雨疼痛加重，肢体发凉，舌质淡，苔白或腻，脉沉紧或濡缓。以院内冬青膏为介质，用擦法施于腰部督脉、膀胱经，以透热为度。

（3）湿热阻络型：腰部疼痛，腿软无力，痛处有热感，遇热或雨天痛增，活动后痛减，恶热口渴，小便短赤。苔黄腻，脉濡数或弦数。一指禅推法施于腹部、摩腹、按揉脾俞、胃俞、足三里和丰隆等操作。

（4）肝肾亏虚型：腰部酸痛，腿膝乏力，久坐久行后加重，休息后稍减轻，舌质淡，苔薄白，脉沉细。以院内冬青膏为介质，直擦华佗夹脊、腰部膀胱经，横擦肾俞、命门、腰阳关。

3. 特色治疗

（1）名老中医经验

1）夏惠明教授经验，治疗该病体现"筋骨并重"的临床思维，首先是松解腰骶部痉挛肌肉，可用㨰法、拿法、按揉法施于腰臀部痉挛肌肉，达到改善局部血液循环，肌肉松解，平衡的效果。安全合理地使用整复类手法以达滑利关节的作用。

2）陈忠良主任经验：陈忠良名中医治疗该病先后侧再两侧骶棘肌施予掌根按揉法，并加祛瘀止痛摩膏，自上而下方法数遍，对肌肉痉挛部位重点按揉、膏摩。局部点按压痛点、肾俞、大肠俞、腰阳关、居髎等穴。重复交替3～5遍；之后以祛瘀止痛膏为介质，在腰段督脉及两侧膀胱经施行擦法，以热为度；远道取穴，按揉委中、昆仑穴左右各10～20次，对急性发作者或腰痛较甚者，辅以湿热敷结束治疗。

3）孙维良主任经验：孙维良主任治疗该病先用掌根按揉脊柱两侧竖脊肌，在用拇指面按压大肠俞、环跳、承扶、风市、委中、阳陵泉，按揉大腿后外侧；施予患侧侧位斜扳法，按压两侧冲门穴。

（2）针灸治疗

1）常规针刺：以腰部华佗夹脊穴、足太阳膀胱经腧穴为主，选穴：患侧阿是穴、环跳、居髎、承扶、阴门、中渎、委阳、承筋等穴，留针 15 ～ 20 分钟。气滞血瘀型辅以电针治疗；寒湿痹阻型加灸；湿热阻络型加丰隆、足三里、昆仑；气血亏虚型加脾俞、胃俞、太溪。实证用泻法，虚证用补法。

2）电针：选取 1 ～ 3 对腧穴通电，用密波、疏波或疏密波，刺激量由中度到强度。治疗时间一般为 10 ～ 20 分钟，如感觉减低，可适当加大输出电流量。

（3）中药外治：可予中药热奄包治疗。

六、西医治疗

口服非甾体抗炎药；微波、中频、药物离子导入、磁热疗法等理疗；小关节封闭；外科手术治疗。

七、转归与预后

本病预后较好，经治疗大多能减轻或消除疼痛，但愈后如反复损伤、劳累、负重、久坐，则较易复发，长期反复，则引起腰椎、骨盆平衡失调，导致其他相关疾病。

八、预防与调护

首先可采取改变生活方式以缓解疼痛。教以患者正确的站、坐姿，减少小关节进一步损伤，包括避免久站久坐，坐位时保持骨盆前倾姿势，搬动物品时使用下蹲姿势。减肥、平衡饮食及适宜运动也有一定的保健和缓解作用。同时，对一些患者采用腰围或支具固定，限制腰部活动，减少局部疼痛，预防腰椎不稳。使用夹克式背架能有效限制腰部活动，但不适宜长期使用，以免腰部肌肉废用性萎缩。冷敷或热效应物理治疗也能有效改善部分患者的症状。在活动前使用热效应处理可改善脊柱僵硬感，剧烈运动后使用冷敷处理有利于小关节功能的恢复。

九、疗效判定标准

疗效判定标准参照《中医病证诊断疗效标准》（中华人民共和国中医药行业标准 ZY/T001.1 ～ 001.9-94）。

（1）治愈：臀腿痛和临床体征消失，恢复发病前的劳动力水平。

（2）有效：臀腿痛和临床体征明显好转，劳动力较发病前降低。

（3）未愈：臀腿痛和临床体征无明显好转或恶化，劳动力丧失。

（董有康）

第十四节　腰椎椎管狭窄症

一、概述

　　腰椎管狭窄症是指由于各种原因导致椎管或神经根管的一个或多个平面狭窄，刺激或压迫由此通过的脊神经根或马尾神经而引起的一系列临床症状与体征。是导致腰腿痛较为常见的疾病之一，临床上常常与腰椎间盘突出症、腰椎滑脱症并发。

二、病因病机

1. 中医病因病机

　　中医学把本病归为腰腿痹的范畴，历代医家多将其列在痹、痛风、肢节肿痛等篇章中，相关论述散见于《素问·脉要精微论》、《素问·刺腰痛》、《金匮要略》、《丹溪心法·腰痛》及《诸病源候论》等，朱丹溪将腰痛归为"湿热、肾虚、瘀血、挫伤、痰积"。《黄帝内经》将病因责之于虚、寒、湿。《张氏医通·诸痛门》中论其病因曰"腿痛亦属之经……痛有血虚血寒，寒湿风湿，湿热流注，阴虚阳虚，肾虚风袭之殊"。归纳起来，认为先天肾气亏损，劳役伤及肝肾为其发病的内因；外伤、慢性劳损、感受风、寒、湿邪为其发病的外因。

　　（1）气滞血瘀：腰部急慢性损伤，脉络受损，血溢脉外，形成瘀血，筋脉瘀阻，气血不通，而致腰腿痛。

　　（2）寒湿痹阻：久居湿地，或汗出当风，或睡卧受冷等，受寒湿之邪侵袭，阻滞局部经脉，气血运行不畅，而发腰腿痛。

　　（3）湿热下注：感受时令湿热之邪，或寒湿郁而化热，湿热阻滞经脉，引发腰腿痛。

　　（4）肝肾亏虚：先天不足，或久病体虚，或年老体弱，或房事过劳，致肾精亏损，腰为肾之府，肾虚则腰脊失养，而致腰腿痛。

2. 西医病因病理

　　本病见于先天性发育障碍，椎弓根粗短，腰椎椎弓根距离缩小，椎管内径变小出现原发性狭窄，随着椎间盘的退变和骨质增生、椎骨滑移的出现，椎管狭窄加重，脊神经根与马尾神经受到影响而出现临床症状。其次，由于椎间盘的退变，椎体纵轴缩短，黄韧带增厚，小关节间摩擦增大，骨质增生后骨赘出现，椎管出现继发性狭窄。以上因素使椎管容积减少，椎管内压力增加，静脉压增加，脊神经根与马尾神经的血氧供应下降，极易造成缺血缺氧，从而产生临床症状。严重的狭窄可对神经造成机械性的压迫，出现不同程度的神经功能障碍。

三、辨病

1. 病史

　　本病多见于40岁以上的中年人，发病隐匿，进展缓慢，亦可因负重或体力劳动诱发，常伴有慢性腰痛病史。

2. 症状

　　中央型腰椎椎管狭窄继腰痛后逐渐出现双下肢的酸痛、麻木和无力，症状的轻重与体位有关。直立、腰后伸及平卧时症状加重，弯腰、下蹲、坐位和屈膝屈髋侧卧时症状减轻。

最典型的症状是神经性间歇性跛行的出现。侧隐窝狭窄型与神经根狭窄型的症状相似，表现为腰臀部及下肢的放射痛，第 4 腰椎神经根受压时，疼痛及麻木位于小腿内侧，第 5 腰椎神经根受压，疼痛和麻木位于小腿外侧及足内侧，疼痛呈持续性，久行久立及后加重。

3. 体征

中央型腰椎椎管狭窄严重者常有鞍区感觉减退，排便、排尿功能障碍。侧隐窝狭窄及神经根狭窄型常有明显的腰肌肉紧张，相应棘旁压痛。第 4 腰椎神经根受压时感觉减退区在小腿及足前内侧，股四头肌肌力减弱，膝反射减弱；第 5 腰椎神经根受压时感觉减退区在小腿外侧、足跟及足内侧，伸肌肌力减退，跟腱反射减弱。

4. 辅助检查

腰椎 X 线检查椎管矢状径 <13mm，横径 <18mm 可定为椎管狭窄。腰椎 CT 或 MRI 检查时黄韧带厚度大于 3.3mm，侧隐窝矢状径小于 3.3mm 可诊断为腰椎管狭窄。

四、类病辨别

1. 腰椎间盘突出症

此病常见腰痛伴下肢放射痛，病情反复。急性期有明显的腰腿痛症状和体征，神经根性或干性症状明显，腰部负重后加重，椎间盘突出间隙相对应的棘突间旁有压痛明显，可引起或加重下肢放射痛。屈颈试验、仰卧位挺腹试验、屈膝屈髋试验阳性。慢性期腰痛症状不明显，但仍有不同程度的功能障碍。可参考影像学资料协助鉴别。

2. 脊髓型间歇性跛行

此病多见于老年人，为脊髓前动脉硬化致部分脊髓供血不足所致，症状呈渐行性加重趋势，严重者可出现双下肢痉挛性瘫痪，感觉障碍，腱反射亢进，肌张力增高，肌力减弱，出现锥体束征。

3. 血管闭塞性动脉炎

此病属于累及全身动、静脉的全身性疾病，表现为下肢麻木、酸胀、疼痛和间歇性跛行，足背动脉和胫后动脉减弱，后期会出现肢体远端溃烂坏死，血管彩超检查有重要参考价值。

五、中医论治

1. 推拿治疗

（1）治疗原则：疏经通络，理筋整复，活血止痛。

（2）施术部位：腰臀部及患侧下肢。

（3）取穴：肾俞、腰阳关、气海俞、大肠俞、关元俞、阿是穴、环跳、承扶、委中、承山、阳陵泉、足三里、昆仑。

（4）手法：摖法、按揉法、弹拨法、点法、斜扳法、擦法。

（5）操作：①患者取俯卧位。施摖法揉法于患侧腰臀部及下肢约 5 分钟 。②患者俯卧位。以拇指点压肾俞、腰阳关、大肠俞、环跳、承扶、委中、承山、阳陵泉、足三里等穴，肘点按环跳穴，约 1 分钟。③患者仰卧位屈膝屈髋位，医师一手住膝部，另一手弹拨患侧小腿三头肌 5 ~ 10 次，向腰骶部方向按压 3 ~ 5 次。④患者俯卧位或坐位，以院内冬青膏为介质，直擦两侧背部膀胱经及华佗夹脊穴。⑤无腰椎滑脱症患者可酌情使用健侧卧位腰椎斜扳法。

2. 推拿分证论治

（1）气滞血瘀型：腰腿痛如针刺，痛有定处，痛处拒按，日轻夜重，俯仰转侧困难。舌质紫暗，或有瘀斑，脉弦紧或涩。以按揉法、弹拨法施于痛性反应点或敏感点，可配合内服中药治疗。

（2）寒湿痹阻型：腰腿冷痛重着，转侧不利，静卧痛不减，受寒及阴雨疼痛加重，肢体发凉。舌质淡，苔白或腻，脉沉紧或濡缓。以院内冬青膏为介质，用擦法施于腰部督脉、膀胱经，以透热为度。

（3）湿热下注型：腰部疼痛，腿软无力，痛处有热感，遇热或雨天痛增，活动后痛减，恶热口渴，小便短赤。苔黄腻，脉濡数或弦数。一指禅推法施于腹部、摩腹、按揉脾俞、胃俞、足三里和丰隆等操作。

（4）肝肾亏虚型：腰部酸痛，腿膝乏力，劳累更甚，卧则痛减。偏阳虚者面色㿠白，手足不温，少气懒言，腰腿发凉，或有阳痿、早泄，妇女带下清稀；舌质淡，脉沉迟。偏于阴虚者咽干口渴，面色潮红，倦怠乏力，心烦失眠，多梦，或有遗精，妇女带下色黄味臭；舌红少苔，脉弦细数。以院内冬青膏为介质，直擦华佗夹脊、腰部膀胱经，横擦肾俞、腰阳关，斜擦八髎。

3. 特色治疗

（1）名老中医经验

1）夏惠明教授经验：推拿治疗本病在常规松解类手法治疗基础上，注重对脊柱微调手法的使用，如健侧位腰椎定点斜扳手法的使用，尽可能地改善神经根与压迫物之间的位置关系，以减轻压迫症状。手法治疗完毕嘱患者抱膝屈膝屈髋功能锻炼，以加强对腰部肌群的松解和腰椎后关节的调整。平时嘱患者加强腹肌功能锻炼，以增强脊柱的稳定性。

2）李墨林名中医经验：治疗该病建议采取双下肢屈曲半坐位，使腰骶角变小，扩大椎间孔，缓解神经压迫症状。手法操作注重对 $L_{4~5}$ 平面两侧骶棘肌周围软组织的松解，其次施予腰椎侧位斜扳法，重视膝、髋关节的伸屈运动，嘱患者平素睡觉时保持弯腰姿势，放松背肌，减少生理前凸。

3）严隽陶名中医经验：治疗本病强调对腰脊柱两侧肌肉、腰骶部、臀部、大腿后侧、小腿后侧及髂腰肌、股四头肌的治疗，强调手法治疗以柔和为主，切忌腰部后伸、斜扳、挤压等手法的使用。

4）韦贵康名中医经验：治疗本病分为腰骶部掌按揉法，腰部按抖法和直腿屈腰法。强调急性期应卧床休息，减少腰骶后伸，病情缓解后加强腹肌锻炼，练习行走、下坐、登空侧卧外摆等以增强腿部肌力。

（2）针灸治疗

1）常规针刺：以腰部华佗夹脊穴、足太阳膀胱经腧穴为主，选穴：取患侧阿是穴、环跳、居髎、承扶、殷门、中渎、委阳、承筋等穴，留针 15～20 分钟。气滞血瘀型辅以电针治疗；寒湿痹阻型加灸；湿热阻络型加丰隆、足三里、昆仑；气血亏虚型加脾俞、胃俞、太溪。实证用泻法，虚证用补法。

2）电针：选取 1～3 对腧穴通电，用密波、疏波或疏密波，刺激量由中度到强度。治疗时间一般为 10～20 分钟，如感觉减低，可适当加大输出电流量。

（3）中药外治：可予中药热奄包治疗。

六、西医治疗

包括药物治疗，骶管封闭疗法，物理治疗；手术治疗包括全椎板切除术、半椎板切除术、椎板间扩大开窗术、腰椎椎管成形术等相应的手术治疗。

七、转归与预后

一般情况下保守治疗可以减轻疼痛，改善肢体功能，本病呈进行性发展，但腰部长时间负重，劳损后易于复发。手术治疗能解除压迫神经的狭窄因素，但粘连和瘢痕等继发性压迫造成的术后症状仍不容忽视，很多学者做了种种尝试，但争议不止。

八、预防与调护

加强腰部功能锻炼，增强腹肌肌力以增加脊柱稳定性；；避免腰部负重；减轻体重；避风寒。

九、疗效判定标准

疗效判定标准参照《中医病证诊断疗效标准》（中华人民共和国中医药行业标准 ZY/T001.1 ~ 001.9-94）。
（1）治愈：腰背痛和临床体征消失，恢复发病前的劳动力水平。
（2）有效：腰背痛和临床体征明显好转，劳动力较发病前降低。
（3）未愈：腰背痛和临床体征无明显好转或恶化，劳动力丧失。

（董有康）

第十五节　棘上、棘间韧带损伤

一、概述

棘上、棘间韧带损伤是导致腰痛的常见原因，急性损伤常被误诊为急性腰扭伤、腰椎小关节紊乱等。本病多见于青壮年，久坐或从事体力劳动者亦多见。一般分为急性期和慢性期。

二、病因病机

1. 中医病因病机
根据其主要临床表现可将其归为"痹症"范畴。本病多因外伤、风寒湿邪、肝肾亏虚而致。
（1）气滞血瘀：多为急性损伤，伤及气机，气血不通，痹阻经脉，血留成瘀而致。
（2）感受寒湿：久居湿地，或睡卧受冷，寒湿之邪侵袭，阻滞局部经脉，气血运行不畅而发病。

（3）肝肾亏虚：久病伤及肝肾，耗伤气血，气血亏损，筋脉失养，发而为痹。

2.西医病因病理

本病多因弯腰抬重物或长时间弯腰工作或退行性病变致使棘上、棘间韧带产生撕裂、出血、渗出等无菌性炎症，刺激到支配韧带的腰神经后支而产生腰痛症状。病程长者，韧带本身可发生钙化。

三、辨病

1.病史

本病有急性腰部损伤史或劳损史。

2.症状

急性损伤者受伤时腰部呈撕裂样或刀割样疼痛，疼痛剧烈，活动明显受限，夜间尤甚，平卧后症状可减轻。慢性者腰部酸痛不适，久坐或弯腰劳累后加重。

3.体征

本病急性期棘上、棘间韧带压痛明显，腰部前屈、旋转明显受限；慢性期局部深压痛，活动受限不明显。

四、类病辨别

1.急性腰扭伤

本病多以骶棘肌和腰背筋膜附着处等软组织损伤为主，常伴有腰椎小关节紊乱，一般有明显的腰部外伤病史，疼痛范围多为集中于一侧，范围较为广泛。

2.腰椎小关节紊乱

本病广义上属于急性腰扭伤并发病之一，狭义表现为腰部急性损伤后小关节发生交锁或半脱位，刺激到腰神经后支而产生腰痛症状，软组织损伤的程度相对较轻，但临床上较难鉴别。

五、中医论治

1.推拿治疗

（1）治疗原则：理筋活血，散瘀止痛。

（2）施术部位：棘上、棘间韧带体表投影区。

（3）取穴：阿是穴、脊中、悬枢、命门、下极俞、腰阳关、大肠俞、居髎、阳陵泉、昆仑。

（4）手法：一指禅推法、点按法、弹拨法、擦法。

（5）操作：急性期损伤手法宜轻柔，慢性期手法可适当着力。①患者取俯卧位。施一指禅推法于棘上、棘间韧带3～5分钟，点按脊中、悬枢、命门、下极俞、腰阳关、阳陵泉、昆仑穴2分钟。弹拨大肠俞及居髎穴5～10次。②以院内冬青膏为介质，小鱼际擦棘上、棘间韧带体表投影区，以透热为度。

2. 推拿分证论治

（1）气滞血瘀型：痛有定处，痛处拒按，日轻夜重，腰部关节活动受限。舌质紫暗，或有瘀斑，脉弦紧或涩。一指禅推法施于梨状肌体表投影区。

（2）寒湿痹阻型：腰痛，冷痛重着，转侧不利，受寒及阴雨疼痛加重。质淡，苔白或腻，脉沉紧或濡缓。以院内冬青膏或黄金万红膏为介质，用擦法施于腰部督脉及棘上棘间韧带体表投影区，以透热为度。

（3）肝肾亏虚型：患侧酸痛不适，久坐及劳累加重，卧则痛减。舌淡苔少，脉细弱。以院内冬青膏为介质，竖擦督脉，横擦肾俞、腰阳关，以透热为度，点按足三里、脾俞、胃俞。

3. 特色治疗

（1）名老中医经验

1）夏惠明教授经验：推拿治疗急性期强调手法柔和而渗透，以缓解痉挛，提高痛阈；缓解期手法操作时宜刚柔相济，以松解粘连，改善局部微循环，促进代谢。

2）王之虹名中医经验：治疗本病急性期予患处涂油脂后沿脊柱方向上下施予按揉法，局部使用擦法；慢性损伤则施擦法放松腰脊柱两侧肌肉，弹拨压痛点，旋转复位法或腰部前屈的被动运动和过伸位挤压法则禁用。

3）韦贵康名中医经验：治疗本病则先于脊柱两侧施予按揉法调理，然后用拇指在棘上韧带方向垂直做弹拨治疗，沿韧带方向作上抹法，再于腰背督脉上做直擦法，以透热为度。

（2）针灸治疗

1）常规针刺：以腰部华佗夹脊穴、足太阳膀胱经腧穴为主，选穴：取阿是穴、脊中、悬枢、命门、下极俞、腰阳关、大肠腧、居髎、阳陵泉、昆仑等穴，留针 15 ～ 20 分钟。气滞血瘀型辅以电针治疗；寒湿痹阻型加灸；肝肾亏虚型加肝俞、肾俞、太溪。实证用泻法，虚证用补法。

2）电针：选取 1 ～ 3 对腧穴通电，用密波、疏波或疏密波，刺激量由中度到强度。治疗时间一般为 10 ～ 20 分钟，如感觉减低，可适当加大输出电流量。

（3）中药外治：可予中药热奄包治疗。

六、西医治疗

口服非甾体抗炎药；微波、中频、药物离子导入、磁热疗法等等理疗；局部封闭。

七、转归与预后

绝大部分患者经治疗可以痊愈，极少部分患者需要行韧带修补术。

八、预防与调护

加强腰背部肌肉—韧带功能锻炼，避寒湿。

九、疗效判定标准

疗效判定标准参照《中医病证诊断疗效标准》（中华人民共和国中医药行业标准 ZY/

T001.1 ~ 001.9-94)。

（1）治愈：腰痛和临床体征消失，恢复发病前的劳动力水平。

（2）有效：腰痛和临床体征明显好转，劳动力较发病前降低。

（3）未愈：腰痛和临床体征无明显好转或恶化，劳动力丧失。

（董有康）

第十六节　强直性脊柱炎

一、概述

强直性脊柱炎是一种免疫系统疾病，主要累及脊柱、中轴骨骼和四肢大关节，以椎间盘纤维环及其附近结缔组织纤维化和骨化及关节强直为病变特点。一般先侵及骶髂关节，之后逐渐向上发展至腰、胸、颈椎体和相关的滑膜、软骨及肌腱、韧带，致使椎间关节间隙模糊、融合，肌纤维强直、韧带骨化甚则椎体骨质疏松、破坏，后期常出现驼背畸形，影响全身多个系统。

二、病因病机

1. 中医病因病机

中医学文献中无此病名，但据其临床特征，可将其归为"骨痹"、"肾痹"、"历节风"、"龟背风"、"竹节风"、"尪痹"、"痹证"等范畴。《黄帝内经》最早论述了"痹证"，《黄帝内经·素问》设有"痹论"专著，《黄帝内经·灵枢》设有"周痹"专篇，隋朝巢元方的《诸病源候论·背偻候》、清代张璐的《张氏医通·诸痛门》及李中梓的《医宗必读》里都有论述。本病的病候特点为：①隐渐发病，病程较长，时有急性发作；②腰、尻、臀、髋僵硬，俯仰不便；③疼痛呈酸痛、刺痛，急性发作时疼痛剧烈，可谓"腰痛如折"；④腰尻疼痛上连肩背、下引臀、股、膝、踹；⑤症候表现部位多在督脉、足太阳、足少阳等经脉循行所过。⑥晚期表现为腰背强直或佝偻，"尻以代踵，脊以代头"；⑦兼见乏力倦怠、阴雨天加重，得热则舒，活动则僵硬缓解。著名风湿专家娄多峰教授将强直性脊柱炎称为"顽痹"，指出诊断该病，首先要注意患者的性别、年龄，治疗以补肝肾、疏督、壮督为基本原则。现代中医认为本病是由于先天禀赋不足、后天失养导致肾虚督空、筋脉失养，加之感受外邪而发病，属本虚标实，虚实错杂之证。

（1）肾督虚弱：先天禀赋不足，劳累过度，或房事不节，或久病失养，或产后百脉空虚等，致使精血亏损，肾督虚弱而发病。

（2）跌仆损伤：扭挫、坠堕、跌仆等外伤伤及筋骨、经脉，致使气血运行不畅，气滞血瘀，经脉痹阻而发病。

（3）外邪侵袭：居所潮湿、冒雨涉水等因素致寒湿之邪内侵，经脉气血受阻，筋骨失于温煦，或寒邪入里化热，湿热阻滞经脉而发病。

（4）痰瘀交阻：肾阳虚衰，寒湿内侵，气血津液运行不畅，日久停滞成瘀成痰，留注腰脊关节，痹阻经脉故而为痹。

2. 西医病因病理

病因仍不完全清楚，可能与多种因素有关，如基因、遗传、感染、体质（免疫方面）、环境等。本病有明显的家族倾向，与 HLA-B27 有直接的关系，约 90% 以上患者 HLA-B27 阳性。近年来发现，60% 强直性脊柱炎（AS）患者血清补体增高，血清 C_4 和 IgA 水平显著升高，血清中有免疫复合物，提示免疫机制参与本病的发生、发展。本病的病变部位主要是脊柱，包括肋椎关节、关节突关节、骶髂关节及前纵韧带和椎间盘前缘，病理特征性改变是韧带附着病（填补病或附丽病）。其病理改变包括中轴关节、周围关节（与类风湿关节炎（RA）相似）及关节外组织、器官。其中，中轴关节的病理改变主要集中于韧带在骨的附着处产生非特异性炎症，骨质被破坏，被含淋巴细胞和浆细胞的结缔组织所代替；周围关节的病理改变是以肉芽肿为特征的滑膜炎，并以纤维化和骨化为特征。

三、辨病

1. 病史

本病的发病形式一般较为隐匿，多发于青少年(20 ~ 40 岁)，多见于男性，有明显的家族聚集性。

2. 症状

本病早期症状表现为腰痛，晨僵，肌腱附着点病变及外周关节症状（髋、膝、踝等大关节多见），其中，腰痛常为隐痛，难以定位。随着病情的发展，疼痛及晨僵不明显，但整个脊柱自下而上开始发生僵直，随后腰曲消失，胸椎后突驼背畸形，颈椎活动受限，最终脊柱各方向活动受限。关节外表现为急性前葡萄膜炎或虹膜炎、心血管表现、肺部表现、神经、肌肉表现等。

3. 体征

骶髂关节炎的检查包括 "4" 字试验、骨盆分离及侧压试验、床边试验等；肌腱附着点病变检查包括肌腱附着点有无压痛及叩击痛；疾病的早期，因炎性反应致使肌肉紧张疼痛，脊椎和胸廓活动受限，后期则因脊柱生理曲度的消失，椎间盘的钙化及胸肋、椎肋横突关节纤维化、骨化而使活动受限。

4. 辅助检查

（1）实验室检查包括：①血液检查 WBC、ERS、CRP、ALP 均可升高，免疫方面 IgM、IgG、IgA 均可不同程度升高；②组织分型 HLA-B27 阳性；③关节液检查同一般炎症性关节炎；④滑膜活检提示本病浆细胞浸润以 IgG、IgA 型为主，而类风湿关节炎以 IgM 为主。

（2）影像学检查包括：①X 线：骨盆正位片、腰椎正侧位片（或和胸椎正侧位片），分为三期：一期：关节腔模糊，边界不清，软骨下轻度硬化，轻度骨质疏松；二期：关节腔模糊，斑点状阴影，硬化带增宽，关节间隙变窄；三期：关节间隙消失，髂骨点状疏松。②CT：观察骨质形态和密度。③MRI：可显示滑膜软骨的形态变化。

四、类病辨别

1. 类风湿关节炎

本病是一种慢性多关节炎为主要表现的全身性自身免疫系统性疾病，临床表现以关节病变为主，可不同程度累及全身的滑膜关节，起初为1～2个关节受累，以后逐渐发展为对称性多关节炎，早期关节疼痛、晨僵及活动障碍明显，晚期可出现关节畸形。类风湿因子及检测绝大部分是阳性，HLA-B27为阴性，X线检查可见侵蚀性小关节病变。

2. 骨关节炎

本病以负重关节如腰椎和膝关节多见。X线表现为骨赘形成及关节间隙变窄，关节强直罕见。

3. 骶髂关节结核

本病常为单侧发病，以关节破坏为主，软骨下骨破坏不明显，数月内可有脓肿出现，患者多有原发性病灶。

五、中医论治

1. 推拿治疗

（1）治疗原则：早期宜活血通络、行气止痛，后期宜舒筋通络、滑利关节。

（2）施术部位：督脉、膀胱经及双侧下肢。

（3）取穴：风池、肩井、胸腰部华佗夹脊穴、大椎、筋缩、血海、命门、腰阳关、气海俞、大肠俞、环跳、承扶、委中、合阳、承山、阿是穴等。

（4）手法：一指禅推法、拿揉法、㨰法、弹拨法、点按法、按压法、平推法。

（5）操作：①一指禅推颈部，拿揉风池及颈部两侧肌群，配合颈椎屈伸、旋转活动，㨰肩部两侧斜方肌约5分钟。②患者俯卧位，施㨰法于腰背部膀胱经及双侧下肢部约7分钟，弹拨腰背部竖脊肌及胸肋关节肌腱附着点3～5次，拇指点压大椎、筋缩、血海、命门、腰阳关、气海俞、大肠俞、承扶、委中、合阳、承山等穴，肘点压环跳穴，掌根按压脊柱及腰臀部骶髂关节。

2. 推拿分证论治

（1）寒湿痹阻：腰骶部、背脊酸痛、痛连颈项，伴僵硬和沉重感，转侧不利，阴雨天潮冷加重，得温痛减，舌淡，苔薄白腻，脉沉迟。以院内冬青膏为介质，平推两侧膀胱经、督脉及华佗夹脊穴，反复3～5遍，以皮肤变红，透热为度，亦可配合走火疗法。

（2）湿热阻络：腰骶部、背脊酸痛僵硬，活动不利，或伴膝、踝等关节红肿疼痛，或见烦热口苦，胸脘痞闷，小便黄赤，舌红苔黄腻，脉濡数。一指禅推腹部，摩腹，点揉脾俞、胃俞、足三里及丰隆等穴。

（3）瘀血内阻：腰背痛剧烈，痛有定处，转侧不能夜间尤甚，晨起时腰背僵硬感明显，或有关节屈曲变性，舌质暗或有瘀点瘀斑，苔薄白，脉弦涩。以弹拨法、点压法施于阳性反应点或敏感点。

（4）肝肾亏虚：腰骶部、背脊、髋部、颈项部酸痛，隐痛，喜按喜揉，久行久立后加重或关节僵直、屈伸不利，或伴腿膝酸软无力，肌肉萎缩，或畏寒肢冷，舌淡，苔薄白，脉沉细。以院内冬青膏为介质，平推两侧膀胱经、督脉及华佗夹脊穴，横擦肾俞—命门—

肾俞，大肠俞—腰阳关—大肠俞，反复 3 ~ 5 遍，以皮肤变红，透热为度。

3. 特色治疗

（1）名老中医经验

1）夏惠明教授经验：治疗该病以扶正为原则，拟补肝肾、益气血为法，推拿手法遵循"从督论治"，因督脉为阳脉之海，统摄全身阳气和维系人身之气。手法采用丁氏摈法、按揉法、按压法、平推法等。运用内功推拿治疗该病有一定优势，不论是早期、还是中晚期。平推法常平推督脉、膀胱经、华佗夹脊、八髎、肾俞及胸胁部。另外，亦可指导患者在治疗的同时配合练功疗法，如屈伸扩胸法等。

2）陈忠良主任经验：治疗该病分为八个步骤，依次采用骶棘肌膏摩法，背部膀胱经穴及督脉经穴的按揉和弹拨法，单侧挺胸压脊法，腰、腰骶、骶髂、髋关节被动后伸法，髋关节的被动旋转法，擦脊法，仰卧运髋法和扩胸伸脊法进行治疗。

3）邵铭熙名中医经验：注重对脊柱两侧骶棘肌的治疗，强调点穴的必要性及关节被动运动的重要性。

（2）针灸治疗

1）普通针刺：取风池、肩井、胸腰部华佗夹脊穴、大椎、筋缩、血海、命门、腰阳关、气海俞、大肠俞、环跳、承扶、委中、合阳、承山、阿是穴等。实证泻法，虚证用补法，针灸并用。亦可酌情使用小针刀、穴位注射治疗。

2）电针：选取 1 ~ 3 对腧穴通电，用密波、疏波或疏密波，刺激量由中度到强度。治疗时间一般为 10 ~ 20 分钟，如感觉减低，可适当加大输出电流量。

（3）中药外治：可予中药热奄包或中药熏药治疗。

六、西医治疗

药物治疗包括非甾体抗炎药（如洛索洛芬钠、双氯芬酸钠、鲁南贝特等）；柳氮磺吡啶（SSZ）、甲氨蝶呤（MTX）、雷公藤多苷及激素；微波、中频、药物离子导入等理疗；保守治疗无效时，早期可行滑膜切除术，中期行关节清理术，晚期行关节成形术、全关节人工置换术。脊柱和骶髂关节病变，晚期多采用脊柱截骨术、骶髂关节融合术。

七、转归与预后

AS 的病程演变差异较大，其特征是自发缓解和加重交替出现，大部分预后较好，轻型患者存活期和一般人无异。但若并发脊柱骨折、心血管系统疾病等严重并发症的患者对生存质量造成巨大影响。

八、预防与调护

（1）注意脊柱姿势正确。

（2）功能锻炼，游泳时最好锻炼方式。

（3）鼓励患者树立信心。

（4）晚期预防外伤，防止骨折。

九、疗效判定标准

疗效判定标准参照《中医病证诊断疗效标准》（中华人民共和国中医药行业标准 ZY/T001.9-94）。

（1）治愈：腰背痛和临床症状体征消失，恢复发病前的劳动力水平。

（2）有效：腰背痛和临床症状体征明显好转，劳动力较发病前降低。

（3）未愈：腰背痛和临床症状体征无明显好转或恶化，劳动力散失。

（董有康）

第十七节　骨质疏松症

一、概述

骨质疏松症是中老年人的常见病、多发病，因骨量减少，骨的微观结构退化引起骨骼脆性增加和骨折危险性增高的一种全身性、代谢性骨骼疾病，分为原发性骨质疏松症、继发性骨质疏松症和特发性骨质疏松症三类。骨质疏松症随着年龄的增加而增加，50 岁以上女性为 30% ~ 40%，男性为 20% ~ 30%，随着年龄的增长，女性大发病率远远大于男性。

二、病因病机

1. 中医病因病机

骨质疏松症相似于历代中医文献中的"骨痿"、"骨枯"、"骨极"等，该病的发生主要与肾虚、脾虚和血瘀密切相关，其中，肾虚是本病发病的主要病因。肾为先天之本，脾为后天之本，二者关系密切，脾之健运有赖于肾阳的温煦，肾中精气则依赖于脾所运化的水谷精微的培养和充养。若脾不运化，脾精不足，肾精乏源或肾精虚衰，脾肾俱虚，骨骼失养，则骨骼脆弱无力，易致骨质疏松症。脾肾虚损，气虚推动及统摄无力，血留成瘀，故脾肾俱虚时往往伴有血瘀。血瘀可痹阻经脉，影响气血运行，使精微不布，而至"骨不坚"，故血瘀又可加重脾肾虚衰，三者复为因果，相互影响。故在《黄帝内经·灵枢》的相关论述中，除了论及"五脏不坚"外，还指出"脉不通"（即血瘀）也是重要因素。此外，骨质疏松症最主要的症状是持久性的腰背痛，且痛处固定不移，符合血瘀疼痛的病理特点。总之，"多虚多瘀"是本病的病机特点。

（1）肾阳虚证：年老体弱，肾精不足，肝肾亏虚，终致肾阳虚衰。

（2）肝肾阴虚证：肝主筋藏血，肾主骨生髓，肾阴虚可致肝阴虚，终为肝肾阴虚。

（3）脾肾两虚证：脾虚可致肾虚，肾虚可终致脾虚，二者先天与后天的关系，相互影响，互为因果。

（4）气虚血瘀证：脾肾俱虚，运化无力，温煦失常，气血虚弱，推动无力，血留成瘀，痹阻经脉，故而发病。

2. 西医病因病理

骨质疏松症的发生与激素调控、应用状况、物理因素及免疫、遗传等因素有关，尤其是激素的调控对骨代谢影响较大，特别是雌激素、甲状旁腺激素、降钙素及活性维生素 D 对骨质疏松的发生最关键。总的说来，其病机主要是血钙水平的降低，甲状旁腺激素分泌增多，环磷酸腺苷升高，破骨细胞活性增强，骨吸收加快，骨的吸收超过骨的形成，导致骨质疏松的发生。西医分为原发性骨质疏松症、继发性骨质疏松症和特发性骨质疏松症三种，其中第一种又分为绝经后骨质疏松症和老年性骨质疏松症。

三、辨病

1. 病史

原发性骨质疏松症以中老年人多见，其中，女性多于男性，病情呈渐进性发展。

2. 症状

本病最主要的症状是疼痛，其次是身长缩短、驼背骨折。驼背畸形严重者可呼吸系统障碍。据有关资料统计，骨质疏松症患者 67% 为局限性腰背痛，骨折易发部位为胸腰椎、股骨颈及桡骨远端，其中，髋骨骨折是数量最多、程度最重的一种。胸腰椎压缩性骨折可导致脊柱往后弯、胸廓畸形，可引起多个脏器的功能变化，其中呼吸系统的表现尤为突出。

3. 体征

新鲜的压缩性骨折者，局部压痛明显，活动受限；久病者压痛广泛但不明显；年事高者可有驼背畸形，脊柱侧弯。

4. 辅助检查

（1）普通 X 线诊断：可见骨密度减少，骨小梁减少，骨结构模糊，骨皮质变薄，压缩性骨折。

（2）骨密度测定诊断：①单光子骨密度测定法；②能 X 线骨密度测定法；③定量 CT 法（QCT）；④超声波测定法。

（3）生化检查：血清 Ca、P、Mg、AKP 等。

四、类病辨别

1. 骨软化症

本病主要由于维生素 D 或磷缺乏所致，X 线检查可见骨密度减低，骨皮质变薄，骨小梁减少，骨结构边缘模糊。

2. 多发性骨髓瘤

本病以头颅、脊柱、肋骨、胸骨及股骨近端为好发部位，表现为躯干部骨质破坏，软组织肿块和脊髓损害。骨髓穿刺有助诊断，尿中出现本周蛋白亦有一定诊断价值。

3. 类风湿关节炎

本病常见对称性骨关节疼痛、晨僵，行类风湿因子及抗环胍氨酸抗体和抗角蛋白抗体等检查有助于鉴别。

4. 恶性肿瘤广泛性骨转移

本病常见夜间骨痛明显，疼痛难忍，不能入睡，且进行性加重。X 线检查往往可看到骨破坏、骨硬化、骨增大，可出现骨膜反应和软组织肿块。

5.甲状旁腺功能亢进

本病因甲状旁腺增生或肿瘤所致。X检查可见全身均匀低骨密度，血生化检查提示高血钙，低血磷，血清中甲状旁腺激素升高。

五、中医论治

1.推拿治疗

（1）治疗原则：补肾、活血、止痛。

（2）部位：局部与整体并重。

（3）取穴：肝俞、肾俞、三焦俞、膈俞、阿是穴等。

（4）手法：一指禅推法，擦法，揉法，擦法。

（5）操作：以理筋手法为主，松解肌肉痉挛，缓解疼痛，手法柔和渗透，不做整复类手法及被动运动。

2.推拿分证论治

（1）肾阳虚证：腰背冷痛，腰膝酸软，甚则弓腰驼背，形寒肢冷，畏寒喜暖，小便频数，舌质淡，苔白腻，脉沉细。点按肾俞、肝俞，辅以院内冬青膏，循命门—肾俞—命门，大肠腧—腰阳关—大肠腧施予一指禅推法或平推法，以透热为度。

（2）肝肾阴虚证：腰背酸痛，腰膝酸软，口干舌燥，手足心热，盗汗，舌红，苔少，脉细数。点按肾俞、肝俞、三阴交，辅以院内冬青膏，循膀胱经第一侧线施予一指禅推法或平推法，以透热为度。

（3）脾肾两虚证：腰背冷痛，腰膝酸软，甚则弓腰驼背，形寒肢冷，不思饮食，少气懒言，面色萎黄，小便频数，大便稀溏，舌质淡，脉细弱。点按肾俞、脾俞，辅以院内冬青膏，循膀胱经第一、二侧线施予一指禅推法或平推法，以透热为度。

（4）气虚血瘀证：腰背部刺痛，痛有定处，活动受限，心悸头昏，发力自汗，舌质暗，苔白腻，脉细弦涩。点按脾俞、胃俞，辅以院内冬青膏，施一指禅于阳性反应点或敏感点。

3.特色治疗

（1）名老中医经验：夏惠明教授认为应高度重视手法种类的选择，临证时宜选用松解类手法，不用整复类手法。治疗时不能单纯从壮骨入手，应结合其"多虚多瘀"的病机特点，从整体出发，辨证论治。手法治疗注重一指禅推法的使用，柔和而渗透，以达"化瘀止痛"之功；注重平推法的使用，温热而舒适，督脉为阳脉之海，统摄全身阳气和维系人身之气，膀胱经为与肾经相表里，通过平推局部督脉和膀胱经，以达"温经通络"之功效。强调中西医结合治疗，重视运动疗法的重要性，认为运动可以提高人体免疫力，影响神经内分泌，调节人体的钙磷平衡。重视中药汤剂的运用，据不同的证型辨证论治。若患者疼痛剧烈，可以配合乌头摩风酊涂擦于患部并配合推拿手法治疗。

（2）针灸治疗

1）普通针刺：取百会、胸腰部华佗夹脊穴、大椎、筋缩、血海、肝俞、肾俞、脾俞、命门、腰阳关、气海俞、大肠俞、环跳、承扶、委中、阿是穴等。实证泻法，虚证用补法，针灸并用，急性期可配合电针使用。

2）电针：选取 1 ~ 3 对腧穴通电，用密波、疏波或疏密波，刺激量由中度到强度。治疗时间一般为 10 ~ 20 分钟，如感觉减低，可适当加大输出电流量。

（3）中药外治：可予中药热奄包或中药熏药治疗。

六、西医治疗

药物治疗，包括阿法骨化醇、密盖息、阿仑膦酸钠片、葡萄糖酸钙等；微波、中频、药物离子导入、磁热疗法等理疗。

七、转归与预后

骨质疏松症（OP）是中老年人常见病、多发病，经过中西医结合治疗，可以有效缓解症状，达到标本兼治的治疗效果。

八、预防与调护

（1）注意合理膳食营养，多食用含钙、磷高的食品，如鱼、虾、虾皮、海带、牛奶、乳制品、骨头汤、鸡蛋、豆类、精杂粮等。

（2）日光浴，动作缓慢，加强防摔、防碰、防绊、防颠等措施。

九、疗效判定标准

疗效判定标准参照《中医病证诊断疗效标准》（中华人民共和国中医药行业标准 ZY/T001.9−94）。

（1）治愈：腰背痛和临床症状体征消失，恢复发病前的劳动力水平。

（2）有效：腰背痛和临床症状体征明显好转，劳动力较发病前降低。

（3）未愈：腰背痛和临床症状体征无明显好转或恶化，劳动力散失。

（董有康）

第十八节　梨状肌综合征

一、概述

梨状肌综合征多见于以腰腿痛就诊的患者，多因间接外力损伤，使梨状肌本身发生充血、水肿、痉挛，坐骨神经受到刺激，产生局部疼痛和功能障碍的一种常见疾病。本病是导致坐骨神经痛的常见原因。

二、病因病机

1. 中医病因病机

中医学无此病名，根据其主要临床表现可将其归为"痹症"范畴。本病多因外伤、或风寒湿邪，或湿邪郁里化热，灼伤津液而致。

（1）气滞血瘀：多为急性损伤，伤及气机，气血不通，痹阻经脉，血留成瘀而致。

（2）感受寒湿：久居湿地，或汗出当风，或睡卧受冷等，受寒湿之邪侵袭，寒湿之邪阻滞局部经脉，气血运行不畅，而发病。

（3）感受湿热：感受时令湿热之邪，或寒湿郁而化热，湿热阻滞经脉，引发痹症。

（4）气血亏虚：久病耗伤气血，气血亏损，筋脉失养，发而为痹。

2. 西医病因病理

多因髋关节的过度旋转，或久站久立，受寒劳损等原因致使梨状肌产生无菌性炎症与痉挛；或因梨状肌与坐骨神经的解剖位置变异，坐骨神经受到挤压而产生症状。少部分女性患者因盆腔疾患亦可影响到梨状肌，产生症状。其病理变化表现为梨状肌发生出血、水肿、渗出、痉挛及继发的结缔组织增生、粘连，使梨状肌上、下孔变狭窄，通过其间的神经、血管受到刺激而发生炎性改变、缺氧及功能障碍。病情久者，可出现局部肌肉萎缩或患者发凉等现象。

三、辨病

1. 病史

本病多有臀部急、慢性损伤史或受凉史。少数病例与邻近组织器官的损伤或炎症有关。

2. 症状

患侧臀部疼痛，伴同侧坐骨神经痛。轻者酸痛不适。重者剧痛、灼痛，影响睡眠。偶有小腿外侧或前外侧皮肤麻木，少数患者出现疼痛向至腰部、小腹部及大腿外侧扩散，或出现会阴部不适，阴囊、睾丸抽痛，阳痿症状。

3. 体征

（1）压痛与肌痉挛：急性期患者梨状肌体表投影区可触及条索样隆起，压痛明显，并沿坐骨神经放射痛。久病者，患侧臀部肌肉萎缩、松软、肌张力低、弹性较差。活动受限：髋关节外展、外旋受限；少数严重患者出现患者不能完全伸直，行走时跛行。

（2）梨状肌紧张试验阳性：患者俯卧。术者立于患侧，一手固定股部下段，另手握踝，屈膝 90°，使小腿外展。此时，股骨大转子外旋，拉紧梨状肌，若臀部与下肢出现疼痛，再将小腿内收，使梨状肌放松，疼痛减轻或消失。

（3）患侧直腿抬高试验：在 60° 以前疼痛明显，超过 60° 后疼痛反减轻，称梨状肌痛弧。

四、类病辨别

1. 腰椎间盘突出症

本病急性期有明显的腰腿痛症状和体征，神经根性或干性症状明显，腰部负重后加重，椎间盘突出间隙相对应的棘突间旁有压痛明显，可引起或加重下肢放射痛。屈颈试验、仰卧位挺腹试验、屈膝屈髋试验阳性。慢性期腰痛症状不明显，但仍有不同程度的功能障碍。可参考影像学资料协助鉴别。

2. 臀上皮神经损伤

本病疼痛位于臀部及大腿后侧，痛不过膝，压痛点在髂嵴中点下方2cm处，梨状肌紧张试验阴性。

3. 股骨头无菌性坏死

本病有长期饮酒或使用激素治疗病史，"4"字试验阳性，足跟叩击征阳性，髋关节CT、X线片可确诊。

五、中医论治

1. 推拿治疗

（1）治疗原则：舒筋通络，活血散瘀，消肿止痛。

（2）施术部位：患侧梨状肌体表投影区及下肢。

（3）取穴：环跳、居髎、承扶、风市、委中、承山、足三里、阳陵泉、悬钟、昆仑。

（4）手法：㨰法、一指禅推法、按揉法、弹拨法、点法、擦法、抹法。

（5）操作：急性期损伤手法宜轻柔，慢性期手法可适当着力。①患者取俯卧位。施㨰法、一指禅推法、弹拨法于患侧梨状肌体表投影区5分钟，配合患肢髋关节被动外展、内旋、外旋、后伸。②弹拨环跳，点压承扶、居髎，点风市、委中、承山、足三里、阳陵泉、悬钟、昆仑共计5分钟。③患者健侧卧位，施㨰法于患肢后侧5分钟。④以院内冬青膏为介质，小鱼际擦环跳及梨状肌附近肌群，以透热为度。⑤自患侧梨状肌沿着坐骨神经通路施予抹法3～5遍结束治疗。

2. 推拿分证论治

（1）气滞血瘀型：痛有定处，痛处拒按，日轻夜重，髋关节活动不利。舌质紫暗，或有瘀斑，脉弦紧或涩。以按揉法、弹拨法施于梨状肌体表投影区。

（2）寒湿痹阻型：患侧冷痛重着，转侧不利，静卧痛不减，受寒及阴雨疼痛加重，肢体发凉。舌质淡，苔白或腻，脉沉紧或濡缓。以院内冬青膏为介质，用擦法施于梨状肌体表投影区，以透热为度。

（3）湿热阻络型：患侧疼痛，腿软无力，痛处有热感，遇热或雨天痛增，活动后痛稍减，口渴，小便短赤。苔黄腻，脉濡数或弦数。一指禅推法施于腹部，摩腹，按揉脾俞、胃俞、足三里和丰隆等操作。

（4）气血亏虚型：患侧酸痛、下肢麻木不适，久行及劳累加重，卧则痛减。舌淡苔少，脉细弱。以院内冬青膏为介质，横擦肾俞、腰阳关，斜擦八髎，以透热为度，点按足三里、脾俞、胃俞。

3. 特色治疗

（1）名老中医经验

1）夏惠明教授经验：推拿治疗的重点是解除局部肌肉痉挛，松解粘连，以减少对坐骨神经的卡压。由于梨状肌位置较深，手法治疗时注意弹拨法的运用，以拇指指腹或肘尖按于梨状肌体表投影处，沿垂直于梨状肌肌腹方向施力。手法操作时宜刚柔相济，切忌粗暴用力，以免加重梨状肌之损伤，该法具有较好松解粘连作用，若臀肌紧张，可适当在被动活动下施术，即在屈膝屈髋时施弹拨法。弹拨手法后局部施予按揉、丁氏㨰法、擦法，以缓解弹拨手法对局部的刺激。

2）李墨林名中医经验：治疗本病先用两手拇指对病变的梨状肌进行向上、向外旋转挤压，之后以肘尖按压患侧股骨大粗隆尖端上部和环跳穴，点穴，嘱患者伸屈膝关节和用力登空练习。

3）狄任农主任经验：常用伸髋揉推法，先在髋关节后伸牵引下对梨状肌纤维作点、按、揉松懈，之后施予膝关节、髋关节过度屈曲，以增强对梨状肌的牵伸。

（2）针灸治疗

1）普通针刺：取患侧阿是穴、环跳、居髎、承扶、阴门、中渎、委阳、承筋等穴。气滞血瘀型辅以电针治疗；寒湿痹阻型加灸；湿热阻络型加丰隆、足三里、昆仑；气血亏虚型加脾俞、胃俞、太溪。实证用泻法，虚证用补法。

2）电针：选取 1 ～ 3 对腧穴通电，用密波、疏波或疏密波，刺激量由中度到强度。治疗时间一般为 10 ～ 20 分钟，如感觉减低，可适当加大输出电流量。

（3）中药外治：可予中药热奄包治疗。

六、西医治疗

口服非甾体抗炎药；微波、中频、药物离子导入、磁热疗法等理疗；局部封闭。

七、转归预后

本病预后良好，经治疗基本都能痊愈。

八、预防与调护

（1）治疗期间适当休息，不要从事重体力劳动。
（2）注意防寒保暖，避免久坐。

九、疗效判定标准

疗效判定标准参照《中医病证诊断疗效标准》（中华人民共和国中医药行业标准 ZY/T001.1 ～ 001.9-94）。

（1）治愈：臀腿痛和临床体征消失，恢复发病前的劳动力水平。
（2）有效：臀腿痛和临床体征明显好转，劳动力较发病前降低。
（3）未愈：臀腿痛和临床体征无明显好转或恶化，劳动力丧失。

（董有康）

第十九节　骶髂关节综合征

一、概述

骶髂关节综合征是骶髂关节周围等软组织劳损或遭受直接或间接暴力损伤，导致骶髂关节功能失常，出现下腰痛及下肢痛等症状的常见病症，又称为骶髂关节错缝，骶髂关节半脱位等，属于中医伤筋的范畴。

二、病因病机

1. 中医病因病机

中医学把本病归为痹症的范畴，相关论述散见于《素问·脉要精微论》、《素问·刺腰痛》、《金匮要略》及《丹溪心法·腰痛》等。本病的病因有内外因素，归纳起来不外：

（1）气滞血瘀：腰骶部急性损伤，筋出槽、骨错缝；或慢性损伤，气血不通，脉络受损，血溢脉外，瘀血阻络，故而致痹。

（2）寒湿阻络：感受寒湿之邪，寒主收引，湿性黏滞，邪气痹阻经脉，缠绵不止，气血运行不畅而发病。

（3）气血亏虚：长期的过度劳累，耗伤气血，气血虚弱，筋骨失养而致病。

（4）肝肾亏虚：先天不足，或久病体虚，耗伤气血，损及肝肾，筋骨失养，故而致痹。

2. 西医病因病理

骶髂关节是一个微动的关节，且非常的坚固，一般情况下不易造成损伤，只有当暴力作用于该关节时才会引起关节面的错位。其次，女性妊娠后期，由于体内激素的作用，骨盆周围的韧带变得松弛。若产后如不注意保持正确的体位及养护，也易导致该关节的损伤和错位。骶髂关节由脊神经后支和臀上皮神经及闭孔神经共同支配，和其他滑膜关节一样，神经纤维分布在骨膜、肌肉、血管、韧带和关节囊，当关节的错位或创伤性的炎症伤及这些软组织时，就会产生相应的临床症状和体征。

三、辨病

1. 病史

本病有急性腰骶损伤或慢性劳损史，多见于从事体力劳动的青壮年。

2. 症状

本病有一侧或两侧腰骶部疼痛或酸痛，不能弯腰，患侧负重时疼痛加重，行走抬腿困难，严重者疼痛可向臀部或腹股沟附近放射，腹压增高时对疼痛无影响，个别病例可出现患侧股内收肌紧张、疼痛。

3. 体征

急性患者呈"歪臀跛行"姿势，不能挺胸直腰，脊柱侧弯，患侧骶棘肌痉挛；骶髂关节压痛，叩痛并向同侧下肢放射；患者平卧时双下肢不等长，两侧髂后上棘距后正中线距离不等，不等高；双侧菱形窝外侧点不对称，大小、深浅、高低不同。"4"字试验(+)，床边试验(+)，屈膝屈髋试验及下肢后伸试验(+)，部分患者可见脊柱腰骶段侧弯。

根据 Macnab 记述的骶髂关节综合征系指下列状态：①骶髂关节局部疼痛；②骶髂关节压痛；③疼痛可反映至腹股沟、大转子及臀部；④激发试验可加重疼痛；⑤骶髂关节活动度增加或两侧不对称；⑥排除其他部位或器质性病变引起的骶髂关节疼痛。

4. 辅助检查

（1）骨盆正位片：可见患侧骶髂关节密度增高或降低，两侧关节间隙宽窄不等，两侧髂后上棘不在同一水平上。在斜位片上，患侧骶髂关节间突增宽，关节面凹凸之间排列紊乱。

（2）骨盆双斜位片：可见患侧腰骶关节间隙不均匀，少部分患者 X 线片不能反应病灶部位有明显异常。

（3）骶髂关节 CT 或 MRI：可清晰看到两侧骶髂关节不对症。

四、类病辨别

1. 骶髂关节结核

本病有结核病感染史，常侵犯一侧关节，两侧罕见。影像学检查机结核病相关检查可协助鉴别。

2. 强直性脊柱炎

本病早期后腰骶部疼痛病史，先侵犯双侧骶髂关节，逐渐向上累及整个脊柱，影像学检查和结合风湿免疫学方面检查可资鉴别。

五、中医论治

1. 推拿治疗

（1）治疗原则：理筋整复，活血止痛，舒经通络。

（2）施术部位：腰臀部及患侧下肢。

（3）取穴：阿是穴、八髎、十七椎、腰阳关、肾俞、大肠俞、关元俞、环跳、居髎、承扶、委中。

（4）手法：滚法、按揉法、弹拨法、脊柱微调手法、擦法。

（5）操作：①患者俯卧位，施滚法、揉法于患侧腰骶部、臀部及下肢约 5 分钟。②弹拨患侧腰骶后上嵴、髂腰三角及臀外侧敏感点（居髎穴周围），按揉腰阳关、肾俞、大肠俞、关元俞、环跳、承扶、委中等，约 5 分钟。③以冬青膏为介质，直擦八髎穴，横擦十七椎，以透热为度。

1）前错位者

下肢牵伸法：患者俯卧位，医者双手紧握患侧下肢踝部，利用自身体重牵拉 5 秒，反复 3 次。

屈膝屈髋按压法：患者仰卧位，医者立于患侧，健侧下肢伸直，助手固定健侧髂前上棘部，医者一手扶住患侧小腿上端，另一手握住踝部，极度屈膝屈髋后以顿力使膝关节压向对侧季肋部，有时可闻及“喀喀”声。

2）后错位者

单髋过伸复位法：患者俯卧位，医者立于患者健侧，一手掌根部固定于患侧髂后上嵴下缘，另一手托住大腿远端前部，使下肢后伸致骨盆抬离床面约 10cm 时，双手协同相反方向用力。

2. 推拿分证论治

（1）气滞血瘀型：腰骶部疼痛，痛有定处，日轻夜重，腰部活动不利，或有下肢疼痛，屈伸欠利，舌质紫暗，或有瘀斑，脉弦紧或涩。以院内冬青膏为介质，直擦八髎穴及骶髂关节周围，以透热为度。

（2）寒湿阻络型：患侧冷痛重着，转侧不利，静卧痛不减，受寒及阴雨疼痛加重，肢体发凉，舌质淡，苔白或腻，脉沉紧或濡缓。以院内冬青膏为介质，施擦法于督脉腰骶部，以透热为度。

（3）气血亏虚型：患侧酸痛，久坐久行后加重，活动后痛甚，休息后稍减，症状反复，舌淡苔少，脉细弱。以柔和的理筋手法为主，慎用整复类手法，按揉脾俞、胃俞、足三里。

（4）肝肾亏虚型：腰骶部酸痛，隐痛，喜按喜揉，久行久立后加重，或伴腿膝酸软无力，或肌肉萎缩，舌淡，苔薄白，脉沉细。以院内冬青膏为介质，平推两侧膀胱经、督脉，横擦肾俞—命门—肾俞，大肠俞—腰阳关—大肠俞，反复3～5遍，直擦八髎穴及骶髂关节周围，以皮肤变红，透热为度。

3. 特色治疗

（1）名老中医经验

1）魏指薪名中医经验：治疗该病时先取俯卧位，点按痛点，反复10次，之后按揉周围软组织；令患者站位，助手一手托住其肘部将其肢体上提，术者两手叉住其腰部，拇指在后紧对肾俞穴，转动患者腰部，反复10次。

2）丁季峰名中医经验：治疗该病重点放在压痛点和周围、足太阳经筋、足少阳经筋，强调擦法和被动运动的配合，擅用拔伸屈腰法和压髋后伸法治疗。

3）夏惠明教授经验：治疗该病注重理筋与整复相结合，尤其重视对伤筋的治疗，并将理筋手法运用于该病的整个治疗过程中。认为理筋手法能够促进软组织的修复，增加周围肌肉和韧带的力量，加强关节的稳定性，在整复前后都应以理筋手法为主，单纯地片面追求整复，忽视对骶髂关节周围软组织损伤的治疗都是不可取的。

（2）针灸治疗

1）普通针刺：取腰阳关、十七椎、肾俞、气海俞、大肠俞、环跳、殷门、委中、飞扬、昆仑、丘墟等穴。实证用泻法；虚证用补法，并可加灸。据病情可加温针灸、穴位注射。

2）电针：选取1～3对腧穴通电，用密波、疏波或疏密波，刺激量由中度到强度。治疗时间一般为10～20分钟，如感觉减低，可适当加大输出电流量。

（3）中药外治：可予中药热奄包或中药熏药治疗。

六、西医治疗

口服非甾体抗炎药；局部封闭。

七、转归与预后

本病预后较好，经治疗大多能减轻或消除疼痛，但如反复损伤、劳累、负重、久坐，则较易复发。

八、预防与调护

骶髂关节综合征临床上较适合于作推拿手法治疗，只要诊断明确，手法施治得当，常能收到较好的疗效。如遇到病程较长的病例，受损后局部韧带较为松弛，易导致复发，需患者长期保持正确的体位，避免过重的体力劳动及剧烈运动。

1. 矫形鞋治疗

对于手法复位效果不理想，脊柱侧弯，双侧髂嵴不等未能纠正的骨盆倾斜患者，在髂嵴较低侧下肢穿矫形鞋，鞋底的高低以骨盆倾斜程度而定，力争使双侧髂嵴连线与地面平行。

2. 骨盆平衡锻炼

患者平卧，屈髋、屈膝，双足跟及下腰部紧贴床面，臀部逐渐缓慢抬起，抬起的高度因人而异，但下腰部始终不要离开床面，维持 5 ~ 10 分钟。此锻炼可减轻腰椎生理前凸，锻炼臀部和腹部肌肉。根据个人体能，逐渐增加锻炼次数。适用于骶髂关节功能失常患者症状、体征消除后的疗效巩固。

九、疗效判定标准

疗效判定标准参照《中医病证诊断疗效标准》（中华人民共和国中医药行业标准 ZY/T001.9-94）。

（1）治愈：腰背痛和临床症状体征消失，恢复发病前的劳动力水平。
（2）有效：腰背痛和临床症状体征明显好转，劳动力较发病前降低。
（3）未愈：腰背痛和临床症状体征无明显好转或恶化，劳动力散失。

（董有康）

第二十节　臀上皮神经损伤

一、概述

臀上皮神经损伤又称臀上皮神经炎、臀上皮神经痛或臀上皮神经卡压综合征。是临床常见病，寒冷季节发病率较高，且多见于中年人，病肥胖的中老年女性易发生骶髂脂肪疝嵌顿，易发生臀上皮神经损伤。

二、病因病机

1. 中医病因病机

该病在中医学中隶属于"筋痹"、"筋出槽"范畴。《素问·四时刺逆从论》曰："少阳有余，病筋痹，胁满。"《素问·长刺节论》云："病在筋，筋挛节痛，不可以行，名曰筋痹。"《医宗金鉴·正骨心法要旨》云："若受风寒湿气，再遇跌打损伤，瘀血凝结，肿硬翻筋"。《黄帝内经》曰："风寒湿三气杂至，合而为痹……以春遇此者为筋痹。其状拘急，屈而不伸是也。"《伤科大成》对筋出槽的阐释是筋"驰纵、卷挛、翻转、离合各门"，"或筋急难于转摇，或筋纵难以运动"，《仙授理伤续断秘方》云："手足久损，筋骨差爻，举动不得"。其病机归纳如下：

（1）气滞血瘀型：跌仆闪挫，伤少阳经脉，经脉受损，气血不通，痹阻经脉致通。

（2）气虚血瘀型：长期劳损，伤及经脉气血，气虚无力运血，血留成瘀，故而致痛。

（3）寒湿夹瘀型：久居湿地或感受寒湿之邪，邪气内盛，复因复因跌仆闪挫，故而致痛。

2. 西医病因病理

臀上皮神经干系由 $L_{1\sim3}$ 脊神经后支的外侧支组成。当其穿越腰背筋膜后达皮下，并于皮下跨过髂嵴中部达臀部外侧及大粗隆部皮肤，司该区的皮肤感觉功能。患有腰纤维织炎，可使局部纤维增生；急性或慢性外伤，易引起该神经支充血、水肿、瘀血，从而导致该神经失去功能；或由于后期纤维增生而引起对该神经的卡压（包括周围软组织受累）。目前临床上认为臀上皮神经在穿出由骶髂筋膜形成的卵圆形空隙处是其一个薄弱环节，当腰臀部的软组织发生急性损伤或慢性劳损或感受风寒后会诱发筋膜的肿胀、纤维的增生及肌挛缩，进而使局部受到了不同程度的卡压致压力增高，从而继发了无菌性炎症。并在神经相应的分布区域出现皮肤和肌肉的刺痛、钝痛、麻木及触电样放射痛。其病因多为感受寒凉，部分由外伤引起，如闪、扭所致。临床分为急性期和慢性期两种。

三、辨病

1. 病史

多数患者有外伤史；多有腰臀部的急性扭伤、跌仆、闪挫或慢性劳损等软组织损伤病史。

2. 症状

本病腰臀部弥漫性疼痛，呈酸痛或撕裂样疼痛，尤以髂骨、髂嵴中部最为明显，并向下肢后侧放射，但一般不超过腘窝部。患者弯腰受限，转体及起坐困难，夜间疼痛较白天为甚。弯腰坐起等活动受限，重者需双手支撑方可坐起。

3. 体征

本病髂嵴最高处内下 3 ～ 5cm 处（臀上皮神经入臀点）压痛及条索状硬物，压之疼痛剧烈。对侧下肢直腿抬高试验（＋），坐骨神经紧张试验阴性。

4. 辅助检查

本病影像学检查无异常发现。

四、类病辨别

1. 腰椎间盘突出症

本病除腰痛外，下肢疼痛多向小腿及脚趾放射，神经根受压症状明显。而臀上皮神经损伤，除有腰臀疼痛外，下肢放射痛不超过膝关节。

2. 腰椎管狭窄症

本病有典型的间歇性跛行，身体前屈时，腰腿疼痛可明显缓解。

3. 梨状肌综合征

本病疼痛部位在臀深部，并向下肢放射，患者髋关节内收内旋受限，臀部环跳穴压痛明显，患者直腿抬高60°以下时疼痛加重，60°以上时疼痛减轻，梨状肌试验阳性。

五、中医论治

1. 推拿治疗

（1）治疗原则：活血化瘀、舒筋通络止痛。

（2）施术部位：腰臀部及患侧下肢。

（3）取穴：阿是穴、腰阳关、十七椎、大肠俞、关元俞、环跳、居髎、风市、殷门、阳陵泉、丘墟。

（4）手法：擦法、一指禅推法、按揉法、弹拨法、点压法、擦法。

（5）操作：①嘱患者取俯卧位，术者站于患侧，于患侧腰臀部及下肢擦法和一指禅推法约5分钟。②按揉揉阿是穴、腰阳关、十七椎、大肠俞、关元俞；弹拨环跳、居髎及臀上部皮下大多可触及条索状硬物，先轻后重约15～20次；弹拨完毕，用一拇指按住其近端将其固定并向上牵位，另一拇指按压使其复原，然后双手拇指并列顺向按压，使其平复如常。最后施用右手擦法从腰臀部至大腿部反复施术5分钟。以后隔天根据病情施行手法，6天为1个疗程。③以院内冬青膏为介质，直擦患侧臀上皮神经支配区域和腰部膀胱经，以透热为度。

2. 推拿分证论治

（1）气滞血瘀型：腰臀部、髂骨、髂嵴中部撕裂样疼痛，疼痛往往向下肢后外侧放射，痛有定处，痛处拒按，日轻夜重，弯腰受限，舌质紫暗，或有瘀斑，脉弦紧或涩。施予轻柔的一指禅推法或擦法，时间不宜太长。

（2）寒湿夹瘀型：腰臀部、髂骨、髂嵴中部弥漫性酸痛，伴麻木感，腰及髋关节活动欠利，静卧痛不减，受寒及阴雨疼痛加重。舌质淡，苔白或腻，脉沉紧或濡缓。以院内冬青膏为介质，施擦法于患侧髂腰韧带周围，以透热为度。

（3）肾虚夹瘀型：腰臀部、髂骨、髂嵴中部酸痛，隐痛，喜按喜揉，腰及髋关节活动欠利，久行久立后加重，舌淡，苔薄白，脉沉细。以院内冬青膏为介质，平推督脉，横擦肾俞—命门—肾俞，大肠俞—腰阳关—大肠俞，反复3～5遍，直擦八髎穴，以透热为度。

3. 特色治疗

（1）名老中医经验

1）夏惠明教授经验：治疗该病擅用一指禅推法，丁氏擦法。其关键是对臀上皮神经体表投影区及"条索状硬物"的理筋治疗，重点是解除局部肌肉痉挛，松解粘连，以减少对神经的卡压。由于臀上皮神经位置较浅，尤其是神经入臀点，手法治疗宜轻柔，切忌粗暴用力，一般配合院内冬青膏使用。

2）冯天有主任经验：治疗本病按照臀上皮神经的体表投影或压痛点行手法复位：用双拇指触诊按到异常滚动或高起的条索状后，在触清原位的沟、痕，一拇指将其向上牵引，另一拇指使之按于原位，再顺向按压。双拇指触诊已平复，手法治疗结束。

3）陈忠良主任经验：治疗本病先在臀部用按揉法或擦法，之后再髂嵴下方，施予与神经血管束呈垂直方向的弹拨法，再沿该方向施予擦法，配合局部热敷。

（2）针灸治疗

治疗本病可取阿是穴、大肠俞、十七椎、上髎，次髎、居髎、环跳、阳陵泉、丘墟穴，行常规针刺。可配合电针治疗，疼痛剧烈者可刺络拔罐，即用三棱针局部痛点刺络出血。寒湿夹瘀者拔罐加灸。气虚夹瘀者灸脾俞、胃俞。亦可辅以穴位注射治疗。

（3）中药外治：可予中药热奄包治疗。

六、西医治疗

口服非甾体抗炎药；药物离子导入、微波、高、中、低频、磁热疗法、红外线等理疗；局部封闭；针刀治疗；臀上皮神经切断术。

七、预后

本病预后较好，经治疗大多能减轻或消除疼痛。

八、预防与调护

患者急性期需卧床休息，注意保暖，忌酒辛辣之品。

九、疗效判定标准

疗效判定标准参照《中医病证诊断疗效标准》（中华人民共和国中医药行业标准 ZY/T001.1 ~ 001.9-94）。

（1）治愈：腰臀痛和临床体征消失，恢复发病前的劳动力水平。

（2）有效：腰臀痛和临床体征明显好转，劳动力较发病前降低。

（3）未愈：腰臀痛和临床体征无明显好转或恶化，劳动力丧失。

（董有康）

第二十一节　髂腰韧带损伤

一、概述

髂腰韧带损伤是急性腰扭伤的一种，以腰臀部疼痛而无腿部放射性痛主要表现。

二、病因病机

1. 中医病因病机

本病相当于中医学"腰部伤筋"、"瘀血腰痛"、"闪腰岔气"。本病中医病因病机相似于"急性腰扭伤"。

2. 西医病因病理

髂腰韧带为一肥厚而强韧的三角韧带，起于第 4、5 腰椎横突，呈放射状止于髂嵴的内唇后半，在骶棘肌深面。它主要抵抗身体质量所引起的剪力，限制第 5 腰椎旋转，所以当腰部过度屈曲、扭转、侧曲的情况下负重，往往造成局部组织渗出、增生、粘连、瘢痕形成，从而卡压局部的神经和血管，可引起急性髂腰韧带损伤，出现腰臀部疼痛。一般分为急性期和慢性期。

三、辨病

1. 病史

本病有长期固定的慢性腰臀部疼痛且有劳损史。

2. 症状

本病患侧髂腰部深在性疼痛，久坐久站则症状加重。急性损伤患者腰椎屈伸及旋转活动均受限，尤以后伸及向健侧弯曲时为甚；慢性损伤者疼痛呈弥漫性。疼痛偶影响到向大腿后侧和外侧。

3. 体征

本病急性期腰椎活动受限，生理曲度存在，患侧骶棘肌稍紧张，腰骶部压痛明显，腰椎后伸时诱发下肢疼痛，直腿抬高试验、"4"字试验（±），加强试验（－），挺腹试验（－），骨盆分离挤压试验（－），屈颈试验（－）。慢性期腰椎活动受限不明显，L5 旁可有深压痛，阳性体征不明显。

4. 辅助检查

腰椎正侧位片检查：腰部侧弯，$L_{4\sim5}$、$L_5\sim S_1$ 椎间隙稍有改变，健侧略宽。

四、类病辨别

参照急性腰扭伤。

五、中医论治

1. 推拿治疗

（1）治疗原则：舒筋通络，活血散瘀，消肿止痛。

（2）施术部位：患侧腰臀部。

（3）取穴：阿是穴、大肠俞、关元俞、居髎、腰阳关、十七椎、秩边、环跳、承扶、风市、中渎。

（4）手法：㨰法、一指禅推法、弹拨法，按揉法，平推法。

（5）操作：①患者取俯卧位。施㨰法、一指禅推法于患侧腰臀部约 5 分钟。②以拇指弹拨患侧阿是穴、大肠俞、关元俞、环跳、居髎，再按揉其余诸穴 5 分钟。③以院内冬青膏为介质，直擦患侧背部膀胱经及华佗夹脊穴，横擦患侧八髎穴。

2. 推拿分证论治

（1）气滞血瘀型：急性损伤后腰部疼痛，痛有定处，痛处拒按，日轻夜重，活动不利，舌质紫暗，或有瘀斑，脉弦紧或涩。施予轻柔的一指禅推法或擦法，时间不宜太长。

（2）寒湿夹瘀型：损伤后冷痛重着，转侧不利，静卧痛不减，受寒及阴雨疼痛加重。舌质淡，苔白或腻，脉沉紧或濡缓。以院内冬青膏为介质，施擦法于患侧髂腰韧带周围，以透热为度。

（3）肾虚夹瘀型：损伤后腰部酸痛，隐痛，喜按喜揉，久行久立后加重，舌淡，苔薄白，脉沉细。以院内冬青膏为介质，平推督脉，横擦肾俞—命门—肾俞，大肠俞—腰阳关—大肠俞，反复3～5遍，直擦八髎穴透热为度。

3.特色治疗

（1）名老中医经验

1）夏惠明教授经验：治疗该病重视对疾病的诊断，反对模糊诊断，手法治疗千篇一律；擅长使用一指禅推法对损伤部位的治疗，注重其他理筋手法配合使用，以促进软组织的修复，增加周围肌肉和韧带的力量，加强关节的稳定性。

2）魏指薪名老中医经验：治疗使用点揉法和按揉法，两种手法交替使用10次左右于疼痛部位，再按摩疼痛周围，之后采用"和腰法"和"转腰法"，左右侧屈腰部5次，在旋腰手法的同时对腰部痛点作重点按揉和推擦。

（2）针灸治疗

治疗本病可取阿是穴、大肠俞、腰俞、十七椎、居髎、环跳、委中等穴进行常规针刺。可配合电针治疗，疼痛剧烈者可刺络拔罐，用三棱针局部痛点刺络出血，寒湿夹瘀者拔罐加灸，肾虚夹瘀者灸肾俞、腰阳关。亦可辅以穴位注射治疗。

（3）中药外治：可予中药热奄包治疗。

六、西医治疗

口服非甾体抗炎药；微波、高、中、低频、药物离子导入、磁热疗法、红外线等理疗；局部封闭；针刀治疗。

七、转归与预后

本病预后较好，经治疗大多能减轻或消除疼痛，但愈后如反复损伤、劳累、负重、久坐，则较易复发。

八、预防与调护

（1）避免劳累，勿久坐，避免腰部负重及长时间弯腰，勿从事剧烈运动。
（2）注意腰部防寒保暖。
（3）坚持功能锻炼。

九、疗效判定标准

（1）痊愈：腰痛消失，腰推活动正常，能够恢复日常工作与生活。
（2）好转：腰痛明显减轻，腰椎活动正常。

（3）无效：腰痛无明显改善。

（董有康）

第二十二节　股骨头缺血性坏死

一、概述

股骨头缺血性坏死（avascular necrosis of femoral head，ANFH），股骨头缺血性坏死是由于不同病因破坏了股骨头的血液供应所造成的，以不定区域的骨小梁和骨髓坏死为特征的临床常见疾病，近年来临床所见有逐渐增多的趋势。此病致残率较高，治疗较棘手，是目前现代医学的疑难病之一，越来越引起医师和社会的关注。

二、病因病机

1.中医病因病机

本病属于中医"骨蚀"、"骨痹"、"骨痿"的范畴，其病因病机至今尚未明了，是临床常见疑难症之一。本病病位在髋关节，以"不通则痛"或"不荣则痛"为主要病机，其常见病机有气滞血瘀型、风寒湿痹型、痰湿型、气血虚弱型、肝肾不足型等。分证病机如下：

（1）气滞血瘀型：多因跌仆闪挫致局部气血运行不畅，气滞不能推动血行，日久成瘀，气血瘀滞于关节经络致经络不通，"气血隔绝，不能周荣"，股骨头失去气血濡养，久则坏死、塌陷。

（2）风寒湿痹型：外感风寒湿邪气，寒湿凝结阻滞气血，瘀血凝滞，经脉受阻，气血不通，不通则痛，从而产生骨痛、跛行、肌肉萎缩，并有患肢功能障碍。

（3）痰湿型：长期嗜酒及应用激素者大多容易产生湿痰，痰湿蕴而化热，蕴结髋部，气血因之不行，运化失常，筋骨失养，且热舍于肾，内伐肾精而最终发为骨蚀。

（4）气血虚弱型：《素问·五脏生成》指出："足受血而能步"，说明筋骨关节的功能活动有赖于气血的濡养。后天失养，气血不足亦是导致本病的重要原因之一。

（5）肝肾不足型：先天禀赋不足或后天肝肾虚损是本病的根本，肝肾不足，髓海空虚，不能滋养骨骼，又加上感受六淫邪毒侵袭而成病。《素问·脉要精微论》云："曲身不能，行则偻附，筋将惫矣，不能久立，行则久立，行则振掉，骨将惫矣"，说明筋骨的强弱与肝肾精血的亏虚与否密切相关。《难经》云："足少阴气绝，即为骨枯"。

2.西医病因病理

股骨头缺血性坏死的病因多种多样（临床文献报道已超过40种），比较复杂，难以全面系统地分类，但其共同的核心问题是各种原因引起的股骨头的血液循环障碍，而导致骨细胞缺血、变性、坏死。其起病缓慢，病程长，甚至终身残疾，是骨伤科疾病中的难治顽症之一。常见致病因素主要有以下四种：

（1）长期大剂量使用激素：由于长期应用激素可因血管脂肪栓塞、股骨头内压力增高、凝血机制的改变、骨质疏松等导致股骨头缺血性坏死。

（2）长期酗酒：目前认为长期大量酗酒导致胰腺酶大量释放，造成脂肪坏死、钙化、血管堵塞；还可导致高脂血症，凝血因子改变造成脂肪栓塞，出现造成股骨头缺血性坏死。

（3）外伤：如股骨颈骨折、髋关节创伤、手术等使得供应股骨头血液循环的主要血管损伤，可引起股骨头血液循环障碍而导致股骨头缺血性坏死。

（4）减压病：减压过快可使血液中释放出来的氮气、空气造成气体栓塞，造成骨局部梗死。

三、辨病

1. 病史

本病有明显的髋部外伤史；或无髋部外伤史而有长期服用激素、过量饮酒史等。

2. 症状

（1）疼痛：髋部疼痛，以内收肌起点处为主，疼痛可呈持续性或间歇性，行走活动后加重，有时为休息痛。疼痛多为针刺样、钝痛或酸痛不适等，常向腹股沟区、大腿内侧、臀后侧和膝内侧放射，并有该区麻木感。

（2）关节僵硬与活动受限：患髋关节屈伸不利、下蹲困难、不能久站、行走鸭子步。早期症状为外展、外旋活动受限明显。

（3）跛行：行走困难，呈跛行，为进行性短缩性跛行，由于髋痛及股骨头塌陷，或晚期出现髋关节半脱位所致。

3. 体征

本病早期仅有局部深压痛（股内收肌起点、腹股沟中点、缝匠肌起点、髋关节外侧粗隆、臀中肌为常见压痛点），"4"字试验及 Thomas 征均阳性。晚期髋关节各方向活动受限，患肢短缩，屈曲内收挛缩畸形，肌肉萎缩，甚至可出现半脱位体征，Trendelenburg 征阳性。

4. 辅助检查

（1）X 线：可见股骨头密度改变及中后期的股骨头塌陷。临床上将 X 线表现分为 4 期。Ⅰ期：软骨下溶解期。头外形正常，仅在某些区域（如负重区）软骨下出现囊性变或"新月征"。Ⅱ期：头坏死期。头外形尚正常，在头的外方或外上方及中部可见密度增高区，周围有时出现硬化带。Ⅲ期：头塌陷期。头部出现阶梯状塌陷或双峰征，软骨下有细微骨折线，负重区变扁，并有周围骨质疏松现象。Ⅳ期：头脱位期。坏死区继续向内下方发展，头扁平、增生、肥大，可向外上方脱位，关节间隙狭窄，髋臼边缘增生硬化。

（2）CT：CT 对股骨头缺血性坏死的早期诊断不如 MRI 和同位素扫描敏感，但明显优于 X 线平片。早期 CT 表现为股骨头内单纯成交织存在簇状条带和斑片状高密度硬化，边缘较模糊，条状硬化粗细不均。

（3）MRI：目前诊断股骨头缺血性坏死最敏感方法。最早出现的征象是 T_1WI 呈一线样，低信号改变（代表正常与缺血骨组织分界）。T_2WI 可见第 1 条线样改变内出现第 2 条高信号线（双线征代表高血流的肉芽组织）。但 MRI 不能发现血流灌注损害。对存在高危险因素，而 MRI 阴性者不能完全排除股骨头缺血性坏死（ANFH）诊断。Gd-DTPA 增强 MRI 扫描，不但可以评价血流灌注情况，还可以区别坏死和存活组织，对高危人群的早期诊断和随访追踪有前景。

（4）同位素扫描：敏感度高而特异性低，早期由于股骨头缺血性坏死，股骨头 ^{99}mTc-MDP的吸收减少，即有"冷区"，示骨密度减低区。中期当组织修复和软骨形成时，股骨头对同位素锝的吸收增多，即有"热区"，呈新月状和环状密度增高，晚期已有大片骨坏死。骨呈环状密度增高，同位素锝的骨扫描图像呈"正常"，此法能比 X 线早 14 个月发现股骨头坏死。但如有双侧病变因缺乏对比可造成诊断困难。

（5）骨功能探查：①骨内压测定（IMP）：正常股骨头内压低于4kPa（30mmHg），有无菌性坏死股骨头，骨内压可增至617kPa（50mmHg）以上。ANFH患者骨内静息压增高，对早期诊断 ANFH 特别是 MRI 阴性者有帮助。②骨髓腔静脉造影（IMV），在行骨内压检查后，注入 60% 泛影葡胺 8ml，立即及 5 分钟后 X 线片观察静脉回流现象，Ficat 报告100 例病理证明有股骨头坏死患者中，95%ANFH 患者呈阳性改变，表现为髋关节主要回流静脉不显影，出现代偿性静脉回流及造影剂滞流现象。成人股骨头坏死多为双侧性，有的病情较轻的患者往往无自觉症状，X 线、CT 表现轻微异常，而静脉造影可以发现回流障碍，所以股骨头颈腔静脉造影可以视为股骨头缺血性坏死早期诊断的重要手段。③骨活检具有相当高的准确性，对早期患者行骨活检是否有意义尚存在争议。

（6）血液流变学检查：早期股骨头缺血性坏死血液黏度显著增高，其中全血比黏度、血浆比黏度、纤维蛋白原增多，血沉方程 K 值、血小板黏附率升高。

四、类病辨别

1. 风湿性关节炎

本病症状与早期股骨头缺血性坏死相似，均为髋关节疼痛，X 线改变不明显，但风湿性关节炎伴有红肿热等风湿热表现，痛无定处，血清抗"O"可为阳性，且后期髋关节的骨性结构也不造成损害。

2. 类风湿关节炎

本病早期疼痛，晚期关节僵硬和畸形均与股骨头缺血性坏死相似。其发病特点是多发性、对称性，以关节滑膜病变为主，实验室检查血沉加快和类风湿因子阳性，X 线变化从关节间隙开始，早期因滑膜水肿、充血而使间隙变宽，以后则出现间隙狭窄等变化，与股骨头缺血性坏死病变始发于股骨头有明显区别。

3. 髋关节骨性关节炎

本病疼痛，关节活动受限，X 线表现髋关节间隙变窄，边缘增生、硬化与股骨头缺血性坏死相似，但骨性关节炎多发于中老年，起病缓慢，X 线改变以关节间隙为主，股骨头无塌陷。

4. 髋关节结核

本病疼痛、跛行、活动受限、骨质破坏等与股骨头缺血性坏死有相似之处，但结核全身症状明显，低热、盗汗、疲倦、消瘦是其发病特点。

5. 累及髋关节的强直性脊柱炎

此病多见于青少年男性，股骨头保持圆形而首先出现关节间隙变窄或消失，人类白细胞抗原－B27（HLA-B27）阳性且有骶髂关节受累（X 线表现骶髂关节边缘模糊，致密，甚至间隙消失）。

6. 神经性骨关节病

本病是由于脊髓病变引起的神经营养障碍性关节病，多见于膝关节。当病变发生在髋部时，有无痛性跛行，关节不稳。X 线片显示股骨头破坏、破裂或硬化，周围有大量骨赘或钙化，关节内有游离体，股骨头有脱位或半脱位，康式反应和华氏反应可能 50% 为阳性。

五、中医论治

1. 治疗原则

本病治疗原则为舒筋通络、活血化瘀、滑利关节。根据证型，气滞血瘀者治以活血化瘀、行气止痛；风寒湿痹者治以祛风散寒、除湿止痛；痰湿者治以化痰除湿；气血虚弱者治以补益气血；肝肾不足者治以补益肝肾、强筋健骨。

2. 推拿常规治疗

（1）取穴

冲门、髀关、阴廉、环跳、居髎、承扶、伏兔、髋关节周围阿是穴等。

（2）手法

一指禅推法、㨰法、擦法、揉法、拿法、摇法等。

（3）操作

1）患者俯卧位，医者以㨰法、肘揉法于患侧臀部，2 ~ 3 分钟后，施拿法于患侧大腿后侧约 1 分钟，然后配合患侧髋关节后伸和外展的被动运动。

2）患者侧卧位，医者以㨰法施术于患侧臀部，配合患侧髋关节后伸和外展的被动运动。

3）患者仰卧位，医者施㨰法、按揉法于患侧腹股沟区 2 ~ 3 分钟后，施拿法于患侧大腿后侧约 1 分钟，再配合患侧髋关节的前屈、外展、内旋、外旋的被动运动；然后患侧屈膝屈髋行髋关节摇法，幅度由小至大，以患者能忍受为度。

4）医者在患者处于不同体位时分别以一指禅推法施术于冲门、髀关、阴廉、环跳、居髎、承扶、伏兔、髋关节周围阿是穴等穴，每穴约 1 分钟。

3. 推拿分证论治

（1）气滞血瘀型

症状：髋部疼痛，夜间痛剧，刺痛不移，关节屈伸不利，舌黯或有瘀点，脉弦或沉涩。

推拿治疗以活血化瘀、行气止痛为法。除常规操作外，加拿肩井，一指禅推太冲、行间。

（2）风寒湿痹型

症状：髋部疼痛，疼痛遇天气转变而加剧，关节屈伸不利，伴麻木，喜热畏寒，苔薄白，脉弦滑。

推拿治疗以祛风散寒除湿、通络止痛为法。除常规操作外，加腹股沟区、腰骶部擦法。

（3）痰湿型

症状：髋部沉重疼痛，痛处不移，关节漫肿，屈伸不利，肌肤麻木，形体肥胖，苔腻脉滑或濡缓。

推拿治疗以化痰除湿、通络止痛为法。除常规操作外，加内关、中脘、足三里、阴陵泉、丰隆一指禅推法。

（4）气血虚弱型

症状：髋部疼痛，喜按喜揉，筋脉拘急，关节不利，肌肉萎缩，伴心悸气短，乏力，面色无华，舌淡，脉弱。

推拿治疗以固本培元、气血双补为法。除常规操作外，加足三里、血海、膈俞、气海、关元一指禅推法。

（5）肝肾不足型

症状：髋痛隐隐，绵绵不休，关节强硬，伴心烦失眠，口渴咽干，面色潮红，舌红，脉细数。

推拿治疗以补益肝肾、养血充髓为法。除常规操作外，加横擦腰部，两侧肝俞、肾俞、太溪一指禅推法。

4.特色治疗

（1）针灸治疗

1）常规针刺：以足阳明胃经、足太阳膀胱经腧穴为主，选穴：冲门、髀关、阴廉、环跳、承扶、伏兔、阿是穴等，留针 15～20 分钟。气滞血瘀型加太冲、肩井以疏肝胆之气，解郁止痛；风寒湿痹型加外关、合谷、三阴交、阴陵泉以疏风散寒除湿；痰湿型加内关、中脘、足三里、阴陵泉、丰隆化痰通络、消肿止痛；气血虚弱型加足三里、血海、膈俞、气海、关元以鼓舞气血生化之源，补气生血；肝肾不足型加肝俞、肾俞、三阴交、太溪补益肝肾，髋关节局部诸穴加灸，平补平泻。

2）电针：选取 1～3 对腧穴通电，用密波、疏波或疏密波，刺激量由中度到强度。治疗时间一般为 10～20 分钟，如感觉减低，可适当加大输出电流量。

（2）中药外治：可予中药热奄包治疗。

六、西医治疗

药物治疗；高压氧疗法；介入治疗；手术疗法。

七、转归与预后

早期股骨头坏死通常无临床症状和体征，因此获得早期诊断较难，但临床研究显示，唯有早期诊断、早期治疗才能挽救患者自身关节的治疗以获得优良疗效。所谓早期诊断有两个概念：一是指坏死病灶在 X 线、CT 扫描尚未显示阳性改变，仅 MRI 阳性，称为 I 期（前放射期）；二是指坏死病灶出现 X 线及 CT 扫描阳性，但股骨头仍未发生塌陷，称为 II 期（前塌陷期）。若能早期诊断、早期有效治疗可明显提高股骨头坏死患者保存自身关节的疗效，明显提高生活质量。由于股骨头坏死有一个复杂的病理过程，如早期不能得到及时有效的治疗，就会使股骨头塌陷，关节间隙变窄，最后导致骨关节炎，使患者髋关节功能障碍而致残致瘫。

八、预防与调护

（1）一定要加强髋部的自我保护意识：在做体育运动之前，要充分做好髋部的准备活动；走路时要注意脚下，小心摔跤，特别在冬季冰雪地行走时要注意防滑摔倒；在扛、背重物时，要避免髋部扭伤，尽量不要干过重的活；髋部受伤后应及时治疗、切不可在病伤未愈情况下，过多行走，以免反复损伤髋关节。

（2）在治疗某些疾病上，特别是一些疼痛性疾病时尽量不用或少用激素类药物。如果相关疾病必须应用激素时，要掌握短期适量的原则，并配合扩血管药、维生素 D、钙剂等，切勿不听医嘱自作主张，滥用激素类药物。

（3）尽量不要养成长期大量饮酒的毛病或戒酒，脱离致病因素的接触环境，清除乙醇的化学毒性，防止组织吸收。

（4）对股骨颈骨折采用坚强内固定，同时应用带血管蒂骨瓣头植骨，促进股骨颈愈合，增加头部血液运行，防止骨坏死，术后应定期随访，适当口服促进血液运行的中药和钙剂，预防股骨头缺血性的发生。

（5）对职业因素如深水潜水员、高空飞行员、高压工作环境中的人员应注意劳动保护及改善工作条件，确已患病者应改变工种并及时就医。

（6）饮食上应做到：不吃辣椒，不过量饮酒，不吃激素类药物，注意增加钙的摄入量，食用新鲜蔬菜和水果，多晒太阳，防止负重，经常活动等对股骨头坏死均有预防作用。

九、疗效判定标准

疗效标准按照《中医病证诊断疗效标准》（中华人民共和国中医药行业标准 ZY/T001.1 ~ 001.9 -94）。

（1）治愈：行走无跛行，髋关节无疼痛，下肢无短缩，功能完全或基本恢复，X 线片股骨头死骨区塌陷、骨坏死及骨增生硬化现象基本消失。

（2）好转：症状减轻，髋关节活动功能改善，下肢短缩在 1cm 左右，X 线片股骨头变大或扁平，但骨坏死及骨增生硬化现象有改善。

（3）未愈：症状无改善。X 线片征象无改变。

（王　勇）

第二十三节　肩关节周围炎

一、概述

肩关节周围炎，又称"凝肩"、"五十肩"、"冻结肩"，是肩关节周围软组织病变而引起肩关节疼痛和活动功能障碍。好发于 50 岁左右的中年人。其特征是肩部疼痛和肩关节活动障碍逐渐加剧，经数月甚至更长时间，疼痛逐渐消退，功能慢慢恢复，最后自愈。本病推拿治疗有较好疗效。

二、病因病机

1. 中医病因病机

五旬之人，肾气不足，气血渐亏，加之长期劳累又因肩部露卧受凉，寒凝筋膜而引起本症。故风寒湿邪侵袭、劳损为其外因，气血虚弱、血不荣筋为其内因。分证病机如下：

（1）风寒湿型：久居湿地，风雨露宿，夜寐露肩当风，以致风寒湿邪客于血脉筋肉。在脉则血凝而不流，脉络拘急而疼痛。寒湿之邪淫溢于筋肉则屈而不伸，痿而不用。

（2）瘀滞型：跌扑闪挫，筋脉受损，瘀血内阻，脉络不通，不通则痛。久之，筋脉失气养，拘急不用。

（3）气血虚型：年老体虚，或因劳累过度而导致肝肾精亏，气血不足，筋失所养，血虚生痛。久之，则筋脉拘急而不用。肝肾亏虚，气血不足，不荣则痛，日久筋脉拘急而不用。

2. 西医病因病理

"冻结肩"病因至今不清，一般认为退变是主要因素，也有人认为与内分泌失调或者自身免疫反应有关，与下列因素有关：

（1）肩关节以外疾病，如冠心病、肺炎、胆囊炎等反射性地引起肩部疼痛，使肩关节活动受限。

（2）因上肢骨折、颈椎病变等使上肢固定于身旁过久。

（3）肩关节周围软组织的退变，如肩峰下滑囊炎、冈上肌腱炎、肱二头肌长头腱鞘炎等。也有人发现长时间侧卧抱肩，喙突和肱骨头挤压关节囊出现肿胀或坏死是肩关节周围炎病因。临床上还多见糖尿病、脑卒中后遗症等疾病也常并发本病。

三、辨病

1. 症状

（1）有肩部劳损、外伤或感受风寒湿邪病史。

（2）肩部疼痛：多为酸痛或钝痛。一般为慢性发作，也可为急性，多有诱发因素。初期为阵发性疼痛，后期为持续性疼痛，并逐渐加重，日轻夜重，不能向患侧卧。疼痛可向肘部或颈部扩散。

（3）功能障碍：肩关节各方向活动功能明显受限。早期活动受限多因疼痛所致，后期则因肩关节广泛粘连所致。以外展、后伸受限为显，穿衣、梳头困难，出现"扛肩"现象。日久肩部功能活动几乎完全丧失，而呈"冻结"状，并发生肩部及上臂肌群废用性萎缩，此时疼痛反而减轻。

2. 体征

（1）压痛点：在肩关节周围可找到压痛点。主要在肩峰下、结节间沟、喙突、肩髃、肩髎、肩贞、肩井穴等处常有压痛。

（2）肩关节活动度：作上举、外展、内收、后伸、屈肘后伸、内旋、外旋活动并记录。一般前后方向的拉锯动作及较小幅度的旋转活动则无疼痛，此点可与关节内病变相区别。

（3）肌萎缩：肩周炎初期肩部在形态上无任何变化。病程较久者，由于废用和疼痛，出现肩部肌肉广泛性萎缩（以三角肌最为明显），肩峰突出。但在临床上，"冻结肩"的肌萎缩程度通常比肩关节结核或肩部神经麻痹所引起的肌萎缩要轻。

3. 辅助检查

（1）X 线检查

1）早期的特征性改变主要是显示肩峰下脂肪线模糊变形乃至消失。所谓肩峰下脂肪线是指三角肌下筋膜上的一薄层脂肪组织在 X 线片上的线状投影。当肩关节过度内旋位时，该脂肪组织恰好处于切线位，而显示线状。肩周炎早期，当肩部软组织充血水肿时，X 线片上软组织对比度下降，肩峰下脂肪线模糊变形乃至消失。

2）中晚期，肩部软组织钙化，X 线片可见关节囊、滑液囊、冈上肌腱、肱二头肌长头腱等处有密度淡而不均的钙化斑影。在病程晚期，X 线片可见钙化影致密锐利，部分病例可见大结节骨质增生和骨赘形成等。此外，在肩锁关节可见骨质疏松、关节端增生或形成骨赘或关节间隙变窄等。

（2）肩关节 MRI 检查：肩关节 MRI 检查可以确定肩关节周围结构信号是否正常，是否存在炎症，可以作为确定病变部位和鉴别诊断的有效方法。

四、类病鉴别

1.冈上肌腱炎
本病疼痛及压痛多在肩外侧肱骨大结节上部，且可有肌腱增粗、变硬等。肩外展出现疼痛弧为重要依据。

2.肩峰下滑囊炎
本病疼痛主要在肩外侧深部，可向三角肌止点放射，肩外展时疼痛加重，上举时反而不痛或疼痛不加重。

3.肱二头肌长头腱腱鞘炎
本病疼痛及压痛主要在肱骨结节间沟处，肱二头肌抗阻力试验阳性。

4.风湿性关节炎
本病可有游走疼痛并波及多个关节。静止时疼痛较重，有时肩部可出现轻度红肿，但活动范围多不受限制。血沉、抗"O"、类风湿因子可有阳性。

5.肩关节结核
本病发病年龄多在 20 ~ 30 岁，肩关节呈弥漫性肿胀，有结核病的全身症状。X 线片可帮助确诊。

6.化脓性关节炎
本病多属于血源性感染，局部红、肿、热、痛并见，伴有发热、恶寒，白细胞计数增高等。

五、中医论治

1.治则
本病的治则为松解粘连、滑利关节、缓解疼痛。动静结合。早期以舒筋活血，通络止痛为主，宜适当限制肩关节的活动；后期则以解除粘连，滑利关节为主，应加强肩关节的活动。外感风、寒、湿邪治以驱风、散寒、除湿；瘀滞型治以活血化瘀、行气止痛；气血虚型治以益气养血，活络止痛。

2.推拿常规治疗
（1）取穴及施术部位
取穴：肩髎、肩前（肩内陵）、肩贞、肩井、肩中俞、肩外俞、天宗、秉风、曲垣、缺盆、极泉、曲池、手三里、合谷。施术部位：患侧肩关节周围，肩胛部及其周围，上臂。

（2）手法

一指禅推法、㨰法、按法、揉法、拿法、点法、拨法、拔伸法、扳法、摇法、搓法、抖法等。

（3）操作

患者坐位，必要时卧位。

1）医者站或坐于患侧。一指禅推法、㨰法施于肩前部、三角肌部及肩后部，同时配合患肩被动运动，时间 7 ~ 10 分钟。按揉肩前、肩髃、肩髎、肩贞、极泉约 3 分钟。拿上臂内外侧、曲尺、手三里数次。

2）医者立于患者后面。拿肩井数次，施㨰法、按揉法于肩背，重点在患侧肩胛周围，点揉肩井、秉风、曲垣、天宗、肩中俞、肩外俞、缺盆等穴，时间 5 ~ 7 分钟。如触及条索状物，可用弹拨法。

3）医者站于患侧。托肘摇肩关节 3 ~ 5 遍，行肩关节上举、外展、内收、屈肘后伸扳法各 1 ~ 2 次，托肘及大幅度摇肩关节各 3 ~ 5 遍，拔伸、提抖肩关节。

4）医者站于患侧。抱揉肩关节，搓、抖患肩及上肢，结束治疗。

3. 推拿分证论治

（1）风寒湿型

症状：肩部窜痛，遇风寒痛增，得温痛缓，畏风恶寒，或肩部有沉重感，舌淡、舌苔薄白或腻，脉弦滑或弦紧。

推拿治疗以驱风、散寒、除湿为法，除常规治疗外，以院内冬青膏或黄金万红膏为介质，用擦法施于肩周，以透热为度。

（2）瘀滞型

症状：肩部肿痛，疼痛拒按，以夜间为甚，舌暗或有瘀斑，舌苔白或薄黄，脉弦或细涩。

推拿治疗以活血化瘀、行气止痛为法，除常规治疗外，重点采用按揉法、弹拨法施于痛性反应点或敏感点。

（3）气血亏虚型

症状：肩部酸痛，劳累后疼痛加重，伴头晕目眩，气短懒言，心悸失眠，四肢乏力，舌淡，少苔或舌苔白，脉细弱或沉。

推拿治疗以益气养血、活络止痛为法，除常规治疗外，重点按揉血海、气海、足三里、曲池等穴，施擦法于肩周。

4. 推拿分期治疗

（1）急性期：以松解类手法为主，采用㨰法、按揉法、弹拨法、擦法为主。注意在肩部施术时间不宜太长，手法刺激不宜太重，避免使用较大幅度的被动活动关节类手法。

（2）粘连期：以松解类手法与被动活动关节类手法为主，可用较重的手法如扳法、拔伸、摇法并配合肩关节各功能位的被动活动。

（3）恢复期：以松解类手法为主，采用㨰法、按揉法、擦法为主。

5. 特色治疗

（1）名老中医经验

1）丁季峰名老中医经验：丁季峰教授运用㨰法配合关节被动运动法治疗肩关节周围炎。首先在病变部位周围运用㨰法来缓解疼痛，放松肌肉，以利于后续手法的实施。然后医师的一手不停地以㨰法继续刺激病变部位，另一手握持患者肢体远端，使之向某一特定方向做有控制的被动运动操作，以滑利关节，分离粘连，牵伸筋膜，理筋整复。最后仍以㨰法在病变部位操作，以促使炎症消散，加强局部血循，消除关节被动运动操作过程中可能造成的组织损伤，利于机体修复。肩周炎在急性期，手法宜轻柔缓和，刺激过强反而增病，尤其不可妄用肩关节大幅度被动运动，以免造成新的软组织损伤，肩部炎症反应加重。遂以轻柔㨰法配合小幅度缓慢肩关节旋转运动进行治疗。㨰法所要刺激的部位，要放在关节被动运动可能引起剧烈疼痛的地方。如肩关节前屈被动运动时，关节囊后壁与冈下肌、小圆肌处于被牵拉的状态，㨰法刺激应放在肩关节后下部位；肩关节外展被动运动时，喙肱韧带与腋下皱襞处于牵紧状态，㨰法刺激的部位应选择在喙突前外侧及腋下。

2）夏惠明教授经验：夏惠明教授运用插法治疗粘连期肩周炎。肩关节周围炎，特别是肩周炎晚期，肩关节向各方向活动均可受限，尤以外展、上举、外旋、后伸最为显著。常规推拿治疗外，重点施用插法。插法：以左侧肩关节病变为例，患者坐位，医者立于其左侧，左手扶住患者左肩，右手四指并拢插入肩胛骨内侧缘之下方，随患者呼吸，缓缓向外向上用力，进退3～5次。施术时注意：①手指插入时应轻巧柔和；②操作时随患者呼吸，缓缓用力；③用力方向为向外向上。

（2）针灸治疗

1）常规针刺：主穴：肩髃透极泉，天宗透秉风、肩贞、条口透承山。配穴：曲池、尺泽、肩陵、肩井、合谷、阳陵泉。嘱患者垂曲肘。宜以28号针，长3～4寸，行深刺透刺，使局部有较强的酸麻胀感。条口透承山及肩陵穴、阳陵泉均宜针对侧穴，为提高疗效，可先针此类穴，待明显得气后，令患者活动肩部，内外旋转、前伸后屈等；然后再针局部穴。每日或隔日1次，10次为一个疗程。疗程间隔5天。

2）电针：选取1～3对腧穴通电，用密波、疏波或疏密波，刺激量由中度到强度。治疗时间一般为10～20分钟，如感觉减低，可适当加大输出电流量。

（3）中医外治：中药热奄包治疗、蜡疗、艾灸等治疗。

（4）功能锻炼

1）手指爬墙：患者面对墙壁站立，用患侧手指沿墙缓缓向上爬动，使上肢尽量高举，到最大限度，在墙上作一记号，然后再徐徐向下回原处，反复进行，逐渐增加高度。

2）钟摆练习：患者弯腰90°，患侧上肢下垂，以健侧手扶住患侧手腕。患肩不用力，由健侧手用力推、拉患侧前臂，使患侧肘关节在所能达到的最大的活动范围内划圈。每次逆时针划20圈，顺时针划20圈。

3）体后拉手：患者自然站立，在患侧上肢内旋并向后伸的姿势下，健侧手拉患侧手或腕部，逐步拉向健侧并向上牵拉。

4）头枕双手：患者仰卧位，两手十指交叉，掌心向上，放在头后部（枕部），先使两肘尽量内收，然后再尽量外展。

5）被动前屈上举：患者应平卧于床上，伸直患侧上臂，健侧手扶患肢肘部。在患肢不用力的情况下，由健侧手用力使患肢尽可能上举达最大角度，并在该角度维持2分钟。

6）被动体侧外旋：患者平卧床上。患侧肘关节屈曲90°并紧贴在体侧。健侧手用一根木棒顶住患侧手掌。在维持患侧肘关节紧贴体侧的同时，尽力向外推患侧手，达到最大限度时同样维持2分钟。

7）体前内收：患者站立位，健侧手扶患侧肘关节。健侧手用力使患侧上肢抬平后，将患侧肘关节尽力拉向胸前，越贴近胸前越好。在最贴近胸部的位置维持2分钟。

8）被动内旋：患者站立位，患肢背在背后，而健侧手背在脑后。两手分别握住一条毛巾的两端。在患肢不用力的情况下，由健手通过所握的毛巾尽力将患手向上拉，达到最大限度时维持2分钟。

六、西医治疗

非手术治疗，包括口服水杨酸制剂或其他消炎止痛类药，局部封闭，理疗，肩关节主动功能练习；手术治疗，包括肱二头肌长头腱固定或移位术，喙肱韧带切除术。

七、转归与预后

本病疗程较长，且疗程长短与患者自身锻炼的情况有很大关系，但预后良好，只要坚持治疗、锻炼，一般皆可治愈，很少复发。

八、预防与调护

肩周炎是可以预防的。老年人一般缺乏活动，上肢与肩部周围组织的血液循环较差。因此，肩关节的关节囊、肌腱容易变性、钙化，发生炎症。如果老年人平时注意运动，锻炼上肢及肩部，就可以有效地避免肩周炎的发生。

（1）注意防寒保暖：由于自然界的气候变化，寒冷湿气不断侵袭机体，可使肌肉组织和小血管收缩，肌肉较长时间的收缩，使肌肉组织受刺激而发生痉挛，久则引起肌细胞的纤维样变性，肌肉收缩功能障碍而引发各种症状。

（2）纠正不良姿势：对于经常伏案、双肩经常处于外展工作的人，应注意调整姿势，避免长期的不良姿势造成慢性劳损和积累性损伤。

（3）注意相关疾病：注意容易引起继发性肩周炎的相关疾病，如糖尿病、颈椎病、肩部和上肢损伤、胸部外科手术及神经系统疾病，应开展肩关节的主动运动和被动运动，以保持肩关节的活动度。

（4）功能锻炼：坚持功能锻炼，平时结合自己的生活习惯做一些如屈肘甩手、体后拉手、展臂站立、头枕双手、旋肩等简单锻炼，不仅可以预防肩周炎，还能较好地缓解肩周炎的初期症状。

九、疗效判定标准

疗效判定标准参照《中医病证诊断疗效标准》（中华人民共和国中医药行业标准 ZY/T001.1～001.9-94）。

（1）治愈：肩部疼痛消失，肩关节功能完全或部分恢复。

（2）好转：肩部疼痛减轻，肩关节功能改善。

（3）未愈：症状、体征均无改善。

（雷广宇）

第二十四节 冈上肌肌腱炎

一、概述

本病是指由于冈上肌肌腱局部急慢性损伤或感受风寒湿邪，而产生无菌性炎症，引起局部疼痛及活动受限者。本病又名冈上肌腱综合征、外展综合征。好发于中年以上的体力劳动者、家庭妇女、运动员。单纯冈上肌肌腱炎发病缓慢，肩部外侧渐进性疼痛，上臂外展60°～120°（疼痛弧）时肩部疼痛剧烈。

二、病因病机

1. 中医病因病机

冈上肌肌腱炎属中医"痹症"范畴。肝肾亏损，气血不足年老体弱，肝肾精气衰退，气血不足，经脉不充，冈上肌腱失其濡养，产生退化，在此基础上受到轻微的外界因素影响即可出现疼痛和功能障碍。外感风寒之邪侵袭肩部，肩部退变之冈上肌肌腱血液运行迟滞，瘀结不通，不通则痛而发病。分证病机如下：

（1）风寒湿型：久居湿地，风雨露宿，夜寐露肩当风，以致风寒湿邪客于血脉筋肉。在脉则血凝而不流，脉络拘急而疼痛。

（2）瘀滞型：跌扑闪挫，筋脉受损，瘀血内阻，脉络不通，不通则痛。久之，筋脉失气养，拘急不用。

（3）气血虚型：年老体虚，或因劳累过度而导致肝肾精亏，气血不足，筋失所养，血虚生痛。久之，则筋脉拘急而不用。肝肾亏虚，气血不足，不荣则痛，日久筋脉拘急而不用。

2. 西医病因病理

上肢外展上举运动中冈上肌腱、肩峰、喙突形成的肩喙穹与肱骨头之间隙中滑动容易受到肩峰喙突的摩擦及肩喙穹下间隙内受肱骨头肩峰喙突间的撞击、夹挤造成冈上肌腱慢性劳损，或因冈上肌的力臂较短，完成上肢外展上举运动中所作的功又较大且又随年龄增大长期反复受累造成冈上肌腱本身的退行性变化，由于冈上肌腱表面与肩峰之间为肩峰下滑囊，所以冈上肌肌腱炎、肩峰下滑囊炎二者往往同时并存且相互影响，多数肩峰下滑囊炎继发于冈上肌腱病变。

三、辨病

1. 症状

（1）以肩峰大结节处为主的疼痛，并可向颈、肩和上肢放射。肩外展时疼痛尤著，因而患者常避免这一动作。

（2）肩关节活动受限，活动受限以肩关节外展至60°～120°时，可引起明显疼痛为主要特征，当大于或小于这一范围及肩关节其他活动不受限制，亦无疼痛，这与肱二头肌肌腱炎和肩周炎明显不同。

2. 体征

本病压痛，在冈上肌抵止部的大结节处常有压痛，并随肱骨头的旋转而移动。冈上肌肌腱止点压痛，可触及该肌腱增粗、变硬，疼痛弧试验阳性。

3. 辅助检查

X 线检查：一般无异常，少数患者可见冈上肌肌腱钙化。

四、类病鉴别

1. 肩关节周围炎

本病疼痛弧不仅限于中间范围，而且从开始活动到整个运动幅度内均有疼痛及局部压痛。

2. 粘连性肩关节滑囊炎

本病活动开始时不同，外展 70° 以上出现疼痛，超外展则疼痛明显加重。

3. 肩袖断裂

本病多因投掷运动等外伤所致，肩前方疼痛伴大结节近侧或肩峰下区域压痛，主动外展困难，将患肢被动地外展上举到水平位后，不能主动地维持此种肢位，或外展 60° ~ 120° 阳性疼痛弧征。

五、中医论治

1. 治则

舒筋通络，活血止痛。

2. 推拿治疗

（1）取穴及施术部位

肩髃、肩髎、肩贞、肩井、秉风、曲垣、天宗、臂臑、曲池、手三里。患侧肩关节外侧，肩胛部及其周围，上臂。

（2）手法

一指禅推法、㨰法、按法、揉法、拿法、点法、摇法、搓法、抖法等。

（3）操作

1）患者坐位。医者站或坐于患侧。一指禅推法、㨰法施于肩外侧、三角肌部及肩前、后部，同时配合患肩被动运动，时间约 10 分钟。按揉肩髃、肩髎、臂臑、肩贞约 5 分钟。拿上臂内外侧、曲池、手三里数次。

2）医者立于患者后面。拿肩井数次，施㨰法、按揉法于肩背，重点在患侧冈上窝，按揉或点揉肩井、秉风、曲垣、天宗等穴，时间约 5 分钟。

3）医者站于患侧。托肘及大幅度摇肩关节各 3 ~ 5 遍。抱揉肩关节，搓、抖患肩及上肢，结束治疗。

3. 特色治疗

（1）针灸治疗

1）常规针刺：以患部压痛敏感点为主穴，肩井、肩外俞、肩中俞、大椎穴为配穴，根据病灶范围大小，每次取 2 ~ 4 穴，常规消毒后，用 1.5 寸不锈钢毫针刺入穴位，得气酸胀后留针 10 ～ 15 分钟。

2）电针：选取 1 ～ 3 对腧穴通电，用密波、疏波或疏密波，刺激量由中度到强度。治疗时间一般为 10 ～ 20 分钟，如感觉减低，可适当加大输出电流量。

（2）中药热奄包治疗

中药热奄包治疗、蜡疗、艾灸等治疗。

六、西医治疗

口服消炎镇痛药；局部封闭注射。

七、转归与预后

冈上肌腱上方与肩峰下滑囊紧密相连，下方与肩关节囊紧密相连，病变时可相互波及，影响患者肩关节功能，及时推拿治疗可有效改善症状，预后好。

八、预防与调护

（1）急性期注意休息，避免外展外旋动作，后期可加强肩关节的自主活动锻炼，预防肩关节粘连，恢复肩关节的正常活动功能。

（2）注意局部保暖，防止受风着凉。

九、疗效判定标准

疗效判定标准参照《中医病证诊断疗效标准》(中华人民共和国中医药行业标准 ZY/T001.1 ～ 001.9-94)。

（1）治愈：肩部疼痛及压痛消失，肩关节活动功能恢复。

（2）好转：肩部疼痛减轻，功能改善。

（3）未愈：症状无改善。

（雷广宇）

第二十五节　肱二头肌长头肌腱鞘炎

一、概述

肱二头肌长头肌腱腱鞘炎是指肱二头肌长头肌腱在长期的、过度的活动中遭受磨损而发生退变、粘连，导致滑动功能障碍的一种疾病，多见于 40 岁以上中年人，也可见于急性损伤者，是引起肩痛的常见病。由于肱二头肌长头肌腱穿过肩关节囊，早期若得不到及时治疗，最终成为冻结肩的促成因素。

二、病因病机

1. 中医病因病机

肱二头肌长头肌腱腱鞘炎属中医"痹症"范畴。肝肾亏损，气血不足年老体衰，肾气不足，气血亏损，筋脉骨髓失养，肱骨结节间沟发生退行性改变，产生骨质增生，使肌腱鞘管发生狭窄，肌腱在鞘管内发生摩擦，导致本病。外邪侵袭肩部感受风寒邪气，筋脉不通，局部血液运行障碍、肌肉痉挛，在肱二头肌长头肌腱和结节间沟退变基础上易产生炎症变化，引起本病。分证病机如下：

（1）风寒湿型：久居湿地，风雨露宿，夜寐露肩当风，以致风寒湿邪客于血脉筋肉。在脉则血凝而不流，脉络拘急而疼痛。

（2）瘀滞型：跌扑闪挫，筋脉受损，瘀血内阻，脉络不通，不通则痛。久之，筋脉失气养，拘急不用。

（3）气血虚型：年老体虚，或因劳累过度而导致肝肾精亏，气血不足，筋失所养，血虚生痛。久之，则筋脉拘急而不用。肝肾亏虚，气血不足，不荣则痛，日久筋脉拘急而不用。

2. 西医病因病理

本病可因外伤或劳损后急性发病，但大多是由于肌腱长期遭受磨损而发生退行性变的结果。主要病因有：

（1）肌腱在肱骨结节间沟内遭受磨损。肱二头肌长头腱经肱骨结节间沟进入肩关节，沟脊上有横韧带将肌腱限制在沟内。在日常生活和工作中，上臂常位于身体前侧并处于内旋位，使肱二头肌长头腱挤向结节间沟内侧壁，容易遭受磨损而发生退变。尤其是结节间沟有先天性变异或因粗糙不平，甚至有骨刺形成者。

（2）肌腱长期遭受肩峰下撞击。肱二头肌长头腱的关节内部分位于肩峰下间隙前部，当肩关节外展活动时，该部与喙肩穹之间可发生磨损、撞击，久之使肌腱发生退行性改变。

（3）继发于肩关节炎症。肱二头肌长头腱腱鞘与肩关节腔相通，任何肩关节的慢性炎症，都可引起肌腱腱鞘充血、水肿、细胞浸润，甚至纤维化、腱鞘增厚、粘连形成，使肌腱滑动功能发生障碍。

三、辨病

1. 症状

本病主要症状是肩部疼痛和肩关节活动受限。疼痛主要位于肩关节前面，并可向三角肌附着处或肱二头肌腹放射，夜间加剧，影响睡眠。结节间沟及其上方肱二头肌长头腱压痛是本病的主要特征。令肱二头肌长头腱紧张的主、被动活动，均可使疼痛加重。Yergason 征阳性是诊断本病的主要依据，即抗阻力屈肘及前臂旋后时，在结节间沟处出现剧烈疼痛。急性发作者症状重，有时可有不同程度肌痉挛；慢性发病者疼痛较轻，常常能忍受，但若过多活动或在遭受轻微外伤或受凉后，症状可加重，严重者可有关节活动受限。

2. 体征

（1）肱骨结节间沟处有明显压痛。

（2）肩关节被动外展、外旋、后伸可诱发肩前部的疼痛。

（3）肱二头肌长头紧张试验阳性。

3. 辅助检查

肩部后前位 X 线片常无明显异常。疑为本病时应常规摄肱骨结节间沟切线位 X 线片。部分患者可见结节间沟变窄、变浅，沟底或沟边有骨刺形成。

四、类病鉴别

1. 肩周炎

本病疼痛、压痛范围较广，肩关节各方向活动皆受限。

2. 肱二头肌长头腱断裂

本病多因肱二头肌急骤、强力用力引起。疼痛剧烈，屈肘无力，屈肘时上臂前内侧可见肿物隆起。

五、中医论治

1. 治疗原则

急性损伤者活血化瘀，慢性损伤者理筋通络。

2. 推拿常规治疗

（1）取穴及治疗施术部位：取穴：肩前、肩髃、肩髎、肩贞、曲池、手三里。施术部位在肩臂部。

（2）手法：一指禅推法、擦法、按揉法、拿法、点法、拨法、摇法、搓法、抖法等。

（3）操作：患者坐位。医者站或坐于患侧。一指禅推法、擦法施于肩前、外侧，重点在结节间沟处，可同时配合肩部被动运动。时间约 10 分钟。弹拨肱二头肌长头腱数次。按揉肩前、肩髃、肩髎、肩贞约 3 分钟。拿上臂、曲池、手三里数次。摇肩，抱揉肩关节，搓、抖患肩及上肢，结束治疗。

3. 特色治疗

（1）针灸治疗

1）常规针刺：取肩髃透极泉、肩前、曲池，配以天宗、巨骨等穴，使肩关节部均有酸胀麻木感，并可传至手指，留针 20 分钟。

2）电针：选取 1 ~ 3 对腧穴通电，用密波、疏波或疏密波，刺激量由中度到强度。治疗时间一般为 10 ~ 20 分钟，如感觉减低，可适当加大输出电流量。

（2）中药热奄包治疗：中药热奄包治疗、艾灸、蜡疗等治疗。

六、西医治疗

非手术治疗，包括三角巾悬吊前臂加以保护，服用消炎止痛类药物，局部封闭；手术治疗。

七、转归与预后

肱二头肌长腱腱鞘炎发作的急性期推拿治疗，手法宜轻柔，重用擦法；慢性期治疗手法刺激可适当加重,重用关节被动运动类手法。一般预后较好,肱骨结节间沟有骨质增生者,推拿治疗不理想,严重者可考虑手术治疗。

八、预防与调护

（1）初期宜制动,减少肩、肘关节活动。后期积极进行肩关节功能锻炼。
（2）注意局部保暖,防止受风着凉。

九、疗效判定标准

疗效判定标准参照《中医病证诊断疗效标准》（中华人民共和国中医药行业标准 ZY/T001.1 ~ 001.9-94）。
（1）治愈:肩部疼痛及压痛点消失,肩关节功能恢复。
（2）好转:肩部疼痛减轻,功能改善。
（3）无效:症状无改善。

（雷广宇）

第二十六节　肩峰下滑囊炎

一、概述

肩峰下滑囊炎是指由于肩部的急慢性损伤,炎症刺激肩峰下滑囊,引起肩部疼痛、活动受限为主症的一种病症,又名三角肌下滑囊炎。肩峰下滑囊位于三角肌下面与冈上肌上面,又名三角肌下滑囊,此囊分为肩峰下和三角肌下两部分,二者之间可能有一薄的中隔,但大多数是相通的。其滑囊覆盖肱骨结节间沟和短小旋转肌,滑囊顶部和肩胛骨肩峰、喙突紧密相连,滑囊底部于短小旋转肌及肱骨大结节连接。冈上肌肌腱与肩关节囊的上部结合,并形成此囊底的大部分。当上臂外展成直角时,滑囊几乎完全隐藏于肩峰下面看不见。滑囊将肱骨大结节与三角肌、肩峰突隔开。滑囊内部有滑液膜覆盖,其主要功能为使肱骨大结节不致在肩峰突下面发生摩擦,减少肱骨大结节与肩峰及三角肌之间的磨损。往往因长期摩擦而引起劳损,产生滑囊水肿、增厚的无菌性炎症或发生滑囊壁内相互粘连,妨碍上臂外展和旋转肩关节的正常活动。

二、病因病机

1. 中医病因病机

肩峰下滑囊炎病位在肩,属中医学"痹证"范畴。肝肾亏虚,气血不足,以致经脉失养,风寒湿邪相兼为患,客于肩部导致经络气血痹阻,肌腱失去濡养。分证病机如下:
（1）风寒湿型:久居湿地,风雨露宿,夜寐露肩当风,以致风寒湿邪客于血脉筋肉。在脉则血凝而不流,脉络拘急而疼痛。

（2）瘀滞型：跌扑闪挫，筋脉受损，瘀血内阻，脉络不通，不通则痛。久之，筋脉失气养，拘急不用。

（3）气血虚型：年老体虚，或因劳累过度而导致肝肾精亏，气血不足，筋失所养，血虚生痛。久之，则筋脉拘急而不用。肝肾亏虚，气血不足，不荣则痛，日久筋脉拘急而不用。

2. 西医病因病理

肩峰下滑囊炎常继发于邻近组织的慢性劳损、运动过度等所致病变之后，如冈上肌腱位于肩峰下滑囊的底部，冈上肌腱的非特异性炎症常可波及肩峰下滑囊，引起滑囊充血、组织液渗出、水肿、囊内积液等病理变化而形成滑囊炎；局部直接受到外伤也可导致滑囊炎症变化。

三、辨病

1. 病史
本病常有肩部急、慢性损伤史，多继发于冈上肌腱炎。

2. 症状
（1）肿胀：急性期因滑囊膨胀三角肌前缘呈圆形肿胀。

（2）疼痛：肩外侧深部痛，并向三角肌止点放射，肩峰下压痛明显。

（3）活动受限：以肩外展、外旋受限为主。初期肩部活动受限较轻，日久与腱袖粘连，使肩部活动障碍。肌肉萎缩以冈上肌和冈下肌出现较早，晚期可出现三角肌萎缩。

3. 体征
（1）压痛：肩峰下及大结节处。

（2）肿胀：急性期于肩前外侧可有肿胀。

（3）功能障碍：以肩外展、外旋为显。

（4）肌肉萎缩：冈上肌及冈下肌萎缩出现较早，晚期可见三角肌萎缩。

4. 辅助检查
X 线检查：多无异常，晚期可见冈上肌腱钙化。

四、类病鉴别

1. 冈上肌腱炎
本病疼痛弧为其特有表现。但如二者同时发生，肩峰下滑囊炎往往被冈上肌腱炎掩盖。

2. 肱二头肌长头肌腱鞘炎
本病疼痛及压痛位于结节间沟处，肱二头肌抗阻力试验阳性。

五、中医论治

1. 治疗原则
舒筋通络，活血止痛。急性期宜消除淤止痛法；慢性期宜活血化瘀，滑利关节法。

2.推拿治疗

（1）取穴及施术部位：取穴：肩髃、肩髎、肩前、肩贞、臂臑、曲池、手三里。施术部位在肩峰下、大结节及其周围、上臂。

（2）手法：一指禅推法、㨰法、按法、揉法、拿法、点法、摇法、搓法、抖法等。

（3）操作：患者坐位。一指禅推法、㨰法施于肩部，重点在肩峰下、三角肌、大结节处，可配合患肩被动运动。点、按、揉（可配合弹拨）肩前、肩髃、肩髎、臂臑、肩贞。拿上臂内外侧及曲池、手三里。摇肩，抱揉肩关节，搓、抖患肩及上肢，结束治疗。

3.推拿分证论治

（1）风寒湿型：在常规操作基础上，配合驱风、散寒、除湿为法，以院内冬青膏或黄金万红膏为介质，用擦法施于肩周，以透热为度。

（2）瘀滞型：在常规操作基础上，配合活血化瘀、行气止痛为法，采用点按法法、弹拨法施于痛性反应点或敏感点。

（3）气血虚型：常规操作基础上，配合补益气血为法，采用摩法在肩部进行操作，配合指按揉法在足三里、脾俞、胃俞等穴进行按揉。

4.特色治疗

（1）针灸治疗

1）常规针刺：取肩髃、肩髎、臑俞、曲池、巨骨、手三里、阿是穴。操作：用40～65mm毫针，肩髃可沿肩峰水平进针，可向前、向后、向下透刺1～2寸。巨骨向外下方进针约0.5寸，其他穴位常规刺法，均行泻法。留针30分钟，每天治疗1次。

2）电针：选取1～3对腧穴通电，用密波、疏波或疏密波，刺激量由中度到强度。治疗时间一般为10～20分钟，如感觉减低，可适当加大输出电流量。

（2）中药热奄包治疗：中药热奄包治疗等。

六、西医治疗

非手术治疗包括穿刺抽液；囊内注射醋酸氢化可的松；手术治疗。

七、转归与预后

肩峰下滑囊炎常继发于邻近组织病变，推拿治疗效果较好，但易复发。应积极治疗原发病灶，防止肩关节周围组织广泛粘连。

八、预防与调护

在生活中就要积极地避免外力撞击或劳损的产生，在运动的时候要多加注意避免做一些过激的运动。急性期宜休息，外展位制动，后期可逐渐加强肩关节的自主活动锻炼，预防肩关节粘连，恢复肩关节的正常活动功能。注意局部保暖，防止受风受凉。

九、疗效判定标准

疗效判定标准参照《中医病证诊断疗效标准》（中华人民共和国中医药行业标准 ZY/

T001.1 ～ 001.9-94)。

（1）治愈：临床症状完全消失，功能恢复正常，活动无障碍。

（2）好转：临床症状基本消失，但功能活动仍稍受限。

（3）无效：临床症状无减轻，功能活动无改善。

（雷广宇）

第二十七节　肱骨外上髁炎

一、概述

肱骨外上髁炎是指由于肘部外伤和劳损等因素，导致肱骨外上髁前臂伸肌附着点处部分纤维出现撕裂或骨膜的炎性反应变化，而出现的以肘部疼痛、腕部屈伸活动受限为主要临床表现的病症。因网球运动员常见，故又称"网球肘"。本病常见于 40 ～ 50 岁，男性多于女性。

二、病因病机

1. 中医病因病机

中医认为本病属"痹症"范畴，多由于患者肘部用力不当，闪挫损伤肘部经络，致血行于脉外，瘀滞于肘部，痹阻经络，不通则通所致。或产后。或中老年妇女，气血不足，血不养筋，不荣则痛。

2. 西医病因病理

现代医学认为本病是急性损伤或慢性劳损，引起肱骨外上髁的病因主要有以下两种。

（1）急性损伤前臂处于旋前位时，腕关节突然背伸，前臂桡侧伸腕肌强力收缩，伸肌附着点部分撕裂，骨膜下出血、血肿、渗出，日久局部纤维组织机化、钙化，局部骨质增生，反复刺激肌腱出现疼痛和功能障碍。

（2）慢性劳损网球运动员正手或反手击球时，前臂伸肌总腱会受到反复牵拉，造成伸肌附着点的慢性撕裂伤，形成慢性创伤性炎症。另外，家庭主妇、木工等手和腕长期用力劳动的人群也易出现此类损伤。

三、辨病

1. 病史

本病多见于特殊工种或职业，如家庭主妇、木工、网球运动员或有肘部损伤病史者。

2. 症状

本病肘外侧疼痛，疼痛呈持续渐进性发展。做拧衣服、扫地、端壶倒水等动作时疼痛加重，常因疼痛而致前臂无力，握力减弱，甚至持物落地，休息时疼痛明显减轻或消失。

3. 体征

（1）肘关节肱骨外上髁处可触及明显的压痛点。

（2）抗阻力伸腕试验阳性，密耳（Mill）试验阳性。

4. 辅助检查

X 线片检查，早期一般无异常改变，日久可见肱骨外上髁部骨膜炎性反应，附近软组织有点状钙化影像。

四、类病辨别

神经根型颈椎病：常有颈部静力性损伤或感受风寒湿邪病史，颈项部疼痛，活动受限。肩臂乃至手指可有放射性疼痛或麻木为主要表现。颈部后伸、咳嗽，甚至增加腹压时疼痛或麻木可加重，臂丛神经牵拉试验阳性，颈椎间孔挤压试验阳性。X 线检查：可显示颈椎生理曲度减小、消失或反张或有轻度滑脱，颈椎椎体及钩椎关节增生，椎间隙变窄，椎间孔狭窄，项韧带钙化等改变，动力位摄片可有颈椎失稳表现。

五、中医论治

1. 推拿治疗

（1）治疗原则：舒筋通络，理筋整复，活血化瘀。

（2）施术部位：患肘肱骨外上髁部。

（3）取穴：曲池、四渎、手三里、合谷、阿是穴。

（4）手法：一指禅推法、按揉法、拔伸法、摇法、拨法、拿法、搓法、擦法。

（5）操作：①患者坐位，屈肘，肘下垫枕，医者坐于患侧旁，用轻柔的一指禅推法施于患肢前臂背侧、桡侧及肘外侧部，约3分钟。②患者坐位，屈肘，肘下垫枕，医者坐于患侧旁，用拇指按揉曲池、四渎、手三里、合谷及肱骨外上髁压痛点，各约半分钟。③患者坐位，伸肘，医者坐于患侧旁，一手托住肘关节，拇指按住肱骨外上髁部，一手握住桡、尺骨远端，被动运动肘关节3～5次，做肘关节的拔伸牵引约1分钟，然后嘱患者主动做背伸腕关节4～5次。④患者坐位，伸肘，医者坐于患侧旁，用拿法拿患肘上下5～10次。⑤患者坐位，伸肘，医者坐于患侧旁，用搓法搓揉肘部，从上臂直至前臂，反复3～5次。⑥患者坐位，半屈肘，医者坐于患侧旁，一手托住肘关节，一手用擦法擦肘外侧及前臂，以透热为度。

2. 分型论治

（1）瘀血阻络：肘部酸痛麻木，屈伸不利，拒按，舌淡红，脉弦。患者坐位，屈肘，肘下垫枕，医者坐于患侧旁，用拨法拨肘外侧压痛点，约半分钟。

（2）气血亏虚：起病时间较长，肘部酸痛反复发作，提物无力，肘外侧压痛，喜按喜揉，并见少气懒言，面色苍白。舌淡苔白，脉沉细。增加腕关节背伸训练，逐渐增强前臂伸肌肌力。

3. 特色治疗

（1）针灸治疗

1）常规针刺：取穴取曲池、四渎、手三里、合谷、阿是穴等穴。操作：用40～65mm毫针，针刺，留针30分钟，实证用泻法，虚证用补法，难治者可以用火针浅刺。

2）电针：选取1～3对腧穴通电，用密波、疏波或疏密波，刺激量由中度到强度。治疗时间一般为10～20分钟，如感觉减低，可适当加大输出电流量。

（2）中药外治：可予中药热奄包治疗等。

六、西医治疗

痛点封闭；外用非甾体类消炎镇痛药如布洛芬乳膏；小针刀疗法。

七、预后

推拿治疗肱骨外上髁炎预后较好，结合自我推拿和功能锻炼，有益于本病的康复。急性起病者，手法不宜过重。难治性网球肘，应考虑是否为颈椎病所致。

八、预防与调护

（1）注意局部保暖，避免寒冷刺激。
（2）适当调整工作姿势，治疗期间尽量减少腕部的背伸活动。

九、疗效判定标准

疗效判定标准参照《中医病证诊断疗效标准》（中华人民共和国中医药行业标准 ZY/T001.1 ~ 001.9-94）。
（1）治愈：疼痛压痛消失，持物无疼痛，肘部活动自如。
（2）好转：疼痛减轻，肘部功能改善。
（3）未愈：症状无改善。

（汪 昂）

第二十八节 腕管综合征

一、概述

腕管综合征是指由于腕管内组织增生或移位，导致腕管内压力增高，腕管狭窄，正中神经在腕管内受到压迫，引起桡侧三个半手指麻木、疼痛等神经症状，又称为"腕管综合征"、"腕管狭窄症"、"正中神经挤压征"。临床上较为常见，女性多于男性，常见年龄为 30 ~ 60 岁，以中老年女性为多见。一般为单侧发病，也可双侧。发病与急性损伤，激素水平的变化，反复强迫性手臂的运动，手腕部持续处于不适当的位置等因素有关。

腕管解剖生理：腕关节掌侧横行韧带（宽 1.5 ~ 2.0cm，长 2.5 ~ 3.0cm)，其桡侧端附着于舟骨结节及大多角骨结节，尺侧端附着于豌豆骨及钩状骨，与腕骨连接构成一个骨纤维管道称为"腕管"，腕管形如一座拱桥，其背面由 8 块腕骨组成，掌面由坚韧的腕横韧带构成，腕管内部有 1 根正中神经和 9 根指屈肌腱通过。由于"腕管"间隙狭窄，而易于导致腕管综合征发生。正中神经至腕部以下分出肌支，支配鱼际肌及第一、二蚓状肌，其感觉支掌侧分布于桡侧三个半手指和鱼际皮肤，背侧分布于桡侧三个半手指的中、末节手指。各种原因所致腕管内压力增高即可出现正中神经受压后相应支配区域的临床症状。

二、病因病机

1. 中医病因病机

中医学无此病名，根据其主要临床表现，归属于"痹证"范畴。认为本病是由于急性损伤或慢性劳损，致使血瘀经络；或寒湿淫筋，风邪袭肌，经络气血运行受阻而引起。分证病机如下：

（1）瘀血阻络：腕部急性损伤，脉络受损，血瘀筋脉，经络气血运行不畅，发为腕部疼痛，活动不利，手指肢体麻木，刺痛。

（2）气血亏虚：老年体虚，气血不足，加之腕部慢性劳损，局部经脉失却濡养，致使腕部活动不利，手指肢体麻木疼痛，反复发病。

（3）寒湿阻络：寒湿浸淫，风邪袭肌，痹阻经络，腕部气血运行受阻，致使活动不利，手指肢体麻木疼痛，病程较长。

2. 西医病因病理

腕管是一个有一定容积的骨纤维管道，正常情况下，指屈浅、深肌腱在腕管内滑动，不会妨碍正中神经。当局部遭受损伤等原因，腕管内压力增高，使正中神经受到压迫，从而产生神经功能的障碍。造成腕管内压力增高，导致腕管综合征发生的原因有以下几方面：

（1）腕部外伤：骨折、脱位、扭伤、挫伤等原因改变了腕管的形状，使腕管原有的容积减小。

（2）腕管内肌腱周围慢性炎性病变：如非特异性屈肌肌腱滑囊炎、急性钙化性肌腱炎、类风湿性肌腱滑膜炎，滑膜鞘增生等使腕管内容物体积增大。

（3）占位性病变：如腱鞘囊肿、良性或恶性肿瘤等引起腕管内容物增多。

（4）慢性劳损：如计算机操作者、使用拐杖行走的残疾人等，长期用腕过度，手指及腕关节反复屈伸，腕管内压力升高，压迫正中神经而致本病。或腕部退行性变，腕骨骨质增生致腕管内容物体积增加。

（5）内分泌紊乱：内分泌病变后神经变性或腕横韧带因瘢痕形成而增厚。多见于妊娠、哺乳、绝经期的妇女，也可见于糖尿病、甲状腺功能低下的患者。以上因素导致腕管相对变窄，腕管内正中神经被挤压而产生神经压迫症状。

本病的病因主要是由于损伤或疾病引起腕管内容物肿胀、腕管内压力增高，正中神经受到直接压迫所致。腕部急性损伤、桡骨远端骨折、舟骨脱位，腕横韧带增厚等可引起正中神经急性或继发受压，而发生本病。

三、辨病

1. 病史

本病常有腕部外伤史，或见于腕关节慢性劳损，如电脑操作人员，长时间使用鼠标，运用腕关节活动的运动员等。

2. 症状

（1）初期：主要为正中神经受压症状，患手桡侧三个半手指（拇、食、中、1/2 无名指）有感觉异样、麻木和刺痛感。夜间症状较重，当手部温度增高时更为明显。劳累后症状加重，甩动手指症状可缓解。少数患者可向上放射到前臂、上臂或肩部。患肢可有发冷、发绀、活动不利。

（2）后期：出现大鱼际肌（拇展短肌、拇对掌肌）萎缩、麻痹、肌力减弱，拇指外展和对掌无力，握力减弱。拇、食、中指及无名指桡侧的一半感觉消失；拇指掌侧不能外展（拇指不能与掌面垂直）。肌肉萎缩程度与病程长短有密切关系。

3.体征

（1）感觉障碍：多数患者有痛觉减退，少数患者出现痛觉敏感，温觉、轻触觉不受累。痛觉改变以拇、食、中三指末节掌面为多。

（2）运动软弱：大鱼际肌萎缩，拇指外展和对掌功能受限。

（3）手掌叩击试验阳性：叩击腕部屈面正中，可引起手指正中神经分布区的放射性触电样刺痛。

（4）屈腕试验阳性：腕关节掌屈90°，40秒钟后症状加剧。

（5）用止血带阻断手臂血循环（其压力应在收缩压与舒张压之间），可使症状重新出现并加剧。

4.辅助检查

（1）肌电图检查：患手大鱼际肌可出现神经变性。

（2）X线摄片检查：一般无异常，部分病例可见腕部骨质增生，桡骨下端陈旧性骨折，腕骨陈旧性骨折或脱位等骨性改变的征象。

四、类病鉴别

1.颈椎病神经根型

本病神经根受到刺激时，不仅出现手指麻木症状，颈臂部均有疼痛麻木，腱反射出现某一神经根受压的变化，同时还伴有颈部的症状。

2.多发性神经炎

本病症状常为双侧性，且不仅局限于正中神经，尺、桡神经均受累，感觉麻木区呈手套状分布。

五、中医论治

1.治疗原则

瘀血阻络证治以舒筋通络，活血化瘀；气血亏虚证以补养气血，通络止痛为法；寒湿阻络证以温经散寒、除湿通络治疗。

2.推拿治疗

（1）施术部位与取穴：施术部位为腕部及关节周围组织。取穴：曲泽、鱼际、阳溪、大陵、阳池、合谷、劳宫、列缺、内关、外关、腕部阿是穴等。

（2）手法：采用一指禅推、滚、按、揉、摇、擦、拔伸等手法。

（3）操作：①患者取坐位，前臂及腕部垫枕置于桌上，掌面向上，医者用拇指点按曲泽、内关、大陵、鱼际等穴。拇指指腹沿患者屈指肌腱方向轻轻按揉前臂，并在外关、阳溪、鱼际、合谷、劳宫穴及腕部阿是穴重点按揉，以患者有酸胀感为度。②用一指禅推法或滚、按、揉法在前臂至手部沿手厥阴心包经往返治疗。腕管及大鱼际处应重点治疗，手法轻柔，用力逐渐增加。③用摇法摇动腕关节及指关节，捻指关节。④捏腕：患者前臂放于旋前位，手背朝上。医者双手握住患者掌部，右手握住桡侧，左手握住尺侧，拇指平放于腕关节背侧，以拇指指端按入腕关节背侧间隙内。在拔伸下摇晃腕关节，然后将手腕在拇指按压下背伸至最大限度，而后屈曲，并左右各旋转其手腕2～3次。⑤拔伸法：医者先使用按揉法，同时配合腕部各方向的摇动，再轻柔弹拨通过腕管的肌腱，然后轻度缓缓拔伸患腕，同时旋转、屈伸腕关节，最后依次拔伸1、2、3、4指，以能发生弹响为宜。⑥最后用擦法擦腕掌部，手法轻快，以透热为度，达到舒筋通络、活血化瘀的目的。手法结束后，用温经通络的药膏外敷，腕部用纸板或夹板固定制动，症状缓解后，用中药浸泡或外洗，或以舒筋活络的中药局部涂擦。

3. 推拿分证论治

（1）瘀血阻络

症状：腕部疼痛，痛如针刺，痛处拒按，夜间痛甚，舌质紫暗，或有瘀斑，脉弦紧或涩。

推拿治疗以舒筋通络、活血化瘀为法，重点以按揉法、弹拨法施于痛处或敏感点。

（2）气血不足

症状：腕部疼痛，活动不利，手指肢体麻木。舌质淡，脉细弱。

推拿治疗以补养气血、通络止痛为法，以一指禅推法或滚、按、揉法施于痛处或敏感点。

（3）寒湿痹阻

症状：腕部疼痛，活动不利，手指肢体麻木，病程缠绵。舌质淡，苔白，脉濡细。

推拿治疗以温经散寒、除湿通络为法，以一指禅推法或滚、按、揉法施于痛处或敏感点。

4. 特色治疗

（1）名老中医经验

1）夏惠明教授经验：腕管综合征是指正中神经在腕管内受到挤压出现以手指麻木为主症的一系列神经症状。该症起病缓慢，常诉拇指、食指、中指麻木、疼痛，以中指为甚，治疗以疏筋活血，循经取穴为主，常用指按法于远端取穴，达到疏筋活血的作用，然后在局部用指揉法于腕横韧带，达到活血化瘀的作用，使手指麻木得以改善。

2）孙呈祥主任经验：点穴法：点内关、外关、阳溪、鱼际、合谷、劳宫及阿是穴；腕关节摇法：拔伸并摇动腕关节数次，然后屈腕、伸腕；顿筋法：术者一手拿腕部，另一手拿患手四指，摇晃数次后将腕关节迅速上下抖动；揉捻法：用拇指按压腕关节掌侧面阿是穴并用揉捻法。

（2）针灸治疗

1）常规针刺：取鱼际、阳溪、大陵、阳池、合谷、劳宫、列缺、内关、外关、腕部阿是穴、曲泽等穴。根据病程长短和疼痛缓急采用平补平泻或泻法，每日一次，每次留针20分钟。

2）电针：选取1～3对腧穴通电，用密波、疏波或疏密波，刺激量由中度到强度。治疗时间一般为10～20分钟，如感觉减低，可适当加大输出电流量。

（3）中药外治：可局部湿热敷或熏洗治疗。

六、西医治疗

口服非甾体类消炎止痛药、镇静剂、激素类和维生素等药物治疗；物理治疗包括低频电疗、中频电疗、高频电疗、红外线疗法、磁疗等；经皮阻滞疗法。

七、转归与预后

本病病情易于反复，推拿治疗可缓解症状。对症状反复发作者，可选择手术治疗。

八、预防与调护

（1）治疗期间腕部避免用力和受寒。

（2）因骨折或脱位引起本病者，应在骨折愈合、关节复位后，再给予推拿治疗。

（3）治疗中作腕关节的拔伸牵引和被动运动时，切忌强力和暴力，以免发生新的损伤。尤其是因类风湿关节炎所致本病的患者，更需注意手法应柔和避免损伤。

（4）内分泌紊乱引起本病者，应结合病因进行治疗；占位性病变引起者，以手术治疗为宜。术后视情况结合推拿治疗。

（5）指导患者进行手指功能锻炼，如以拇指及各指轮流划圈，再用拇指按压各指第2指节；或指导患者练习手握圆珠笔或铅笔在手中滚动，增进手指精细动作功能，促进康复。

九、疗效判定标准

疗效判定标准参照《中医病症诊断疗效标准》（中华人民共和国中医药行业标准 ZY/T001.9-94）中腕关节扭伤疗效标准。

（1）治愈：腕部肿痛消失，无压痛，腕关节活动自如。

（2）有效：腕部肿痛减轻，活动时仍有不适。

（3）未愈：症状无改善。

（杨 茜）

第二十九节　腕关节扭伤

一、概述

腕关节因间接暴力而造成的关节周围韧带、肌肉、关节囊等软组织受到过度牵拉而发生的损伤称为腕关节扭伤，包括撕裂、出血、肌腱脱位，可发生于任何年龄。腕关节扭伤除需了解是否有脱位以外，还常合并骨折，所以必须明确是否存在腕骨骨折及桡骨尺骨下端骨折等。

二、病因病机

腕部结构复杂，既有前臂的长肌腱，亦有很多起自腕骨和掌骨处的短小手肌。上有下桡尺关节，下有尺桡韧带、三角纤维软骨，中有腕关节（包括桡腕关节、腕骨间关节、腕掌关节）。掌侧有腕掌侧韧带，背侧有腕背侧韧带。桡侧有桡侧副韧带，尺侧有尺侧副韧带，各韧带都有加强稳定腕关节的作用。此外，还有通过腕关节的伸腕、屈腕肌腱和伸屈指肌腱。

（1）急性损伤：由于不慎跌仆，手掌猛力撑地，或因持物而突然旋转或伸屈腕关节，造成关节周围肌腱、韧带的撕裂伤，当暴力过大时可合并撕脱骨折和脱位。

（2）慢性劳损：腕关节过度劳累及腕关节长期反复劳作积累，使某一肌肉、韧带、肌腱长时间处于紧张状态而损伤。损伤后，软组织撕裂，局部渗出或出血，肌腱移位，日久可致粘连。

中医认为，上述原因致筋脉受损，气血凝滞而致本病。《诸病源候论》说：腕关节损伤"皆是卒然致损，故气血隔绝，不能周荣……按摩导引，令其血气复也"。

三、辨病

1. 症状

（1）急性损伤：腕部疼痛，活动时更甚，腕关节功能受限。

（2）慢性劳损：腕关节疼痛程度不重，大幅度活动时，伤处可有较明显的痛感，腕部常感乏力、不灵活。

腕关节扭伤因损伤部位不同，其疼痛的表现一般有以下规律：腕背侧韧带与伸指肌腱损伤：腕关节用力掌屈时，在背侧发生疼痛；腕掌侧韧带与屈指肌腱损伤：腕关节用力背屈时，在掌侧发生疼痛；桡侧副韧带损伤：腕关节做尺偏运动时，在桡骨茎突部发生疼痛；尺侧副韧带损伤：当腕关节做桡偏运动时，尺骨小头处疼痛。

腕关节扭伤亦可出现复合损伤，即两个及两个以上方向运动时皆有疼痛，且活动明显受限。

2. 体征

（1）受伤部位有明显的压痛及肿胀，腕关节活动受限。

（2）分离（拉伸）试验阳性：即作受累肌腱、韧带相反方向的被动活动，在损伤部位可出现明显的疼痛。

3. 辅助检查

X 线检查：单纯腕关节扭伤，X 线片可见局部软组织肿胀阴影，其余无明显发现。

四、类病辨别

1. 腕舟骨骨折

桡偏腕关节或叩击第 2、3 掌骨头部，腕部桡侧有剧烈疼痛，而腕关节尺偏或牵拉时疼痛无明显加重，X 线片一般可以确诊。

2. 尺桡骨远端骨折（无移位）

本病压痛点在尺桡骨远端周围，有环状压痛和纵轴，X 片可以确诊。

五、中医论治

1. 治疗原则

舒筋活血，通络止痛。

2. 推拿治疗

（1）取穴与部位：推拿部位：根据损伤部位选取手三阴、手三阳经腕部循行部位、穴位及其周围，其重点在伤处。取大陵、阳溪、太渊、神门、内关、外关、鱼际、后溪、养老、手三里等穴。

（2）手法：一指禅推法、点、按、揉、弹拨、拔伸、摇、擦法。

（3）操作：急性损伤手法宜轻柔，慢性损伤可适当着力。肿胀明显者，损伤局部操作时间不宜长，应以远端循经治疗为主。

患者坐位，①在伤处附近选取相应经络上的适当穴位，于伤处及周围施一指禅推法、揉法约 5 分钟，然后在伤处施揉法 5 分钟。②自上而下按揉或点揉所选穴位，可轻柔弹拨。③拔伸腕关节，同时配合摇腕。④擦法施于患处，透热为度。

3. 特色治疗

（1）针灸治疗

1）常规针刺：取鱼际、阳溪、大陵、阳池、合谷、劳宫、列缺、内关、外关、腕部阿是穴、曲泽等穴。根据病程长短和疼痛缓急采用平补平泻或泻法，每日 1 次，每次留针 20 分钟。

2）电针：选取 1 ~ 3 对腧穴通电，用密波、疏波或疏密波，刺激量由中度到强度。治疗时间一般为 10 ~ 20 分钟，如感觉减低，可适当加大输出电流量。

（2）中药外治：可予中药热奄包治疗。

六、西医治疗

西医对本病无特殊治疗方法，急性期多予冷敷、制动、休息，也可局部封闭；慢性期功能锻炼。

七、预后

本病如治疗护理得当，多有良好的疗效，预后好。

八、预防与调护

（1）治疗期间注意休息，避免腕部过度用力，注意患部保暖。

（2）治疗期间可用"护腕"保护。

（3）有骨折、脱位者，应在骨折愈合、关节复位后，方可行推拿治疗。

（4）嘱患者进行功能锻炼，在疼痛减轻后进行。功能锻炼循序渐进，避免再次损伤。

九、疗效判定标准

疗效判定标准参照《中医病证诊断疗效标准》（中华人民共和国中医药行业标准 ZY/

T001.1 ～ 001.9-94）。

　（1）治愈：症状体征消失，恢复发病前的劳动力水平。

　（2）有效：症状体征明显好转，劳动力较发病前降低。

　（3）未愈：症状体征无明显好转或恶化，劳动力丧失。

（杨　茜）

第三十节　膝关节侧副韧带损伤

一、概述

　膝关节侧副韧带损伤是一种常见的临床疾患。膝关节是人体的第二大关节，也是人体主要的负重关节，但其位置表浅，结构复杂，常易发生损伤，膝关节侧副韧带对膝关节有稳定作用。当暴力超过韧带或其附着点所能承受的限制时，即会产生韧带损伤。韧带损伤可导致膝关节失稳，影响膝关节的功能，大大地降低了患者的生活质量。

二、病因病机

1. 中医病因病机

　中医学属于"膝缝伤筋"的范畴。《难经》、《仙授理伤续断秘方》、《医宗金鉴·正骨心法要旨》、《伤科补要》等有相关记载。本病病因为筋断筋伤，瘀血阻络，筋脉失养或伤后迁延日久，感受寒湿，痹阻经络。

　（1）气滞血瘀：膝关节急慢性损伤，脉络受损，血溢脉外，形成瘀血，筋脉瘀阻，气血不通，而致膝关节疼痛，屈伸不利。

　（2）寒湿阻络：膝关节损伤后，迁延日久，复又久居湿地，或汗出当风，或睡卧受冷等，受寒湿之邪侵袭，寒湿之邪阻滞局部经脉，气血运行不畅，而致膝关节疼痛，屈伸障碍。

　（3）气血亏虚：膝关节损伤后，日久气血亏虚，筋脉失养，而致膝关节疼痛，屈伸障碍。

2. 西医病因病理

　本病的病因主要为膝关节的急、慢性损伤。膝关节侧副韧带损伤，有完全与部分损伤之分，分膝关节内侧副韧带损伤与外侧副韧带损伤。内侧损伤较外侧损伤常见，与十字韧带损伤、半月板损伤同时发生时，则称为膝关节损伤三联征。外侧副韧带损伤严重时，可伴有腓总神经的损伤。

　膝关节侧副韧带损伤主要指胫内侧副韧带损伤和腓外侧副韧带损伤。胫内侧副韧带有深浅两组组成，深层为关节囊韧带，分为前、中、后三部分，与关节囊紧密相连，后1/3为后斜韧带，浅层扁宽而且坚韧，起于股骨内上髁，止于胫骨上端内侧。胫内侧副韧带可防止膝关节异常外翻、外旋的活动。膝关节在半屈曲时，韧带松弛，在完全伸直或屈曲时韧带紧张。小腿突然外展、外旋，常使韧带发生撕裂或断裂。当膝关节外侧受到直接暴力，使膝关节突然外翻时，也易使胫侧副韧带发生撕裂或断裂。这些损伤多见于运动创伤，如滑雪、摔跤、足球等运动中。

腓外侧副韧带为条索状，深层是关节囊韧带，后 1/3 为弓形韧带。腓外侧副韧带可防止膝关节过度内翻。腓外侧副韧带损伤多为膝关节内翻引起。由于受到对侧下肢的保护及腓侧髂胫束的有力保护，单独腓外侧副韧带损伤较胫内侧少见。一旦内翻暴力足够大，致使腓侧副韧带断裂时，常合并腓骨头的骨折，严重者可使髂胫束及腓总神经受损。

长期患有膝关节骨性关节炎的老年患者，关节结构发生改变，甚至处于半脱位状，膝周韧带长时间处于不正常的张力状态，久则劳损易出现损伤情况。

三、辨病

1. 病史

本病常有小腿急骤外展或内收外伤史，多发生于多发生于青壮年体力劳动者、体育运动者。

2. 症状

本病有膝关节肿胀疼痛，功能受限，膝关节呈半屈曲位，或皮下瘀斑。

3. 体征

本病有膝关节或外侧压痛，侧副韧带分离试验阳性。完全断裂时关节不稳。抽屉试验阳性。

4. 辅助检查

X 线片示：上述试验应力下摄片，伤侧关节间隙增宽或轻度错位，或伸撕脱性骨折。

四、类病辨别

1. 交叉韧带损伤

患者多有较严重的膝部外伤史，膝关节肿胀严重，疼痛剧烈，膝关节偏内侧肿胀压痛，前抽屉试验阳性为前交叉韧带损伤，膝关节内外侧疼痛不明显，后抽屉试验阳性为后交叉韧带损伤。

2. 半月板损伤

本病有外伤史，多在半月板边缘和前角按压时疼痛，膝关节有交锁现象和弹响音，股四头肌萎缩，麦氏征阳性。

3. 膝关节滑囊炎

本病膝部内侧局部肿胀，反复发作，一般疼痛不严重。

4. 骨关节结核

本病 X 线提示有骨破坏的现象。

五、中医论治

1. 推拿治疗

（1）治疗原则：舒筋通络，活血散瘀，消肿止痛。

（2）施术部位及取穴：施术部位在膝部及患侧下肢。取穴：血海、阴陵泉、阳陵泉、足三里、阿是穴等。

（3）手法：一指禅推法、弹拨法、按揉法、擦法。

（4）操作：①患者取仰卧位，患膝下垫枕，施一指禅推法施于膝关节，约5分钟，重点在膝关节内外侧。②患者仰卧位。以拇指弹拨压痛点3～5次，再以拇指按揉血海、阳陵泉、阴陵泉、委中、足三里及阿是穴，掌按揉膝关节。③患者仰卧位，以院内冬青膏为介质，施擦法于膝关节内外侧，以透热为度。

2. 分证论治

（1）气滞血瘀型：伤后肿胀严重，剧烈疼痛，皮下瘀斑，膝关节松弛，屈伸障碍。舌暗瘀斑，脉脉弦或涩。以按揉法、弹拨法施于痛性反应点或敏感点。

（2）寒湿阻络型：伤后日久，肿胀反复，时轻时重，酸楚胀痛，或见筋粗筋结，屈伸不利。舌淡胖，苔白滑，脉沉弦或滑。用擦法施于膝部，以透热为度。

（3）气血亏虚型：伤后迁延，肿胀未消，钝痛酸痛，喜揉喜按，肌肉萎缩，膝软无力，上下台阶有错落感。舌淡无苔，脉细。一指禅推法施于腹部，摩腹，按揉脾俞、胃俞、足三里等操作。

3. 特色治疗

（1）针灸治疗：治疗可取血海、阴陵泉、三阴交、阿是穴等穴。实证用泻法；虚证用补法，并可加灸。

（2）中药外治：可予中药热奄包治疗。

六、西医治疗

局部封闭；手术疗法；小针刀疗法。

七、预后

本病预后较好，经治疗大多能减轻或消除疼痛，但若损伤为韧带完全断裂或膝关节损伤三联征（半月板损伤合并交叉韧带损伤、侧副韧带损伤）者则手法治疗无效，应早期手术治疗。

八、预防与调护

（1）避免劳累，勿久站，避免膝关节负重，勿从事剧烈运动。

（2）注意膝关节防寒保暖。

（3）坚持功能锻炼。早期练习股四头肌收缩活动，逐渐增加锻炼次数，然后练习直腿抬举，后期进行膝关节屈伸活动。

九、疗效判定标准

疗效判定标准参照《中医病证诊断疗效标准》（中华人民共和国中医药行业标准 ZY/T001.1～001.9-94)。

（1）治愈：肿胀疼痛压痛消失，膝关节功能完全或基本恢复。

（2）有效：关节疼痛减轻，功能改善，关节有轻度不稳。

（3）未愈：膝关节疼痛无减轻，关节不稳定，功能障碍。

（胡　鸾）

第三十一节　膝关节骨性关节炎

一、概述

膝关节骨性关节炎是一种慢性疾病，以膝部关节软骨变性、关节软骨面反应性增生、骨刺形成为主要病理表现，好发于中老年人，故又称为"增生性骨关节炎"、"退行性关节炎"、"肥大性关节炎"、"老年性关节炎"。本病在全身骨性关节炎中发病率最高，女性多于男性。

二、病因病机

1. 中医病因病机

中医学属于"膝痹病"的范畴。《难经》、《仙授理伤续断秘方》、《医宗金鉴·正骨心法要旨》、《伤科补要》等有相关记载。中医认为本病的发生是由于机体正气不足，腠理不密，卫外不固，感受风、寒、湿、热之邪，导致膝部肌肉、关节、经络痹阻不通，气血运行不畅，临床上以膝部疼痛乏力、活动欠利为主症，好发于中老年肥胖女性。

（1）气滞血瘀型：膝关节急慢性损伤，脉络受损，血溢脉外，形成瘀血，筋脉瘀阻，气血不通，而致膝关节疼痛，屈伸不利。

（2）寒湿痹阻型：膝关节损伤后，迁延日久，复又久居湿地，或汗出当风，或睡卧受冷等，受寒湿之邪侵袭，寒湿之邪阻滞局部经脉，气血运行不畅，而致膝关节疼痛，屈伸障碍。

（3）湿热阻络型：膝关节损伤后，迁延日久，复又久居湿地，受湿热之邪侵袭，湿热之邪阻滞局部经脉，气血运行不畅，而致膝关节疼痛，屈伸障碍。

（4）肝肾亏虚型：膝关节损伤后，迁延日久，日久肝肾亏虚，筋脉失养，而致下肢痿软无力，膝关节疼痛，屈伸不利，关节肿大、僵硬、变形，肌肉萎缩，筋脉拘紧，腰脊酸软，不能久立，遇劳更甚，常反复发作。

2. 西医病因病理

本病的病因目前尚不十分明确，但一般认为与年龄、性别、职业、机体代谢、创伤、肥胖、膝关节畸形、寒冷和潮湿等因素有关。

（1）膝关节的机械性积累损伤：膝关节的疼痛多发生于肥胖的中老年妇女，是由于超负荷等因素反复持久地刺激导致膝关节关节软骨面和相邻软组织的慢性积累性损伤，膝关节内容物的耐受力降低，当持久行走或跑跳时，关节应力集中的部位受到过度的磨损，使膝关节腔逐渐变窄，关节腔内容物相互摩擦，产生炎性改变，关节腔内压力增高。异常的腔内压刺激局部血管、神经，使之反射性地调节减弱，应力下降，形成作用于关节的应力和对抗该应力的组织性能失调。

（2）机体代谢：随着年龄的增长，软骨基质中的黏多糖减少，纤维成分增加，软骨的弹性减低而易遭受力学伤害产生退行性改变，使关节稳定性下降，骨质代偿性增生。

本病的病理变化，是由于膝关节的退行性改变和慢性积累性关节磨损而造成的，以膝部关节软骨变性、关节软骨面反应性增生、骨刺形成为主要病理表现。

三、辨病

1. 病史

本病发病缓慢，多见于中老年肥胖女性，有慢性劳损史或外伤史。

2. 症状

（1）膝关节疼痛：膝关节内侧或外侧局限性疼痛、肿胀，可出现皮下瘀斑。膝关节活动时疼痛，其特点是初起疼痛为发作性，后为持续性，劳累及夜间更甚，上下楼梯疼痛明显，疼痛与天气变化有关。

（2）活动受限：膝关节活动受限，负重功能及运动功能均可受限。

3. 体征

（1）视诊：膝关节活动受限，部分患者可出现关节肿胀，股四头肌萎缩；膝关节畸形可有可无，轻重不一。临床常见有"O"型腿、"X"型腿、"K"型腿。有时还可见膝关节屈曲挛缩、过伸畸形。

（2）触诊：部分患者可出现关节肿胀，股四头肌萎缩，肌肉、韧带附着处有压痛。

（3）特殊检查：关节摩擦音，膝关节运动时，关节内可发出摩擦音。

4. 辅助检查

（1）膝部正侧位片显示非对称性关节间隙变窄，软骨下骨硬化和囊性变，关节边缘骨质增生和骨赘形成；关节内游离体，关节变形及半脱位。

（2）实验室检查：血、尿常规均正常，血沉正常，抗"O"及类风湿因子阴性，关节液为非炎性。

四、类病辨别

1. 交叉韧带损伤

患者多有较严重的膝部外伤史，膝关节肿胀严重，疼痛剧烈，膝关节偏内侧肿胀压痛，前抽屉试验阳性为前交叉韧带损伤，膝关节内外侧疼痛不明显，后抽屉试验阳性为后交叉韧带损伤。

2. 半月板损伤

本病有外伤史，多在半月板边缘和前角按压时疼痛，膝关节有交锁现象和弹响音，股四头肌萎缩，麦氏征阳性。

3. 膝关节滑囊炎

本病膝部内侧局部肿胀，反复发作，一般疼痛不严重。

4. 骨关节结核

本病 X 线提示有骨破坏的现象。

五、中医论治

1. 推拿治疗

（1）治疗原则：舒筋活血，通络止痛。

（2）取穴：取犊鼻、血海、鹤顶、梁丘、阳陵泉、阴陵泉、足三里、委中、承筋、承山等穴。

（3）手法：一指禅推法、滚法、按揉法、擦法。

（4）操作：①患者仰卧位（膝关节下垫枕，患膝微屈），医者用一指禅推法施于犊鼻、血海、梁丘、鹤顶、阳陵泉、足三里诸穴，仰卧位滚法施于髌骨周围及股四头肌，俯卧位滚法施于腘窝部。②患膝屈曲约90°，医者用拇指依次点压阳陵泉、阴陵泉、鹤顶、足三里、委中、承筋、承山及阿是穴，每穴1分钟，在点压穴位时加以按揉，以产生酸、麻、胀感觉为度。③被动屈伸膝关节，动作轻柔徐缓。④施擦法于患部，以透热为度。

2. 推拿分证论治

（1）气滞血瘀型：以关节刺痛、固定不移，活动后可以缓解为主症，舌紫，脉沉涩。手法操作加按揉法、弹拨法施于痛性反应点或敏感点。

（2）寒湿痹阻型：关节疼痛较剧、痛有定处，得热痛减，遇寒加重为特征。舌淡，苔薄白或薄腻、脉弦紧或濡缓。手法操作加用擦法施于背部督脉、膀胱经，以透热为度。

（3）湿热阻络型：关节红、肿、热、痛，屈伸不利，甚至痛不可触，以得冷则舒为特征。舌红，苔黄燥，脉滑数。手法操作加一指禅推法施于腹部，摩腹，按揉脾俞、胃俞、足三里和丰隆等操作。

（4）肝肾亏虚型：下肢痿软无力，膝关节疼痛，屈伸不利，关节肿大、僵硬、变形，肌肉萎缩，筋脉拘紧，腰脊酸软，不能久立，遇劳更甚，常反复发作。舌红，少苔，脉沉细数。手法操作加横擦肾俞、腰阳关，斜擦八髎。

3. 特色治疗

（1）名老中医经验：名老中医孙树椿的"三结合"诊疗膝关节骨性关节炎。第一结合，患者临床症状与X线片相结合。治疗主要以解除患者的疼痛、关节活动等临床症状为主，不要动辄进行手术治疗，要根据患者的全身情况、工作性质、生活习惯等进行综合评定，选择最适宜的治疗方法。

第二结合，膝关节局部症状与全身情况相结合。膝关节发生了骨性关节炎代表着关节的衰老，故该病又称之为老年性骨关节炎。本病实际并非炎症，主要为退行性变，属关节提前老化，特别是关节软骨的老化。这种老化是与患者的全身情况息息相关的，说明该患者全身机能也出现了问题。临床治疗要局部症状与全身情况综合考虑。有些患者是肝肾亏虚、血不荣筋所致；也有些患者是气血郁结、瘀滞不通所致；还有些患者是局部感受风寒所致等。所以临床要将膝关节局部症状与全身情况相结合治疗。第三结合，膝关节局部手法治疗与内外用药相结合。膝关节骨性关节炎患者最大的痛苦是膝关节疼痛和膝关节功能活动受限，所以临床需要在膝关节局部选用点、按、揉、活动关节等放松肌肉、松解局部粘连的手法治疗的同时，还要选用中药熏洗、外敷药膏或膏药等治疗，也可选用抗骨质增生、骨质疏松的中成药或进行全身综合辨证后，配以或滋补肝肾，或通络止痛，或驱散风寒等中药汤剂治疗。

（2）针灸治疗：①常规针刺：取血海、曲泉、阳陵泉、阴陵泉、委中、内膝眼、外膝眼、鹤顶、阿是穴等穴，每次留针 20 分钟，用平补平泻法。②电针：选取 1 ~ 3 对腧穴通电，用密波、疏波或疏密波，刺激量由中度到强度。治疗时间一般为 10 ~ 20 分钟，如感觉减低，可适当加大输出电流量。

（3）中药外治：可予中药热奄包治疗。

六、西医治疗

口服非类固醇类抗炎药(NSAIDS)，还可使用氨基葡萄糖和硫酸软骨素治疗骨关节炎；物理治疗包括低频电疗、直流电疗法、间动电疗法、经皮神经电刺激疗法、中频电疗、高频电疗、红外线疗法、磁疗等；手术治疗包括关节镜技术、膝关节置换、微创技术。

七、预后

手法治疗膝关节骨性关节炎效果较好，但后期膝关节畸形、功能活动障碍严重者符合手术治疗指征者建议及早进行手术治疗（人工膝关节置换），以有效提高生活质量。

八、预防与调护

（1）膝关节肿痛严重，应卧床休息。
（2）注意膝部防寒保暖。
（3）坚持功能锻炼。主动锻炼膝关节伸屈活动，以改进膝关节活动范围与增加股四头肌力量。
（4）肥胖患者节制饮食，控制体重，减轻膝关节的负荷。

九、疗效判定标准

疗效判定标准参照《中医病证诊断疗效标准》（中华人民共和国中医药行业标准 ZY/T001.1 ~ 001.9-94)。

（1）治愈：膝部疼痛消失，膝关节功能完全或基本恢复。
（2）好转：膝部疼痛减轻，膝关节功能改善。
（3）未愈：症状无改善。

（胡　鸾）

第三十二节　踝关节扭伤

一、概述

踝关节扭伤为踝关节内或向外翻转所造成的踝部内、外侧副韧带扭伤，临床上以踝部疼痛，肿胀和活动受限为主要表现，是骨伤科的常见病、多发病。陈旧性踝关节扭伤系踝关节急性损伤治疗不及时、不彻底或积劳成疾所致踝关节不稳定、局部轻中度肿胀、反复疼痛及功能障碍为主要表现的劳损性疾病。

二、病因病机

1. 中医病因病机

中医认为踝关节扭伤属于"筋伤截脚"范畴，称之为"筋出槽、骨错缝"，外伤是其发病的直接原因，寒邪外伤后较为常见的病因。

（1）气滞血瘀：外伤致使筋肉受损，气血不痛，血离经妄行，痹阻经脉，不痛则痛。

（2）寒凝血瘀：外伤后气滞血瘀，局部筋肉失于濡养，经脉失于温煦，风寒之邪侵袭，留滞关节经脉，故而发病。

2. 西医病因病理

踝关节周围的韧带分为内侧副韧带（三角韧带）、外侧副韧带和胫腓韧带。踝关节扭伤分为内翻损伤和外翻损伤两种，由于三角韧带比外踝诸韧带厚实坚韧，外踝较内踝稍低，再加上膝关节有一定生理内翻角，故常人足着地大都是轻微内翻位上足外侧先落地。若负重过大，行走不慎，上下高处突然失足，跑跳或从高处坠下时，极易产生足在内翻位扭伤，即踝关节副韧带扭伤。因此，临床上外踝扭伤多见，单纯内踝扭伤极少见。踝关节急性扭伤后，除局部有关韧带等软组织损伤外，多伴有踝关节功能紊乱。临床上据病程的发展，分为急性期和恢复期。

三、辨病

1. 病史

本病有明确踝关节外伤史。急性踝关节扭伤损伤时间不超过 1 周。

2. 症状

本病损伤后踝关节即出现疼痛，局部肿胀，内翻和外翻困难，行走不利，损伤严重者整个踝关节均肿胀，皮下可出现瘀斑，行走困难。

3. 体征

外侧副韧带损伤时踝关节前下方压痛明显，内侧副韧带损伤时内踝下方压痛明显；内外翻试验（＋）：若内翻扭伤者，将足作内翻动作时，外踝前下方剧痛；若外翻扭伤者，将足作外翻动作时，内踝前下方剧痛。

4. 辅助检查

踝关节正侧位片排除踝部骨折及脱位。

四、类病辨别

踝部骨折：局部压痛明显，有骨畸形，骨擦音，踝关节 X 片可资鉴别。

五、中医治疗

1.推拿治疗

（1）治疗原则：急性期活血化瘀，消肿止痛；恢复期舒筋通络，理筋整复。

（2）施术部位：施术部位在踝关节周围。

（3）取穴：阿是穴；外侧副韧带损伤加丘墟、解溪、申脉、阳陵泉、昆仑；内侧副韧带损伤加商丘、照海、太溪。

（4）手法：一指禅推法、𢳚法、点按法、擦法、拔伸法。

（5）操作：急性期（24～48小时）应冷敷和敷药，手法轻巧柔活，以免加重损伤出血；恢复期手法稍重，可用弹拨法松解粘连，以恢复其功能。①患者坐立屈膝屈髋位或患肢伸直位，踝关节自然放松，医者以一指禅推法或小鱼际𢳚法施术于损伤周围。②外侧副韧带损伤者依次点按丘墟、解溪、申脉、阳陵泉、昆仑穴；内侧副韧带损伤者点按商丘、照海、太溪。③医者左手托住足跟，右手握住足背，两手对抗牵引拔伸，在拔伸时轻轻摇动踝关节，外侧损伤患者配合足部向内翻牵伸，然后再做外翻动作；内侧损伤者则在足部向外翻牵伸后做内翻动作。④以院内冬青膏为介质，在损伤周围施以擦法，以透热为度。

2.推拿分证论治

气滞血瘀型若整个踝部肿胀明显，出血量大，则宜先行冰敷，待24～48小时候再行手法治疗，手法宜轻柔；寒凝血瘀型予院内冬青膏为介质，在踝部施予一指禅推法、小鱼际𢳚法和擦法，局部透热明显，肤温增高为佳。

3.特色治疗

（1）名老中医经验

1）夏惠明教授经验：夏惠明教授认为只要排除局部骨折、脱位，在损伤的初期即可施手法治疗，主要采用揉法、点法、平推法，施术部位为肿胀部之周围，揉法以离心性操作，注意手法宜柔和、轻快，不做被动运动，手法结束后适当制动，损伤后24小时治疗采用一指禅推法、𢳚法、按揉法、拔伸法、平推法等，施术部位为损伤处及其周围，先点按太溪、昆仑、丘墟、绝骨、解溪、阳陵泉等穴位，再施以一指禅推法、𢳚法、按揉法，然后施以拔伸法，操作如下：医者一手握住踝部，另一手握住足趾部，将其拔伸并轻微活动3～5次，然后作踝背伸动作，注意背伸时应轻巧，忌粗暴用力。最后在损伤部位施以平推法。手法治疗结束后可配合中药湿热敷，嘱患者注意休息，避免伤踝负重。

2）孙树椿教授经验：治疗该病经验：患者侧坐位，伤肢在上。先以拇指在绿豆样结节处轻轻揉捻、点按5分钟后，令一助手握住伤肢小腿下端，笔者双手握住足部，拇指按在伤处，与助手在相对拔伸下摇晃踝部6～7次，在拔伸下内翻踝部，接上动作再外翻踝部，同时拇指在伤处揉按。之后，拇指用直推法在外踝下方反复操作。手法结束后，患者下地行走，疼痛明显减轻，可不用挂拐行走。嘱其用正骨水每日喷洗患处，3日后恢复正常训练。

（2）针灸治疗：①普通针刺：局部取穴为主，选取昆仑、太溪、丘墟、解溪、三阴交、商丘、申脉、照海。气滞血瘀型可酌情使用放血疗法、刺络拔罐；寒凝血瘀宜针灸并用。②电针：选取1～3对腧穴通电，用密波、疏波或疏密波，刺激量由中度到强度。治疗时间一般为10～20分钟，如感觉减低，可适当加大输出电流量。

（3）中药外治：可用中药熏洗治疗。

六、西医治疗

口服非甾体抗炎药，如塞来昔布胶囊，洛索洛芬钠片，芬必得等；局部封闭。

七、转归与预后

本病预后较好，经治疗大多能减轻或消除疼痛，但愈后如反复损伤、劳累、负重、久坐，则较易再发。陈旧性踝关节扭伤是急性扭伤后因重视不够，没有及时治疗，伤后仍长期负重活动，而导致踝关节酸痛无力、不能久行、功能受限的一种常见病。因症状缠绵不愈，严重影响日常生活和工作。

八、预防与调护

对于踝关节损伤的预防，首先要养成正确的落地姿势，具体动作是膝关节微屈，踝关节紧张，注意控制身体的重心；其次，注意加强保护和学会一些自我保护方法，在遇到意外情况发生时身体应敏捷的顺势侧倒、滚翻，以减轻损伤程度；再次，运动之前应做好热身运动，放松肌肉韧带，增加关节的灵活性，以免损伤的发生。对于伤后，康复训练很重要，适当的关节力量、柔韧性、灵活性的练习，可加强踝关节周围肌肉及肌腱的力量，增加关节的稳定性。

九、疗效判定标准

疗效判定标准参照《中医病证诊断疗效标准》（中华人民共和国中医药行业标准 ZY/T001.1 ～ 001.9-94)。

（1）治愈：局部肿胀、疼痛、压痛消失，关节功能恢复，行走自如。

（2）显效：局部肿胀、疼痛消失，患处仅有轻度压痛，关节功能基本恢复，能正常行走，但有时因受力不均会有不适感。

（3）有效：局部肿胀、疼痛基本消失，压痛有所减轻，关节功能有一定程度的改善，但不能正常行走。

（4）无效：治疗前后无变化。

（胡　鸢）

第六章

内、妇科病症

第一节　感冒

一、概述

感冒是因外邪侵袭人体所引起的以头痛、鼻塞、流涕、喷嚏、恶风寒、发热、脉浮等为主要临床表现的病症。感冒全年均可发病，但以冬、春季节为多。病情轻者称"伤风"；病情重者，且在一个时期内引起广泛流行的，称为"时行感冒"。"感冒"一词，最早见于中国北宋的《仁斋直指方·诸风》，其伤风方论中记载了参苏饮治："感冒风邪，发热头痛，咳嗽声重，涕唾稠粘"。

二、病因病机

1. 中医病因病机

六淫病邪如风、寒、暑、湿、燥、火均可为感冒的病因，因风为六气之首、"百病之长"，故感冒病因以风邪为主，可兼寒热暑湿等。本病与体质不强，或生活起居不当等有关。感冒的病位在肺卫；基本病机为六淫入侵，卫表不和，肺气失宣。因病邪在外、在表，故尤以卫表不和为主。病理性质属表实证，但有寒热之分。分证病机如下：

（1）风寒型：若感受风寒湿邪，则皮毛闭塞，邪郁于肺，肺气失宣。

（2）风热型：感受风热暑燥，则皮毛疏泄不畅，邪热犯肺，肺失清肃。

2. 西医病因病理

感冒最主要病原为鼻病毒，人鼻病毒已发现的血清型超过 120 种，某些动物鼻病毒也能使人感染发病。成人感冒有 20% ~ 50% 由鼻病毒引起。除鼻病毒外，人冠状病毒、呼吸道融合病毒、副流感病毒和腺病毒等，也是普通感冒较常见的病原。

病毒侵入上呼吸道黏膜，与细胞表面受体结合进入细胞内，在其黏膜上皮细胞和周围淋巴组织中增殖致病。一般病毒侵入部位即是致病部位，多数无病毒血症，故称"表浅性感染"。但所产生的毒素对全身器官有广泛作用。病毒在上呼吸道黏膜细胞内增殖、播散，导致黏膜充血水肿和炎细胞浸润，黏液分泌增加，上皮细胞坏死，纤毛运动障碍。而这些病变一般仅限于上呼吸道。少数情况下，可能延及下呼吸道，致使细支气管和肺泡的上皮细胞和肺泡巨噬细胞发生出血性坏死和脱落、肺间质水肿和炎细胞浸润。呼吸道上皮细胞的破坏又使其对细菌性继发感染的抵抗力降低，而容易合并细菌性感染。

三、辨病

1. 病史

本病潜伏期 2 天左右。

2. 症状

本病常以咽部干痒、疼痛为起病的早期症状，无发热或仅有低热。体温在 38℃ 左右，伴有乏力、畏寒、头痛胃纳不佳、便秘等全身症状。随即出现喷嚏、鼻塞、流涕等上呼吸道症状。

3. 体征

本病鼻分泌物初为稀水样，量较多，2 ~ 3 日后变得黏稠，呈微黄色，可有流泪及结膜充血，咽部干痒、微痛，或有声嘶干咳，见咽部充血及扁桃体肿大，咽后壁淋巴滤泡增生。部分患者伴发口腔黏膜溃疡及唇边疱疹。

4. 实验室诊断

（1）细胞学检查：鼻咽部吸取物沉渣或鼻咽拭子涂片，采用姬姆萨或苏木素 – 伊红染色，光镜检查可发现柱状纤毛上皮细胞坏变 (简称 CCP) 及细胞质或胞核内包涵体 (嗜酸性或嗜碱性)。

（2）血常规检查：急性期，一般白细胞总数正常或略有减少，分类比例正常或淋巴细胞相对增加。少数患者在病初 1 ~ 2 日内白细胞总数及中性比例增高，数日内迅速降至正常或偏低。

四、类病辨别

1. 百日咳

百日咳是由百日咳（嗜血）杆菌引致的急性呼吸道传染病，常见于小儿。其特征是阵发性痉挛性咳嗽，并伴有深长的鹭鸶鸣样吸气声，病程可达 3 个月之久。这些特征，都是感冒所没有的，可资鉴别。

2. 猩红热

猩红热是由乙型溶血性链球菌所致的急性传染病。临床特征为发热、咽峡炎、全身有弥漫性鲜红色皮疹和疹退后明显的皮肤脱屑。因为猩红热与感冒都是冬春季常见病，早期症状又很相似，所以容易混淆。但猩红热发病后，咽部明显红肿疼痛，一天内出现典型皮疹，舌鲜红无苔如杨梅，均与感冒有明显不同，可资鉴别。

3. 脊髓灰质炎

小儿脊髓灰质炎是由脊髓灰质炎病毒引起的急性传染病。本病多发生在夏秋季节，主要通过消化道传染。多发生于儿童，尤其好发于 5 岁以下小儿，故又有"小儿麻痹症"之称。本病潜伏期 3 ~ 35 天，平均为 5 ~ 14 天。起病可缓可急，主要表现为发热，一般在 38 ~ 39℃，伴多汗，并有咳嗽、流涕等上呼吸道炎症现象，经过 2 ~ 3 天体温可恢复正常。1 ~ 6 天后，再次发热，与第一次发热形成两次发热高峰，即"双相热型"。这是脊髓灰质炎发热的特殊热型，凭此可与感冒相鉴别。随后，逐渐出现肌肉疼痛、知觉过敏、项背强直，以至出现肢体瘫痪等典型症状。

五、中医论治

1. 治疗原则

治疗原则为解表散邪。风寒证者，治以辛温发汗；风热证者，治以辛凉清解。

2. 常规推拿治疗

感冒在患病后 3 ~ 7 天可自行恢复。推拿治疗旨在减轻症状，缩短自然恢复期和减少其他部位继发感染。

（1）施术部位及取穴：施术部位为头额、颞部膀胱经背俞穴。取穴：印堂、太阳、迎香、风池、曲池、合谷、肩井、肺俞等穴。

（2）手法：揉法、按法、拿法、抹法、扫散法、擦法等。

（3）操作：①患者取坐位，医师立于患者前侧；用大鱼际揉法于整个前额部，上下左右 3 ~ 5 分钟；接着用分法、合法施于前额，抹眼眶上下缘各 5 ~ 10 次；再以双手拇指罗纹面按揉左右太阳穴、迎香穴各 30 ~ 50 次。②患者坐位，医师在头颞部用扫散法治疗，左右各 30 ~ 50 次；而后从前发际开始向后，用五指拿法，左右交替 5 ~ 10 次；至风池穴重点施以拿法，以酸痛得气感为佳，并从风池穴缓慢向下移动拿颈项两侧夹肌直至颈根部，如此上下往返重复 5 ~ 10 次；接着拿双侧合谷穴或按揉合谷 30 ~ 50 次。③患者取坐位，医师立于其体侧，医师用小鱼际擦法施于背部膀胱经以热为度。最后医师立于其后拿肩井，结束治疗。

3. 推拿分证论治

（1）风寒证：症状：恶寒重，发热轻，无汗，头痛，肢节酸痛，鼻塞声重，时流清涕，喉痒咳嗽，痰吐稀薄色白，口不渴或渴喜热饮。舌苔薄白而润，脉浮紧。

推拿治疗以辛温发汗为法，除常规治疗外，用扫散法在头颞部治疗约 2 分钟。用拇指按揉风府、风门各 2 分钟。用擦法擦足太阳膀胱经背部两条侧线，以透热为度。

（2）风热证：症状：身热较重，微恶风，汗泄不畅，头胀痛，咳嗽，痰黏或黄，咽燥，或咽喉乳蛾红肿疼痛，鼻塞，流黄浊涕，口渴欲饮。舌苔薄黄，脉浮数。

推拿治疗以辛凉解表为法，除常规治疗外，用拇指按揉曲池 1 ~ 2 分钟。用拿法拿肩井约 2 分钟。

（3）如伴有头痛，加百会按揉；咽喉痛，加按揉天突、鱼际；发热，加按揉曲池；伴有消化道症状者，加按揉中脘、足三里。

4. 特色疗法

（1）夏惠明教授经验：夏惠明教授擅用内功推拿治疗感冒，常用开天门、推坎宫、揉太阳、拿风池、按揉风门、震大椎。风寒证加拿肩井，点揉合谷；风热证点按曲池、太渊及揉中府。

（2）针灸治疗：本病治法拟祛风解表。取穴以手太阴、手阳明经及督脉穴为主。主穴：风池、大椎、曲池、合谷等。配穴：风寒感冒，加风门、肺俞；风热感冒，加鱼际、外关；操作用毫针泻法。感冒为外邪侵犯肺卫所致，太阴、阳明互为表里，故取手太阴、手阳明经列缺、合谷以祛邪解表。督脉主一身之阳气。风池为足少阳经与阳维脉的交会穴，"阳维为病苦寒热"，故风池既可疏散风邪，又与太阳穴相配可清利头目。

风寒感冒，大椎行灸法；风热感冒，大椎行刺络拔罐。耳针法选肺、内鼻、下屏尖、额，用中、强刺激，咽痛加咽喉、扁桃体，毫针刺。

（3）中药外治法

1）风寒感冒：①葱白头、生姜、食盐、白酒，将前3味药捣烂呈糊状，入酒调匀，用纱布包紧，涂擦前后背、手足心及腘窝，涂擦1遍后，让患者安卧，一般30分钟后即有汗出。②白芷、冰片，共研细末，过筛，贮瓶密封，用时取药粉适量，药棉裹之，塞入一侧鼻孔内，每侧鼻孔交替塞30分钟，每日3次，3日为一个疗程。

2）风热感冒：①桑叶、菊花、薄荷、连翘、生姜、桂枝、青葱，将诸药打碎分2份装入布袋，水煎20分钟，先取1袋熨颈、项、肩、背等处，稍冷则更换药袋，交替使用，每次30～40分钟，每日2次，3日为一个疗程，同时也可用药汁熏洗各部位，以加强疗效。②金银花、连翘、桔梗、牛蒡子、淡豆豉、甘草、竹叶，上药共研细末，过筛，取药粉适量，纱布包裹，敷神阙穴，包扎固定，每次贴药4～6小时，每日2次。

六、西医治疗

1. 治疗原则

（1）充分的休息和足够的睡眠是迅速减轻症状、促进自愈、早日康复的前提。

（2）抗病毒治疗。

（3）积极防治并发症，防治继发细菌感染。

2. 常用方法

（1）一般治疗和对症治疗

1）卧床休息，多饮水，给予流质或半流质饮食，进食后以温盐水或温开水漱口，保持鼻咽及口腔清洁。

2）高热烦躁者可予解热镇静剂，如阿司匹林、苯巴比妥、地西泮等。不必应用糖皮质激素。解热药用量要适当，以防大汗淋漓甚至虚脱。持续高热或频繁呕吐饮食不佳者，应适当补充液体。

3）咽喉炎症较明显，或干咳较重时，以生理盐水雾化吸入。

（2）抗病毒治疗

1）利巴韦林：有较广谱的抗病毒活性，对各型流感病毒、RSV、副流感病毒、腺病毒等均有抑制作用，可根据病情选择给药方法。

2）金刚烷胺和甲基金刚烷胺：只对甲型流感病毒有效。

3）α-干扰素：具有广谱抗病毒效应，可采取雾化吸入、喷雾或滴鼻等方法局部应用。

（3）抗菌治疗：对未合并细菌性感染者，一般不予抗菌药物。急性渗出性咽炎，如不能排除乙型溶血性链球菌感染，在及时留取咽拭子培养之后，可予以青霉素治疗，然后再根据培养结果和病情变化加以调整。

七、预后

一般而言，感冒的预后良好，但对老年、婴幼、体弱患者及时行感冒之重症，可以诱发其他宿疾而使病情恶化甚至出现严重的后果。中医推拿按摩治疗感冒，轻症者 3 ~ 4 次即可痊愈。

八、预防与调护

加强体育锻炼，增强机体适应气候变化的调节能力，在气候变化时适时增减衣服，注意防寒保暖，慎接触感冒患者以免时邪入侵等，对感冒的预防有重要作用。尤其是时行感冒的流行季节，预防服药一般可使感冒的发病率大为降低。主要药物有贯众、大青叶、板蓝根、鸭跖草、藿香、佩兰、薄荷、荆芥等。不过随着季节的变化，预防感冒的药物亦有所区别。如冬春季用贯众、紫苏、荆芥；夏季用藿香、佩兰、薄荷；时邪毒盛，流行广泛用板蓝根、大青叶、菊花、金银花等。常用食品如葱、大蒜、食醋亦有预防作用。

感冒患者应适当休息，多饮水，饮食以素食流质为宜，慎食油腻难消化之物。胡楚青报道美国对于感冒的最新研究，认为以下 9 件事必不可少：

（1）乱吃药不如休息好：睡觉就是"最好的感冒药"，每天一定要保证 8 小时睡眠。

（2）补点维生素 C：不管是服用维生素 C 补充剂，还是吃点富含维 C 的水果，都能起到缓解感冒症状的作用。

（3）吃块黑巧克力：它不仅能补充抗氧化剂，其中所含的可可碱有止咳功效。

（4）打开加湿器：在床边或沙发边放置加湿器，可以让你呼吸更顺畅。

（5）吃流质食物：热汤和热粥都是不错的选择，且热汤和热粥的蒸汽也有助于缓解鼻塞。

（6）换个大水杯：保证每天喝 2000ml 水，其中有一部分最好是电解质饮料。

（7）远离乳制品：奶酪等较难消化的奶制品，感冒时最好别吃，但是可以适当喝些牛奶。如果胃口不好，可以喝些酸奶。

（8）服用非处方药：布洛芬、对乙酰氨基酚或止咳糖浆等非处方药都能减轻感冒的症状。

（9）耐心等它过去：你的病需要 7 天左右才会自行消失。但如果症状一直持续或急剧恶化，最好去医院请医生诊断。

九、疗效判定标准

疗效判定标准参照《中医病证诊断疗效标准》（中华人民共和国中医药行业标准 ZY/T001.1 ~ 001.9-94）。

（1）治愈：症状消失。

（2）有效：发热消退，临床症状减轻。

（3）未愈：临床症状无改善或加重。

（龙　鑫）

第二节　不　寐

一、概述

不寐是指经常性的睡眠减少，或不易入睡，或睡眠短浅而易醒，甚或彻夜不眠的表现。《黄帝内经》有夜不瞑、目不瞑（见《灵枢·大惑论》）等名称，又名不得卧、不得眠、不能眠、失眠等。主要表现为睡眠时间、深度的不足，经常不能入睡，或睡而易醒不能再睡，或睡而不酣、容易惊醒，甚至彻夜不寐。长期、持续失眠常影响人们的生活、工作和学习，影响人的身心健康。

二、病因病机

1. 中医病因病理

《黄帝内经》认为不寐是邪气客于脏腑，卫气行于阳，不入阴所得。《素问·逆调论》记载有"胃不和则卧不安"。汉代张仲景《伤寒论》及《金匮要略》中将其病因分为外感和内伤两类，提出"虚劳虚烦不得眠"的论述。《景岳全书·不寐》中将不寐病机概括为有邪、无邪两种类型。"不寐证虽病有不一，然唯知邪正二字则尽之矣。盖寐本乎阴，神其主也，神安则寐，神不安则不寐。其所以不安者，一由邪气之扰，一由营气不足耳。有邪者多实证，无邪者皆虚证。"临床上的心脾两虚，心肾不交为虚证；肝火扰心，痰热扰心为实证。分证病机如下：

（1）心脾两虚：思虑或劳累过度，伤及心脾，脾为后天之本、气血生化之源，脾伤则气血不足，营血亏虚；心主血脉，心伤则暗耗心血，心血不足，不能养心，心神失养而发不寐。

（2）心肾不交：先天禀赋不足或病后体虚，或房事过度，以致肾阴亏虚，不能上制心火，心火过亢，扰动心神，心神不安而发不寐。

（3）肝火扰心：情志不畅，肝失疏泄，气郁化火，火邪上扰心神，心神不宁而发不寐。

（4）痰热扰心：饮食不节，过食酒肉之品，损伤脾胃，宿食内停，痰热内生，胃气不和，"胃不和则夜不安"而发不寐。

2. 西医病因病理

现代医学认为因长期过度紧张脑力劳动，强烈思想情绪波动，久病后体质虚弱，使大脑皮质兴奋与抑制相互失衡，导致大脑皮质功能活动紊乱而成。失眠可以由各种不同的原因引起。可分为：

（1）环境因素：噪音或光照干扰睡眠，高温或严寒影响睡眠，卧具不适如过硬或者被褥过厚或过薄都影响睡眠。改换睡眠环境如住院或住旅馆也可以引起失眠。同睡者尤其是鼾声大的同睡者也影响睡眠。

（2）生理因素：高速跨几个时区的旅行（时差反应）及由白班改夜班工作，由于体内生物钟尚未适应新的昼夜节律，因此也出现失眠。

（3）心理社会因素：应激和各种生活事件均可引起失眠。为自己或亲人的疾病焦虑、害怕手术、亲人亡故、为考试或接受重要工作而担心等都是暂时性失眠的常见原因。

（4）躯体疾病：各种疼痛性疾病，使人痛苦的疾病如心肺疾病、关节炎、晚期癌症、夜尿症、胃肠疾病、肾衰竭、甲状腺功能亢进、帕金森病等常引起失眠。

（5）精神疾病：抑郁症、精神分裂症、老年痴呆、焦虑症、强迫症、边缘性人格障碍等常伴有失眠症状。

（6）药物：最常引起失眠的药物有咖啡因、茶碱和各种兴奋剂，以及乙醇和食欲抑制剂。这类失眠称为反跳性失眠。

（7）假性失眠：又称为睡眠状态误认，即将入睡误认为未睡，也有的人将疲乏认为失眠。

三、辨病

1. 病史
本病有反复发作史。

2. 症状
（1）入睡困难，时常觉醒，睡而不稳或醒后不能再睡；晨醒过早；夜不能入睡，白天昏沉欲睡；睡眠不足 5 小时。轻者入寐困难或寐而易醒，醒后不寐，重者彻夜难眠。

（2）常伴有头痛，头昏，心悸，健忘，多梦等症。

3. 辅助检查
各系统和实验室检查未发现异常。应用脑电图多导联描记装置进行全夜睡眠过程的监测，因为睡眠不安和白天嗜睡的主诉有各种不同的原因，而脑电图多导联描记对于准确诊断是必不可少的。

四、类病辨别

1. 继发性失眠
引起继发性失眠的常见原因有以下几方面：①任何影响中枢神经系统的躯体疾病；②身体方面的痛苦或不适，如皮肤疾病的痛痒或疼痛，癌性疼痛等，常造成失眠；③酒、咖啡、茶或药物等引起的失眠；④精神疾患，大多数精神障碍患者有失眠症状，特别是焦虑症及抑郁症患者几乎均有失眠。只要临床表现（包括病史、体检、各种检查结果）足以诊断以上疾病之一者，原发性失眠诊断不予考虑。

2. 其他睡眠障碍
如夜惊、梦魇患者可有失眠，若有典型的夜惊和梦魇症状者则不考虑失眠症。

3. 一过性失眠障碍
在日常生活中常见，不需任何治疗，身体可做自然调节，故病程不足者不诊断失眠症。

五、中医论治

1. 治疗原则
调理脏腑，镇静安神。心脾两虚证者，治以补益心脾，养血安神；心肾不交证者，治以滋阴降火，交通心肾；肝火扰心证者，治以疏肝泻火，镇心安神；痰热扰心证者，治以清化痰热，和中安神。

2. 常规推拿治疗

（1）施术部位及取穴：施术部位在头部、腹部、胁肋部；取穴：太阳、印堂、攒竹、鱼腰、百会、肝俞、脾俞、胃俞、肾俞、命门、神门、足三里、三阴交、天枢、桥弓、涌泉、期门、章门、内关、丰隆。

（2）手法：按揉法、按法、拿法、抹法、扫散法、摩法、一指禅推法、推法、擦法、点法、搓法。

（3）操作：用拇指按揉法按揉太阳约 2 分钟；用中指按法按印堂、攒竹、鱼腰、百会各 1 分钟；用五指拿头法在头部施用约 2 分钟；用拇指分抹法或三指分抹法分抹前额约 3 分钟；用扫散法在头两侧颞部操作约 1 分钟；用掌摩法摩腹部约 5 分钟；用一指禅推法推肝俞、脾俞、胃俞、肾俞、命门各 1 分钟左右。

3. 推拿分证论治

（1）心脾两虚证：症状：由于年迈体虚，劳心伤神或久病大病之后，引起气虚血亏，表现为多梦易醒，头晕目眩，神疲乏力，面黄色少华，舌淡苔薄，脉细弱。

推拿治疗以补益心脾、养血安神为法，除常规治疗外，用拇指按揉神门、足三里、三阴交各约 2 分钟。用三指按揉天枢约 2 分钟。

（2）心肾不交证：症状：心烦不寐，头晕耳鸣，烦热盗汗，咽干，精神委靡，健忘，腰膝酸软；男子滑精阳痿，女子月经不调，舌红少苔，脉细数。

推拿治疗以交通心肾、补脑安神为法，除常规治疗外，用拇指推法推桥弓，先推一侧桥弓 20 次，再推另一侧桥弓 20 次。用小鱼际擦法擦涌泉，以透热为度。

（3）肝火扰心证：症状：不寐，性情急躁易怒，不思饮食，口渴喜饮，目赤口苦，小便黄赤，大便秘结，舌红，苔黄，脉弦而数。

推拿治疗以疏肝泻火、清心安神为法，除常规治疗外，用拇指端点法点按期门、章门、太冲各约 2 分钟。用掌搓法搓两胁，时间约 1 分钟。

（4）痰热扰心证：症状：不寐头重，痰多胸闷，恶食嗳气，吞酸恶心，心烦口苦，目眩，苔腻而黄，脉滑数。

推拿治疗以化痰醒脑、清热安神为法，除常规治疗外，用拇指端点法点神门、内关、丰隆、足三里各约 1 分钟。

4. 特色治疗

（1）朱春霆主任经验：朱春霆主任创立的"一指禅"推拿治疗失眠症：用轻柔、节律性强的朱氏一指禅手法反复将功力深透至印堂、百会、太阳穴等生物钟的体表反射区域，循经络，点穴道，打通任督二脉"引阳入阴"，将羁留在阳脉的卫气引导入阴脉，使人体阴阳重归平衡，建立正常的昼夜节律，乃是朱氏推拿治疗失眠的理论依据。

（2）夏惠明教授经验：夏惠明教授擅用内功推拿治疗不寐：①推桥弓：用拇指罗纹面推桥弓穴，先推一侧桥弓穴，自上而下 20～30 次，然后再推另一侧桥弓穴。②头面部分法：用两手拇指罗纹面，由额至下颌用分法。分前额、眉弓，点睛明，分迎香、人中、承浆，往返 1～2 遍。③按揉百会及四神通：用拇指罗纹面按揉百会及四神通穴。④扫散法：用拇指偏峰在头两侧足少阳胆经的循行部位，从前上方向后下方推动，每侧操作 20 多次。⑤拿五经：用五指从头顶拿到枕后，在风池穴处改用三指拿法，沿颈椎两侧向下至 C$_7$，反复操作 3～5 遍，最后用双掌合枕至颈项部。⑥用拇指指端的罗纹面按揉内关、神门穴，以感酸胀为宜，每穴 30 次。

（3）针灸治疗：针灸治疗失眠的机理和作用，在于能协调阴阳，疏通经络，调节经络与脏腑气血的平衡，从而达到改善睡眠的目的。取穴：神门、内关、三阴交、四神聪。

（4）中药外治：

1）寐宁贴脐药物处方：柴胡、郁金、酸枣仁、五味子、柏子仁、远志、茯神、合欢花、缬草。使用方法：上 9 味等份共研细末，取药粉适量，调汁适量，调膏做伍分硬币大，0.15cm 厚圆饼贴脐部，盖塑料薄膜与敷料，用胶布固定，每晚 8 点敷贴，次日晨 7 点取下，7 天 1 个疗程。

2）王不留行籽耳穴贴压：取穴：选用心、神门为主穴，根据不寐症患者临床症状，按照中医辨证论治原则分四型随证配穴。①心脾两虚型：取枕、脾、交感；②阴虚火旺型：取交感、肾、脑点；③胃腑不和型（痰热内扰型）：取枕、脾、胃；④肝火上扰型：取肾、肝胆、交感。用耳穴探针探准穴位并常规消毒后，以干棉球擦干，每穴置 1 粒生王不留行籽，用 0.15cm × 0.15cm 胶布固定并按压 3 分钟，使局部产生胀、痛、热麻感。每穴每日按压 2 ~ 3 次，尤其注意睡前按压 3 ~ 5 分钟，双耳交替，3 日一换，7 天为 1 个疗程。

六、西医治疗

（1）找出原因：首先应查明引起失眠的原因，针对病因给予相应的处理。

（2）服用适量催眠药：经上述处理后仍有失眠者，可服用催眠药。但必须在医师指导下，根据失眠症状特点选用催眠药。

（3）更换药物：长期服用催眠药者，不宜连续使用同一种药，而应经常更换，以免产生耐药性与成瘾性，并定期查肝功能、血常规，以便及时发现不良反应而予以停药或给予其他处理。

（4）在治疗中要遵守以下原则：①应用最小有效剂量；②间断用药，每周 2 ~ 4 次；③短期用药，常规用药不宜超过 3-4 周；④停药时要逐步停药；⑤防止停药后反弹。

七、预后

不寐除部分病程短、病情单纯者治疗收效较快外，大多属病程较长，病情复杂者，治疗难以速效，且病因不除或治疗失当，易使病情更加复杂，治疗难度增加。属心脾两虚证者，如饮食不当或过用滋腻之品，易致脾虚加重，化源不足，气血更虚，又食滞内停，往往导致虚实错杂。属阴虚火旺、痰热内扰证者，如病情加重则有成狂或癫之势。本病的预后一般较好，但因病情不一，结果亦各异。病情单纯，病程短者易治愈；病程长且虚实夹杂者，多难短期治愈，且与是否能够祛除病因密切相关。

八、预防与调护

（1）注意精神调摄，喜怒有节，心情舒畅。因为本病属于心神病变，心理调节尤为重要。

（2）睡前不宜饮咖啡、浓茶等刺激之品。

（3）尽量避免或消除居处环境噪声，入睡前关闭灯光。

（4）劳逸结合，适当参加体力劳动，加强体育锻炼。

（5）作息要有规律，养成良好的睡眠习惯。

（6）饮食有节，晚饭不宜过饱。

九、疗效判定标准

疗效判定标准参照《中医病证诊断疗效标准》（中华人民共和国中医药行业标准 ZY/T001.1 ~ 001.9-94）。

（1）治愈：恢复生理睡眠，一次睡眠达 6 小时以上。

（2）有效：一次睡眠或断续睡眠达 4 小时以上。

（3）未愈：症状无改变。

（龙　鑫）

第三节　头痛

一、概述

头痛是指头部经脉绌急或失养，清窍不利所引起的以头部疼痛为特征的一种病证。头痛是一种临床常见的自觉症状，可单独出现，亦见于多种疾病的过程中。头痛又称为"头风"、"脑风"。临床上以外感头痛、内伤头痛、颈源性头痛适宜推拿治疗。

西医学认为，神经性头痛、血管性头痛、高血压、脑外伤和五官科等疾病均可出现头痛。

二、病因病机

头为"诸阳之会"、"清阳之府"，又为髓海所在。凡五脏精华之血，六腑清阳之气，皆上注于头，故脏腑发生病变，均可直接或间接地影响头部而发生头痛。引起头痛的病因病机为外感和内伤两类。分证病机如下：

（1）外感头痛：多因将息失宜，气居不慎感受六淫之邪，其邪侵袭经络，上犯巅顶，致使清阳之气受阻所引起。风为六淫之首，故风邪外犯，上先受之，所以头痛以风邪所致者最为多见。若风挟寒邪，寒凝血滞，则又能阻遏络脉，血郁于内而为头痛；若挟热邪，火热上炎，则又能侵扰清空，气血逆乱而致头痛；若风挟湿邪，蒙蔽清窍，使清阳不升，浊阴下降而为头痛。

（2）内伤头痛：形成内伤头痛的原因比较复杂，但多与肝、脾、肾三脏有关，如因于肝者、郁怒伤肝，肝失条达，郁而化火，上扰清窍而为头痛；如木火伤阴，肝失濡养，或肾水不足，水不滋木，导致肝阳不亢，而致头痛；因于脾者，如脾不健运，痰湿内生，痰浊上扰，阻遏清阳，可致头痛；如劳伤过度，或病后体衰，致气血亏虚，不能上营脑髓，也可致头痛；如因于肾者，因禀赋不足或房事不节，肾精亏耗，致脑髓空虚而成头痛；亦有由于肾阳衰微，清阳不展所致。

（3）颈源性头痛：起病或急或缓，有低头伏案工作史，头痛连及颈项，伴颈椎活动不利，或头晕、恶心等，在风池穴及上颈椎棘旁常有压痛。

三、辨病

1. 前驱症状

在头痛发作前，约半小时或 10 多分钟内出现的一系列症状。最常见的前驱症状是视觉障碍如闪辉性暗点（如火花、光环、彩环、发光体等）、偏盲、瞳孔大小不等，对光反射消失。除视觉障碍外还有全身不适、精神不振、语言障碍、手指及口唇麻木感、眩晕、面色苍白、多尿等症状。

2. 头痛症状

突发性一侧前额部或头顶部疼痛，一般先从前额部开始向眼窝部、头顶部蔓延，眼球后部也可伴有剧烈疼痛；强度逐渐增加，并扩展至一侧头部，以搏动性疼痛为主。患者有恶心、呕吐、颜面潮红、畏光、流泪等症状可持续 2 ~ 3 小时，甚至 1 ~ 2 日，由头痛高峰期逐渐减退，移至睡眠期，或疼痛后期。

3. 实验室检查

（1）头颈 CT 检查了解有无脑内占位病变及脑室系统扩大。

（2）脑电图检查了解有无异常脑电波。

（3）腰穿了解颅内压，查脑脊液细胞学、生化及寄生虫抗体等。

（4）X 线副鼻窦摄片了解有无鼻窦炎，检查眼压有无升高。

（5）颈椎平片了解颈椎情况。

四、类病辨别

1. 眩晕

头痛与眩晕可单独出现，也可同时出现，二者对比，头痛之病因有外感与内伤两方面，眩晕则以内伤为主。临床表现，头痛以疼痛为主，而眩晕则以昏眩为主。

2. 真头痛

真头痛呈突发性剧烈头痛，或呈进行性加剧头痛，常伴喷射性呕吐，或颈项强直，或偏瘫、偏盲、神昏，甚至肢厥、抽搐。

五、中医论治

1. 治疗原则

头痛的治疗"须分内外虚实"，外感所致属实，治疗当以祛邪活络为主，视其邪气性质之不同分别采用祛风、散寒、化湿、清热等法，外感以风为主，故强调风药的使用。内伤所致多虚，治疗以补虚为要，视其所虚，分别采用益气升清、滋阴养血、益肾填精，若因风阳上亢则治以息风潜阳，因痰瘀阻络又当化痰活血为法。虚实夹杂，扶正祛邪并举。

2. 常规推拿治疗

（1）施术部位及取穴：施术部位为头侧部足少阳胆经部位，取穴：印堂、睛明、阳白、太阳、百会、风池、合谷、涌泉。

（2）手法：拿法、揉法、抹法、扫散法。

（3）操作：①患者取仰卧位，头偏向健侧，医师先选用指揉法自风池穴起沿颈项部夹肌而下至颈根，如此上下往返3～5分钟；拿风池穴，拿颈项夹肌3～5遍；用手指按揉印堂、睛明、阳白、太阳、百会、率谷等穴各20～30次；抹前额、上下眼眶，3～5次。②指揉合谷30～50次。用扫散法在头侧部足少阳胆经循行路线自前上向后下方操作30～50次。③患者取坐位于床边，以五指拿法（拿五经）自前发际起经头顶、后脑部改为三指法、拿风池；如此往返3～5遍。最后按揉两侧涌泉穴结束治疗。

3. 推拿分证论治

（1）外感头痛

1）风寒头痛：症状：症见头痛时作，痛连项背，风吹遇寒更甚，恶风寒，肢节酸楚，常喜裹头，口不渴，苔薄白，脉浮或紧。

推拿治疗以祛风散寒、通络止痛为法，推拿常规治疗治疗后，重用捏拿巅顶镇痛法、揉抹头颈舒经法，按压俞穴止痛法，配用推抖敲击提神法，加用侧掌滚后项部，双拇指按压风池、风门、肺俞。

2）风热头痛：症状：头胀而痛甚如裂，面红耳赤，发热或微恶风，口渴欲饮，咳嗽咽痛，小便黄，苔薄黄，脉浮紧。

推拿治疗以疏风清热、通络止痛为法，推拿常规治疗治疗后，重用推抹额颞降火法、捏拿巅顶镇痛法、揉抹头颈舒经法，按压俞穴止痛法，配用推抖敲击提神法，加用双拇指压曲池、合谷，宜清泄风热。

3）风湿头痛：症状：头痛如裹肢体沉重疼痛，胸脘满闷，不思饮食，苔腻，脉濡。

推拿治疗以祛风除湿、通络止痛为法，推拿常规治疗治疗后，重用捏拿巅顶镇痛法、揉抹头顶舒经法，用一指禅推法推中脘、天枢穴各约2分钟；摩腹部5分钟左右；指按揉脾俞、胃俞、大肠俞、足三里、丰隆，每穴约1分钟。

（2）内伤头痛

1）肝阳头痛：症状：头痛眩晕，两侧偏重，烦躁易怒，睡眠不宁，或兼面红、口苦，两胁胀痛，脉弦有力。

推拿治疗以平肝潜阳、通络止痛为法，推拿常规治疗治疗后，用拇指按揉肝俞、阳陵泉、太冲、行间，每穴约1分钟；推桥弓30次左右，两侧交替进行；扫散法操作加次。

2）肾虚头痛：症状：头脑空痛，神疲倦怠，腰膝无力，遗精带下，健忘失眠，舌红，脉沉细无力。

推拿治疗以平肝潜阳、通络止痛为法，推拿常规治疗治疗后，用拇指按揉肾俞、命门、腰阳关、气海、关元、太溪，每穴1～2分钟；单掌揉、摩气海、关元，以滋阴补肾；擦背部督脉、腰髓部，以透热为度。

3）气虚头痛：症状：头痛绵绵，劳累更剧，气短怕冷，体倦无力，食欲不振，舌淡苔白，脉沉细无力。

推拿治疗以平肝潜阳、通络止痛为法，推拿常规治疗治疗后，重用揉抹头颈舒经法、捏拿巅顶镇痛法、按压俞穴止痛法，加用叠掌揉脾俞、胃俞，双拇指对揉三焦俞。拇指按压中脘，掌揉上腹部，以补脾益气。

4）血虚头痛：症状：头痛而晕，心悸易慌，面色苍白，舌淡，脉细。

推拿治疗以平肝潜阳、通络止痛为法，推拿常规治疗治疗后，应用拇指按揉中脘、气海、关元、足三里、三阴交、膈俞，每穴约 1 分钟；掌摩腹部 5 分钟左右；擦背部督脉，以透热为度；双拇指交替按压腹部任脉路线，双拇指同取太渊与列缺，以补益气血。

5）血瘀头痛：症状：头痛反复发作，缠绵不已，痛处固定不移，势如锥刺，或头部有撞击史，舌质紫黯或见瘀点，脉象细涩。

此型以药物治疗为主，亦可选用以上基本手法对症处理，以达活血化瘀、镇静止痛之目的。

（3）颈源性头痛：在颈项及上背部的阿是穴处用指揉拨、推法操作 3 分钟，用力由轻到重。可配合拔伸和上颈椎微调手法。

4. 特色治疗

（1）夏惠明教授经验

1）风寒头痛：①取坐位，用拇指指腹端按揉其两侧太阳穴、风池穴各 1 分钟，按揉百会穴 2 分钟。②取俯卧位，用手掌自上而下推擦两侧膀胱经，重复进行 10 次；再用拇指指腹端按揉两侧肺俞、风门穴各 1 分钟；最后用弹法弹其两下肢委中穴各 30 次。

2）风热头痛：①取坐位，用拇指指腹从印堂穴开始向上沿前额发际至头维、太阳穴往返推揉 10 次；再用手掌横擦其后项部 2 分钟，以皮肤微热、微红为度；最后用拇指指端持续按压两手合谷穴 2 分钟。②取俯卧位，用手掌拍两侧膀胱经，自上而下反复操作 3 分钟；再用拇指指腹端按揉两侧肺俞各 1 分钟，按揉大椎穴 2 分钟。

（2）张江海治疗颈性头痛经验：张江海治疗颈性头痛拟行气活血，通络止痛。手法：推法、揉法、点法、按法、拿法。取穴：风池、风府、颈夹脊、大椎、肩井、天宗、攒竹、印堂、太阳、头维、角孙等穴。具体操作分颈项部和头部。

颈项部操作：患者取坐位，医者立于后侧。先用一指禅推法沿颈项部两侧项肌从风池至大椎推揉 3 分钟，再用拇指罗纹面沿督脉自风府至大椎按揉 2 分钟，然后用推擦法施术于患者肩背及肩胛骨内上侧肌肉群 5 分钟，其目的是使颈部经脉疏通，放松颈背肌肉。最后点按肩井、天宗，点按力量以患者有酸胀感为度。颈椎牵引法：医者用两手掌分别托住患者下颌及脑枕部，缓缓用力向上提头部，同时徐徐地左右旋转头部 45° 各 1 次。回复中位时，再作头部缓慢的前屈后伸活动。通过上述被动活动，可拉开颈椎间隙，松弛肌肉韧带，以纠正解剖位置的错位。采用此手法必须温柔和缓，不可过于粗暴，避免过激快速地旋转颈部。最后用按揉手法反复用于颈肩部肌肉群，以缓解因被动牵引所引起的肌群紧张度。

头部操作：患者取坐位，医者立于对面、背后。先用拇指罗纹面按揉攒竹、印堂 2 分钟，再用分推法自印堂开始向上沿前额发际至头维、太阳，来回往返 5 遍，配合按揉太阳 1 分钟，手法力量要适度，以患者微有酸胀为好。扫角孙法：以拇指偏峰用扫散法在头部两侧胆经循行部位从前上方向后下方作快速往返的推擦约 30 次。指击法：医者双手合拢，五指自然放松分开，用小指、无名指的指端部分接触头部，利用腕关节的放松摆动，以快速适当的节奏着力叩击头部，由于手指指间的撞击与反弹，发出"嗒嗒"悦耳音响，此法既可放松患者的精神，又可使头部血管舒张。指拿五经：医者五指分开，稍用力从头顶拿至风池，往返 5 次，以促进脑部血液循环。最后点按风池、风府，患者出现向头顶及眼眶放射感为佳。按揉大椎穴 1 分钟，快速有力提拿肩井 2 遍，从而结束手法。

（3）针灸治疗：主穴：百会、太阳、风池、合谷；配穴：风寒者，配风门拔罐。风热者，配曲池；风湿者，配阴陵泉、头维；前头痛配印堂、合谷；偏头痛配外关、足临泣；后头痛配天柱、昆仑；巅顶痛配四神聪、太冲。

（4）中药外治

1）熏蒸止痛法：取川芎、白芷、晚蚕沙、僵蚕，将药物共放入砂锅内，加水5碗，煎至3碗，用厚纸将砂锅口封住。用法：视疼痛部位大小，于盖纸中心开一孔，令患者痛位对准纸孔；满头痛者，头部对准砂锅口（两目紧闭或用手巾包之），上面覆盖一大方巾罩在头部，以药液散发的热气熏蒸，每天1剂，每剂用2次，每次熏10～15分钟。适用于各种头痛。

2）中药塞鼻法：取川芎、白芷、冰片、细辛、羌活，共研极细末，装瓶备用。使用时依据患者年龄大小，取药末3～6g，放在纱布上卷成条状，左侧头痛塞右鼻，右侧头痛塞左鼻，全头痛左右鼻交替使用。每天1～2次，连续5～7天。

3）贴太阳穴法：荆芥、穿山甲、白芷、蟅蛄、全蝎、土鳖虫、僵蚕、猪牙皂，共研末，加冰片，用蜂蜜调匀，摊布贴两太阳穴（晚贴早揭），每日1次。

六、西医治疗

1. 治疗原则

治疗原则包括对症处理和原发病治疗两方面。原发性头痛急性发作和病因不能立即纠正的继发性头痛可给予止痛等对症治疗以终止或减轻头痛症状，同时亦可针对头痛伴随症状如眩晕、呕吐等予以适当的对症治疗。对于病因明确的继发性头痛应尽早去除病因，如颅内感染应抗感染治疗，颅内高压者宜脱水降颅压，颅内肿瘤需手术切除等。

2. 常用方法

头痛治疗包括药物治疗和非药物物理治疗两部分。

（1）药物治疗：止痛药物包括：非甾体抗炎止痛药、中枢性止痛药和麻醉性止痛药。非甾体抗炎止痛药具有疗效确切，没有成瘾性优点，是头痛最常使用的止痛药，这类药物包括阿司匹林、布洛芬、吲哚美辛、对乙酰氨基酚、保泰松、罗非昔布、塞来昔布等。以曲马多为代表的中枢性止痛药，属于二类精神药品，为非麻醉性止痛药，止痛作用比一般的解热止痛药要强，主要用于中、重度程度头痛和各种术后及癌性病变疼痛等。以吗啡、哌替啶等阿片类药为代表麻醉性止痛药，止痛作用最强，但长期使用会成瘾。这类药物仅用于晚期癌症患者。除此，还有部分中药复方头痛止痛药，这类药物对于缓解和预防头痛有一定帮助。

（2）非药物物理治疗：头痛非药物物理治疗包括：物理磁疗法、局部冷（热）敷、吸氧等。对慢性头痛呈反复发作者应给予适当的治疗，以控制头痛频繁发作。

七、转归与预后

头痛的预后有较大差异，外感头痛，治疗较易，预后良好。内伤头痛，虚实夹杂，治疗较难，只要辨证准确，精心治疗，也可以使病情得到缓解，甚至治愈。若并发脑卒中、心痛、呕吐等则预后较差。

八、预防与调护

（1）要注意早晚的保暖，注意早、中、晚衣服的增减。

（2）饮食上要注意多食用酸甘养阴之物，如西红柿、百合、青菜、草莓、橘子等，忌食辛辣、油腻的食物。

（3）要调节情绪，不要给自己过多的压力，不要一天到晚埋头于书本，要多走出家门到户外进行锻炼，尽量缓解、放松情绪。

（4）少吹冷风，减少自己压力，学会做深呼吸调节心理的紧张抑郁情绪，多喝水。

（5）尽量增加自己休息睡眠的时间，因为充足的休息可以缓解精神上的紧张和抑郁。

九、疗效判定标准

疗效判定标准参照《中医病证诊断疗效标准》（中华人民共和国中医药行业标准 ZY/T001.1 ~ 001.9-94）。

（1）治愈：头痛症状完全消失，各项实验室检查正常，经 1 年随访无复发。

（2）有效：头痛症状不同程度减轻，发作次数明显减少，持续时间缩短，其他症状好转，实验室检查有改善。

（3）未愈：治疗前后头痛症状及血压等无改变。

（龙　鑫）

第四节　眩晕

一、概述

眩是指眼花或眼前发黑，晕是指感觉自身或外界景物旋转。由于二者常同时并见，故统称为眩晕。眩晕的发作有轻有重，轻者闭目即止，重者如坐车船，旋转不定，不能站立，或伴有恶心、呕吐、汗出，甚至昏倒等症状。该病可见于现代医学的梅尼埃综合征、高血压、低血压、脑动脉硬化、贫血、低血糖、颈椎病、神经衰弱、脑震荡后遗症等疾病。

二、病因病机

1. 中医病因病机

眩晕病变主要属肝，但可涉及肾、心、脾等脏，病理性质有实有虚，以虚者为多；实证病理主要是肝阳和痰浊，虚证为阴精或气血的亏耗。而虚实之间往往互相夹杂而成本虚标实。历代医书对本病论述很多，《素问·至真要大论》记载："诸风掉眩，皆属于肝"，指出眩晕多属肝的疾病；《河间六书》认为：本病是因风火为患，有"风火皆阳，阳多兼化，阳主平动，两阳相搏，则为之旋转"的论述；《丹溪心法》提出"无痰不作眩"，主张以"治痰为先"；《景岳全书》强调"无虚不作眩"，当以治虚为主。分证病机如下：

（1）肝阳上亢：素体阳盛之人，肝阳偏亢，亢极化火生风，风升火动，上扰清窍，则发为眩晕；或长期忧郁恼怒，肝气郁结，郁久化火，使肝阴暗耗，阴虚阳亢，风阳升动，上扰清窍，而发眩晕；或肾阴素亏，纵欲伤精，肝失所养，水不涵木，肝阳上亢，发为眩晕。

（2）痰湿中阻：嗜酒肥甘，或饥饱劳倦，或思虑过度，伤及脾胃，使脾失健运，水谷不能化为精微，聚湿生痰，清阳不升，浊阴不降，蒙闭清窍，发为眩晕。

（3）瘀血阻窍：跌仆坠损，头脑外伤，瘀血停留，阻于经脉，气血不能荣于头目，发为眩晕。

（4）气血亏虚：久病不愈，耗伤气血；或失血之后，虚而不复；或思虑劳倦，使脾胃虚弱，气血生化乏源，以致气血两虚，气虚则清阳不展，血虚则脑失所养，皆能导致眩晕。

（5）肾精不足：先天不足，而后天又失于调摄，肾精不充；或老年肾亏，精虚髓减；或久病伤肾，肾精虚少；或房劳过度，肾精亏耗，不能生髓充脑，髓海不足，脑失所养，发为眩晕。

2.西医病因病理

（1）前庭系统性眩晕（真性眩晕）：包括前庭末梢感受器、前庭神经、前庭诸核、内侧纵束、小脑、前庭皮质代表区之各种病损所产生的真性眩晕（如耳源性、前庭神经病损、脑干病变、小脑病变、大脑病变、颈椎病变等）。

（2）非前庭系统性眩晕（头晕）：包括眼性、心血管病变、全身中毒性、代谢性、感染性疾病、各种原因引起的贫血、神经症等原因引起的眩晕。

三、辨病

1.病史

医师应详细了解发作时间、诱因、病程，有无复发性特点；有无发热、耳鸣、听力减退、恶心、呕吐、出汗、口周及四肢麻木、视力改变、平衡失调等相关症状；有无急性感染、中耳炎、颅脑疾病及外伤、心血管疾病、严重肝肾疾病、糖尿病等病史；有无晕车、晕船及服药史。

2.眩晕发作情况

眩晕发作情况主要有：①夜间还是晨起发病，突然发病还是缓慢发病；②首次发病还是反复发病；③何种情况下发病，体位改变、扭颈，或某种特殊体位发病；④眩晕的形式是旋转还是非旋转性的；⑤强度能否忍受，意识是否清楚；⑥睁、闭眼时眩晕是减轻还是加重，声光刺激、变换体位时眩晕是否加重。

3.眩晕伴发症状

（1）自主神经症状：血压变化，出汗，面色苍白，腹泻。

（2）耳部症状：耳聋，耳鸣，耳闷。

（3）眼部症状：眼前发黑，复视，视物模糊。

（4）颈部症状：颈项部或肩臂疼痛，上肢麻木，活动受限。

（5）中枢神经系统症状：头痛，意识障碍，感觉运动障碍，语言或构音障碍等。

4.前庭功能检查

（1）诊室或床旁前庭功能检查：包括直立倾倒试验、原地踏步试验、扭颈试验等。

（2）眼球震颤。

（3）眼震电图。

（4）平衡姿势图 。

5. 辅助检查

（1）头颅CT、MRI等以明确有无头部占位、缺血性或出血性疾患。

（2）其他内科检查：包括血压、心电图、生化检查等。

四、类病辨别

1. 晕厥

晕厥是突然的、一过性的短暂意识丧失，多有诱因，如长时间站立、排尿、咳嗽等，一般不伴有眼球震颤。

2. 假性眩晕（头晕）

本病主诉为头昏脑胀、头沉、头重脚轻等不适感，多不伴有恶心、呕吐等症状。本病多为眼科、内科疾病、神经症或脑外伤引起，非前庭系统疾病所致。

3. 药物中毒性头晕

本病以链霉素、新霉素、卡那霉素、庆大霉素等的中毒为多见。患者除头晕外还有眩晕和耳蜗神经损害所致的感音性耳聋。慢性铅中毒多表现为神经衰弱综合征（以头晕、头痛、失眠、健忘、乏力、多梦为主要症状），又有体温减低、食欲减退等。

五、中医论治

1. 治疗原则

补虚泻实，调整阴阳。肝阳上亢证者，治以平肝潜阳，清利头目；痰湿中阻证者，治以祛湿化痰，健脾和胃；瘀血阻窍证者，治以活血化瘀，通窍活络；气血亏虚证者，治以益气养血，健运脾胃；肾精不足证者，治以滋补肝肾，填精补髓。

2. 常规推拿治疗

（1）取穴：印堂、太阳、睛明、攒竹、鱼腰、四白、迎香、百会、风池、风府、头维、肾俞、肝俞、心俞、脾俞、膈俞、曲池、神门、阳陵泉、涌泉。

（2）手法：一指禅推法、抹法、按揉法、拿法、扫散法、推法、擦法、按揉法。

（3）操作：①头面颈项部操作：用一指禅推印堂至发际、印堂沿眉弓至太阳6～8遍；分推额部、眼眶部8～10遍；抹太阳至头维6～8遍；用拇指按揉睛明、攒竹、太阳、鱼腰、角孙、迎香、四白，每穴约1分钟；用扫散法在头两侧胆经循行部位自前上方向后下方操作，每侧10～15遍；拇指按揉风池、风府，约5分钟。②腰背部操作：用掌推法直推背部膀胱经6～8遍；用擦法横擦腰背部心俞、肝俞、肾俞、脾俞及膈俞，以透热为度。③四肢部操作：用拇指按揉曲池、神门、阳陵泉，每穴约1分钟；擦涌泉，以透热为度；拿上肢约3分钟，屈侧力量重，伸侧宜轻；用掌按揉下肢内侧约3分钟。

3. 推拿分证论治

（1）肝阳上亢证：症状：眩晕，旋转感，头胀晕，头重脚轻。兼证：面红目赤，易怒颤抖，呕恶汗出；舌质红，脉弦数。

推拿治疗以平肝潜阳、清利头目为法，推拿常规治疗后，加：①用拇指推法交替推桥弓，先推左侧，后推右侧，每侧约 1 分钟。②用拇指按揉心俞、肝俞、肾俞、命门、曲池、三阴交、太冲，每穴约 1 分钟。③用擦法直擦背部两侧膀胱经，以透热为度。

（2）痰湿中阻证：症状：眩晕，头重如裹，头目胀闷，恶心欲呕，胸闷，心烦口苦，旋转错觉，甚则仆倒在地，舌红或淡嫩，苔白腻或黄腻，脉滑或弦滑。

推拿治疗以健脾除湿、豁痰开窍为法，推拿常规治疗后，加：①摩腹约 3 分钟。②用指按揉膻中、中府、云门、中脘、足三里、丰隆，每穴约 1 分钟。③用一指禅推法推脾俞、胃俞，每穴约 1 分钟。

（3）瘀血阻窍证：症状：眩晕，头痛，真头痛，耳鸣，目眩，恶心呕吐，反复发作，甚则突然晕倒，口眼斜，半身不遂，舌黯红，苔黄厚，脉涩或弦等。

推拿治疗以健脾除湿、豁痰开窍为法，推拿常规治疗后，加：①用拇指按揉风府、风池、哑门，每穴约 1 分钟。②用拿法拿风池、肩井、合谷，每穴约 1 分钟。

（4）气血亏虚证：症状：眩晕，头晕头昏，活动后加重。兼证：气短乏力，自汗出，或唇甲色淡，心悸不安，站立时突觉眼前发黑，头晕欲扑；舌质淡，苔白，脉细弱或微伏。

推拿治疗以补气养血、清利头目为法，推拿常规治疗，加：①用掌摩法摩腹约 3 分钟。②用拇指按揉中脘、气海、关元、血海、足三里，每穴约 1 分钟。③用一指禅推法推心俞、脾俞、胃俞，每穴约 1 分钟。

（5）肾精不足证：症状：眩晕，耳鸣，耳聋，眼花，精神委靡不振，腰膝酸楚无力，甚则四肢末梢不温或五心烦热，舌质红或淡，苔薄白或滑，脉细尺弱。

推拿治疗以滋养肝肾、填精补髓为法，推拿常规治疗，加：①用一指禅推法推气海、关元、三阴交、太溪，每穴约 1 分钟。②擦肾俞、命门，以透热为度。

4. 特色治疗

（1）夏惠明教授治疗颈性眩晕的经验：①一指禅推法、指揉法施于翳风、太阳、听宫、脑空、百会、角孙、印堂等穴。②用一指禅推法、拿法施于颈部两侧膀胱经，侧重于患侧，重点取风池、缺盆及患椎，时间约 5 分钟。③擦法施于项背部肌群，重点取大椎、肩井、天宗等穴，时间约 5 分钟。④提拉颈部：一手置于患者头顶部，使头略后仰，另一手多指提拿颈后肌群。待颈部放松后，用拇指和其余四指捏住病椎两侧用力向上提拉 2～3 次。⑤拨正偏歪的棘突：一手拇指尖顶住偏歪的棘突，另一手掌心置于头顶，缓慢稳妥的向偏歪侧旋转侧曲数次。

（2）针灸治疗：①实证治法：平肝化痰，定眩。以足少阳、督脉和手、足厥阴经穴为主。主穴：风池、百会、内关、太冲。配穴：肝阳上亢者，加行间、侠溪、太溪；痰湿中阻者，加头维、丰隆、中脘、阴陵泉。操作：毫针泻法。②虚证治法：益气养血，定眩。以足少阳、督脉和背俞穴为主。主穴：风池、百会、肝俞、肾俞、足三里。配穴：气血两虚者，加气海、脾俞、胃俞；肾精亏虚者，加太溪、悬钟、三阴交。操作：风池用平补平泻法，肝俞、肾俞、足三里用补法。

（3）中药外治：①填脐疗法：黄芪、五味子，共研为细末，加清水适量调为稀糊状，外敷于肚脐处，敷料覆盖，胶布固定，每日 1 次，连用 3～5 天。本法具有健脾益气的作用，尤适用于气血亏虚所致的眩晕。②敷涌泉穴法：吴茱萸、肉桂，共研细末，米醋调匀，捏成饼状，于睡前贴敷于双足心涌泉穴，敷料覆盖，胶布固定，次晨取下，连用 3～5 次。或取吴茱萸适量，研为细末，用米醋或凡士林适量调为糊状，于睡前贴敷于双足心涌泉穴，敷料覆盖，胶布固定，每日 1 换，连用 10～15 天。本法具有引热下行的作用，尤适用于眩晕耳鸣、烦躁多梦、颜面潮红等症。

六、西医治疗

1. 治疗原则
本病治疗原则一般为对症处理，有明确病因者，应积极对因治疗。

2. 常用方法
（1）一般处理：急性眩晕发作患者应卧床休息，饮食以流质为宜。伴有明显恶心呕吐者，应酌情给予静脉补液，以维持营养，并需注意水、电解质的平衡。症状缓解后，应鼓励患者尽早适应日常生活。

（2）病因治疗：由中耳炎并发症引起的急性化脓性迷路炎，应由耳科作必要的手术及抗感染治疗；由颅内占位性病变引起者，需要做手术摘除肿瘤；由梅尼埃病引起者，主张调节自主神经功能，平时低盐饮食为宜；由药物中毒性损害引起者，应及时停药，并给以维生素 B 族药物；因颈椎骨质增生、椎间盘膨隆或突出而致的眩晕，可先做颈椎牵引或颈托固定；因心脏功能、血压情况引起的，予以内科相应治疗。凡此种种病因处理均属重要，不可忽视。

（3）对症处理：在病因治疗的同时，对于眩晕症状需给予药物治疗，以减轻眩晕症状及减少伴发的恶心、呕吐、焦虑、紧张等症状。常用药物有：

1）镇静剂：可以减轻眩晕症状，消除紧张、烦躁不安、焦虑等症状。
2）抗组胺药物：应用于眩晕发作期尚有止吐作用。
3）血管舒张药物：应用于因血管痉挛、缺血性病变引起的眩晕。
4）抗胆碱药物：有止吐及解除血管痉挛作用，东莨菪碱还有镇静作用。
5）增加动脉血氧分压药物：可增加迷路和脑组织的血氧供应，对于因缺血缺氧而产生的眩晕疾患有较好的疗效。

七、转归与预后

眩晕病情轻者，治疗护理得当，预后多属良好；病重经久不愈，发作频繁，持续时间较长，严重影响工作和生活者，则难以根治。

八、预防与调护

（1）在饮食方面，患者应该多吃清淡的食物，少吃高脂肪、含盐量过高、甜食或非常油腻的食物，戒烟少酒。切记少吃生冷瓜果和生痰助湿的饮食，如冬瓜、萝卜、玉米、小米、荷叶粥、黑木耳、茄子、豌豆苗、西红柿、莴笋、豆油、茶、鲤鱼、海蜇及豆类、豆制品等。

（2）保持良好的心态与愉悦乐观的心情是预防的关键步骤。

（3）保证充足的睡眠和休息，尽量保证卧室与整个屋子处于安静的环境下，不要出现嘈杂的声音。

（4）保持室内空气的新鲜与流通，经常开窗透气。在适宜的气候下，经常去室外比较幽静的地方散步，多呼吸新鲜空气。少去拥挤及空气污染大、不流通的地方。

（5）平时的工作与生活中不要过于忧虑，不要给自己添加很重的心理压力，多参加一些简单的娱乐活动，以此转移注意力。

（6）肾精不足者，要节制房事，切忌纵欲过度。

九、疗效判定标准

疗效判定标准参照《中医病证诊断疗效标准》（中华人民共和国中医药行业标准 ZY/T001.1～001.9-94）。

（1）治愈：症状、体征及有关实验室检查基本正常。

（2）有效：症状及体征减轻，实验室检查有改善。

（3）未愈：症状无改变。

（龙　鑫）

第五节　胃脘痛

一、概述

胃脘痛又称胃痛，是指上腹胃脘部近心窝处经常发生疼痛为主症，同时常兼见泛恶、脘闷、嗳气、大便不调等症。胃脘痛之名最早记载于《黄帝内经》，如《灵枢·经脉》篇曰："脾足大阴之脉……入腹属脾络胃……是动则病舌本强，食则呕，胃脘痛，腹胀善噫。"《内经》首先提出胃痛的发生与肝、脾有关，还提出寒邪、伤食致病说。唐宋以前文献多把属于胃脘痛的心痛和属于心经本身病变的心痛混为一谈，直至金元时代《兰室秘藏》首立"胃脘痛"一门，将胃脘痛明确区分于心痛，使胃痛成为独立的病证。明清时代进一步提出了胃痛的治疗大法，《医学正传》说："古方九种心痛……详其所由，皆在胃脘，而实不在于心也"，"气在上者涌之，清气在下者提之，寒者温之，热者寒之，虚者培之，实者泻之，结者散之，留者行之"。《医学真传·心腹痛》还指出了要从辨证去理解和运用"通则不痛"之法。

西医学中急性胃炎、慢性胃炎、胃溃疡、十二指肠溃疡、功能性消化不良、胃黏膜脱垂等病以上腹部疼痛为主要症状者，属于中医学胃脘痛范畴。

二、病因病机

1. 中医病因病机

胃脘痛病因，初则多由外邪、饮食、情志不遂所致，病因多单一，病机也单纯，常见寒邪客胃、饮食停滞、肝气犯胃、肝胃郁热、脾胃湿热等证候，表现为实证；久则常见由实转虚，如寒邪日久损伤脾阳，热邪日久耗伤胃阴，多见脾胃虚寒、胃阴不足等证候，则属虚证。因实致虚，或因虚致实，皆可形成虚实并见证，如胃热兼有阴虚，脾胃阳虚兼见内寒，以及兼夹瘀、食、气滞、痰饮等。本病的病位在胃，与肝脾关系密切，也与胆肾有关。基本病机为胃气阻滞，胃络瘀阻，胃失所养，不通则痛。分证病机如下：

（1）寒邪客胃：寒属阴邪，其性凝滞收引。胃脘上部以口与外界相通，气候寒冷，寒邪由口吸入，或脘腹受凉，寒邪直中，内客于胃，或服药苦寒太过，或寒食伤中，致使寒凝气滞，胃气失和，胃气阻滞，不通则痛。正如《素问·举痛论》所说："寒气客于肠胃之间，膜原之下，血不得散，小络急引，故痛。"

（2）饮食伤胃：胃主受纳腐熟水谷，其气以和降为顺，故胃痛的发生与饮食不节关系最为密切。若饮食不节，暴饮暴食，损伤脾胃，饮食停滞，致使胃气失和，胃中气机阻滞，不通则痛；或五味过极，辛辣无度，或恣食肥甘厚味，或饮酒如浆，则伤脾碍胃，蕴湿生热，阻滞气机，以致胃气阻滞，不通则痛，皆可导致胃脘痛。故《素问·痹论》曰："饮食自倍，肠胃乃伤。"《医学正传·胃脘痛》曰："初致病之由，多因纵恣口腹，喜好辛酸，恣饮热酒煎爆，复餐寒凉生冷，朝伤暮损，日积月深……故胃脘疼痛。"

（3）肝气犯胃：脾胃的受纳运化，中焦气机的升降，有赖于肝之疏泄，《素问·宝命全形论》所说的"土得木而达"即是这个意思。所以病理上就会出现木旺克土，或土虚木乘之变。忧思恼怒，情志不遂，肝失疏泄，肝郁气滞，横逆犯胃，以致胃气失和，胃气阻滞，即可发为胃痛。所以《杂病源流犀烛·胃病源流》谓："胃痛，邪干胃脘病也……唯肝气相乘为尤甚，以木性暴，且正克也。"肝郁日久，又可化火生热，邪热犯胃，导致肝胃郁热而痛。

若肝失疏泄，气机不畅，血行瘀滞，又可形成血瘀，兼见瘀血胃痛。胆与肝相表里，皆属木。胆之通降，有助于脾之运化及胃之和降。《灵枢·四时气》曰："邪在胆，逆在胃。"若胆病失于疏泄，胆腑通降失常，胆气不降，逆行犯胃，致胃气失和，肝胆胃气机阻滞，也可发生胃脘痛。

（4）脾胃虚弱：脾与胃相表里，同居中焦，共奏受纳运化水谷之功。脾气主升，胃气主降，胃之受纳腐熟，赖脾之运化升清，所以胃病常累及于脾，脾病常累及于胃。若素体不足，或劳倦过度，或饮食所伤，或过服寒凉药物，或久病脾胃受损，均可引起脾胃虚弱，中焦虚寒，致使胃失温养，发生胃脘痛。若是热病伤阴，或胃热火郁，灼伤胃阴，或久服香燥理气之品，耗伤胃阴，胃失濡养，也可引起胃脘痛。肾为先天之本，阴阳之根，脾胃之阳，全赖肾阳之温煦；脾胃之阴，全赖肾阴之滋养。若肾阳不足，火不暖土，可致脾阳虚，而成脾肾阳虚，胃失温养之胃痛；若肾阴亏虚，肾水不能上济胃阴，可致胃阴虚，而成胃肾阴虚。胃失濡养之胃痛。

2.西医病因病理

胃脘痛西医多见于慢性胃炎，其原因尚未完全阐明，一般认为与幽门螺杆菌(Hp)感染、饮食与环境因素、自身免疫等因素有关。幽门括约肌功能不全时含胆汁和胰液的十二指肠液反流入胃，酗酒、服用非甾体抗炎药等，均可各自或与 Hp 协同作用而引起或加重胃黏膜慢性炎症。

三、辨病

1.症状

本病以上腹近心窝处胃脘部发生疼痛为特征，其疼痛有胀痛、刺痛、隐痛、剧痛等不同的性质，常伴食欲不振，恶心呕吐，嘈杂泛酸，嗳气吞腐等上消化道症状。发病特点：以中青年居多，多有反复发作病史，发病前多有明显的诱因，如天气变化、恼怒、劳累、暴饮暴食、饥饿、进食生冷干硬辛辣醇酒，或服用有损脾胃的药物等。

2. 体征

本病有上腹胃脘部压痛。

3. 辅助检查

（1）上消化道钡餐、X线检查、纤维胃镜及组织病理活检等，可见胃、十二指肠黏膜炎症、溃疡等病变。

（2）大便或呕吐物隐血试验强阳性者，提示并发消化道出血。

（3）B超、肝功能、胆道X线造影有助于鉴别诊断。

四、类病辨别

1. 痞满

痞满胃痛与痞满的病位皆在胃脘部，且胃痛常兼胀满，痞满时有隐痛，应加以鉴别。胃痛以疼痛为主，痞满以痞塞满闷为主；胃痛者胃脘部可有压痛，痞满者则无压痛。

2. 真心痛

真心痛是心经病变所引起的心痛证。多见于老年人，为当胸而痛，其多刺痛，动辄加重，痛引肩背，常伴心悸气短、汗出肢冷，病情危急，正如《灵枢·厥论》曰："真心痛手足青至节，心痛甚，旦发夕死，夕发旦死。"其病变部位、疼痛程度与特征、伴有症状及其预后等方面，与胃痛有明显区别。

3. 胁痛

胁痛是以胁部疼痛为主症，可伴发热恶寒，或目黄肤黄，或胸闷太息，极少伴嘈杂泛酸、嗳气吐腐。肝气犯胃的胃痛有时亦可攻痛连胁，但仍以胃脘部疼痛为主症。两者具有明显的区别。

五、中医论治

1. 治疗原则

本病以理气和胃止痛为基本原则。旨在疏通气机，恢复胃腑和顺通降之性，通则不痛，从而达到止痛的目的。胃痛属实者，治以祛邪为主，根据寒凝、食停、气滞、郁热、血瘀、湿热之不同，分别用温胃散寒、消食导滞、疏肝理气、泄热和胃、活血化瘀、清热化湿诸法；属虚者，治以扶正为主，根据虚寒、阴虚之异，分别用温中益气、养阴益胃之法。虚实并见者，则扶正祛邪之法兼而用之。

2. 常规推拿治疗

（1）取穴：取穴：脾俞、胃俞、三焦俞。

（2）手法：一指禅推法、摩法、按法、揉法、擦法。

（3）操作：①患者仰卧位：一指禅推、摩胃脘部约6分钟；按、揉中脘、气海、天枢、足三里各1分钟；从上脘至气海，用拇指往返推5~6遍。②患者俯卧位：一指禅推背部脊柱两旁膀胱经循行路线至三焦俞，往返4~5遍；较重按、揉肝俞、脾俞、胃俞、三焦俞、大肠俞各1分钟。③患者坐位：拿肩井循臂肘而下，在手三里、内关、合谷等穴做较强的刺激；

搓肩臂；由上而下搓抹两胁，往返 5 ~ 6 次。

3. 推拿分证论治

（1）寒邪犯胃：症状：胃痛暴作，甚则拘急作痛，得热痛减，遇寒痛增，口淡不渴，或喜热饮，苔薄白，脉弦紧。

推拿治疗以温胃散寒、理气止痛为法，推拿常规治疗后，加摩腹约 6 分钟；擦左侧背部（$T_{7~12}$），以透热为度；较重点、按脾俞、胃俞各 1 分钟。

（2）饮食停滞：症状：暴饮暴食后，胃脘疼痛，胀满不消，疼痛拒按，得食更甚，嗳腐吞酸，或呕吐不消化食物，其味腐臭，吐后痛减，不思饮食或厌食，大便不爽，得矢气及便后稍舒，舌苔厚腻，脉滑有力。

推拿治疗以消食导滞、和胃止痛为法，推拿常规治疗后，以中脘、天枢为重点，顺时针方向摩腹 5 分钟；按、揉神阙 1 分钟；按、揉脾俞、胃俞、三焦俞、大肠俞、八髎、足三里、梁门、章门、滑肉门、公孙各 1 分钟。

（3）肝气犯胃：症状：胃脘胀满，攻撑作痛，脘痛连胁，胸闷嗳气，喜长叹息，大便不畅，得嗳气、矢气则舒，遇烦恼郁怒则痛作或痛甚，苔薄白，脉弦。

推拿治疗以疏肝理气、和胃止痛为法，推拿常规治疗后，以一指禅推或揉天突至气海约 2 分钟，重点在膻中；按、揉两侧章门、期门、肝俞、胆俞、膈俞、阳陵泉、太冲各 1 分钟；斜擦两胁。

（4）脾胃虚弱：症状：胃痛隐隐，绵绵不休，冷痛不适，喜温喜按，空腹痛甚，得食则缓，劳累或食冷或受凉后疼痛发作或加重，泛吐清水，食少，神疲乏力，手足不温，大便溏薄，舌淡苔白，脉虚弱。

推拿治疗以温中健脾、和胃止痛为法，推拿常规治疗后，按揉气海、关元、足三里各 1 分钟，气海穴治疗时间可适当延长；直擦背部督脉，横擦左侧背部（$T_{7~12}$）及腰部肾俞、命门，以透热为度；捏脊 3 ~ 5 遍。

（5）疼痛剧烈者，先用较重手法点、按背部脾俞、胃俞及压痛点，并微微拨动，连续刺激 2 分钟，并掐内关约 2 分钟，待疼痛缓解后，再辨证施治。

4. 特色治疗

（1）夏惠明教授经验：治疗胃脘痛时，既注重调理气机，又不忘益气健脾，此即东垣"健中央以运四旁"之意。推拿手法操作：①揉中脘：双手掌重叠紧贴中脘穴，以顺时针方向旋转按揉 1 ~ 2 分钟；再逆时针方向旋转按揉 1 ~ 2 分钟。②推梁门：双手掌重叠，置于腹部，先从右肋弓至左肋弓到脐，再回到右肋弓；顺时针方向旋转推梁门穴 1 ~ 2分钟；再逆时针方向旋转推梁门穴 1 ~ 2 分钟。③按揉足三里：取坐位，用右手拇指峰贴于左侧足三里穴按揉 1 ~ 2 分钟，再换左手拇指贴于右侧足三里穴按揉 1 ~ 2 分钟。按揉频率不要过快，使穴位有酸胀感。

（2）朱春霆主任经验：肝气郁结、气滞胃痛经验：治拟疏肝理气，和营通络。取穴：中脘、章门、期门、脾俞、胃俞、肝俞、足三里、太冲。

手法：①一指禅推法，术者以单手或双手的大拇指的指端或罗纹面或桡侧偏峰着力于治疗部位或经穴，沉肩、垂肘、悬腕、指吸定而掌空虚，通过腕部内、外摆动和拇指关节同步屈伸运动，使功力集中于指端并持续作用经穴，透过肌表直达内脏或病所。一指禅推法可分轻、重二法，轻推循经而走如行云流水，重推力透溪谷如雷霆万钧。②摩法，术者以食、中、无名指罗纹面吸附于患者胃脘部，三指并拢，作连续而有节律的抚摩，缓摩为补，急摩为泻。或用掌心在脘腹部作环形抚摩，顺时针方向为泻法，逆时针方向为补法。操作时圆周由小到大，周而复始，无需悬腕，腕与掌平。该法具有健脾和胃、疏肝理气、消积化滞、消肿退热、双向调节胃肠蠕动的功效。摩法与一指禅推法结合，组成复合手法（推摩法），治疗脾胃病，效佳。推摩时要求不轻、不重、不缓、不急，以每分钟100周的频率施之。③患者仰卧位。医者以拇指按法取足三里与太冲穴，足三里用补法（力度仅限于肌肉之间，缓缓揉动），太冲用泻法（力度深透经穴、骨骼，压力垂直持续作用其上），先左后右，共约5分钟。共治疗了10余次后痊愈。

（3）针灸治疗：①实证治法：取任脉、足阳明经穴为主。毫针刺用泻法。取穴：中脘、内关、足三里。随证配穴：寒邪犯胃——胃俞；饮食停滞——梁门；肝气犯胃——期门、阳陵泉；瘀血停滞——膈俞、公孙。②虚证治法：取背俞、任脉经穴为主。毫针刺用补法，配合灸法。取穴：脾俞、胃俞、中脘、章门、内关、足三里。③艾灸疗法：用艾条一端点燃后，置于足三里（外膝眼下3寸，胫骨前脊约一横指）、中脘（脐上4寸）、神阙（脐中）等穴，距离穴位皮肤1寸左右，反复放置施灸，一般每穴灸3～5分钟，各穴可交替施灸，每天1次，1周为一个疗程，连用数周。艾灸可选配穴还有脾俞、胃俞、章门、内关等，可起到温胃散寒、调理脾胃及扶正强壮作用。

（4）中药外治

1）热熨法：根据中医"寒者热之"的治疗原则，热熨法多用于治疗寒性胃脘痛。①药用川乌、草乌、白芷、白及。共研为细末，和面少许，调和成饼，外敷于剑突下胃脘处，24小时后去除。主治寒性胃痛。②肉桂、干姜、香附、良姜、荜茇、木香、丁香、肉豆蔻、茯苓、附子。上药风干研成粉。将铁粉、木粉置入容器内加入催化剂配成溶液，再将上述药粉加入，搅拌均匀，装入布袋，将药包加热后敷在胃脘部，每天换1次。治寒凝气滞、脾胃虚寒型胃痛。③将适量莱菔子和生姜打碎，放锅内炒热，用布包包裹，温熨胃脘部，冷则更换。此方适宜于食积型胃痛，如属寒凝型则用葱白、生姜捣烂炒熨。每日1～2次，每次15～20分钟。

2）中药兜肚法：以荜茇、干姜、吴茱萸等为细末，用柔软的棉布做成兜肚，置药物于兜肚内，兜于胃脘部，一个半月为一个疗程，适用于虚寒型胃脘痛。

3）药物敷脐法：用麝香暖脐膏、艾叶、生姜等敷贴于神阙穴。

六、西医治疗

1. 治疗原则

（1）对症治疗。

（2）有明确病因者，积极对因治疗。

2. 常用方法

（1）疼痛发作时可用阿托品、丙胺太林、颠茄合剂、哌吡氮平等。胃酸增高如疣状胃炎可用西咪替丁、雷尼替丁、氢氧化铝胺等。乙氧连氮是一局部麻醉药，能抑制胃窦部释放胃泌素，降低胃酸。胃酸缺乏或无酸者可给予1%稀盐酸或胃蛋白酶合剂，伴有消化不良者可加用胰酶片、多酶片等助消化药。胃黏膜活检发现幽门螺杆菌者加服抗生素，如阿莫西林胶囊、克拉霉素胶囊、新霉素等。猴头菌片含多糖、多肽类物质可以应用，也可用甘珀酸钠。胆汁反流明显者可用甲氧氯普胺和多潘立酮以增强胃窦部蠕动，减少胆汁反流。考来烯胺、硫糖铝可与胆汁酸结合，减轻症状。缺铁性贫血患者可口服硫酸亚铁或肌内注射右旋糖酐铁。

（2）根治幽门螺杆菌方案：阿莫西林胶囊 1.0g（即 4 粒），1 日 2 次口服；甲硝唑片 0.4g（即 2 片），1 日 2 次口服；三联治疗 1 周治愈率达 90% 以上，是目前的规范的治疗方案。口服阿莫西林胶囊要做青霉素过敏试验，阴性方可应用，阳性者可改用克拉霉素胶囊 0.25g（1 粒），1 日 2 次口服 1 周，也可直接用克拉霉素胶囊代替阿莫西林胶囊。1 周后单用奥美拉唑胶囊 20mg，1 日 1 次口服，糜烂性胃炎 2 ～ 3 周；十二指肠球部溃疡 4 ～ 6 周；胃溃疡 6 ～ 8 周。如果胃胀，可口服多潘立酮 10mg，1 日 3 次。平时要注意饮食，勿暴饮暴食，要戒烟酒。

七、转归与预后

胃脘痛预后一般较好，实证治疗较易，邪气去则胃气安；虚实并见者则治疗难度较大，且经常反复发作。若影响进食，化源不足，则正气日衰，形体消瘦。若伴有吐血、便血，量大难止，兼见大汗淋漓，四肢不温，脉微欲绝者，为气随血脱的危急之候，如不及时救治，亦可危及生命。

八、预防与调护

（1）患者生活要有规律，饮食有节，切忌暴饮暴食，饥饱不匀，应少食多餐。忌烟酒、酸辣或冰冷刺激物，以及油炸等难消化食物。疼痛持续不已者，应在一定时间内进流质或半流质食物，并卧床休息。

（2）调节情志，保持心情开朗；注意休息，勿过度疲劳。

（3）胃、十二指肠溃疡出血期，或胃脘部出现肌紧张者，禁用手法治疗，以免加重出血倾向。

（4）长期粪潜血阳性，伴消瘦、低热等症状，应警惕恶变。

九、疗效判定标准

疗效判定标准参照《中医病证诊断疗效标准》（中华人民共和国中医药行业标准 ZY/T001.1 ～ 001.9-94）。

（1）治愈：胃脘痛及其他症状消失，X 线钡餐造影或胃镜检查正常。

（2）有效：胃痛缓解，发作次数减少，其他症状减轻，X 线钡餐造影或胃镜检查有好转。

（3）未愈：症状无改善，X 线钡餐造影或胃镜检查无变化。

（龙　鑫）

第六节　泄泻

一、概述

泄泻又称腹泻，是指排便次数增多，便量增加，粪质稀薄的一种病证。古代中医对泄和泻分别做出定义，认为大便溏薄而势缓者为泄；大便清稀如水而直下者为泻，两者性质类同，故总名之曰泄泻。

二、病因病机

1. 中医病因病机

泄泻的主要病变在于脾胃与大小肠，致病原因，有感受外邪，饮食所伤，情志不调，以及久病脏腑虚弱等。主要病机有脾虚湿盛，脾胃运化功能失调，肠腑分清泌浊、传导功能失司等。

（1）感受外邪：六淫之邪均可引起泄泻，其中以湿邪为最为常见。脾为阴土，喜燥恶湿，湿邪困阻脾阳，致脾失健运，脾胃升降失司，清浊不分，水食相夹并走大肠而成泄泻。寒邪和暑热之邪，亦可侵袭皮毛肺卫，从表入里，使脾胃升降失司，运化失常，发为泄泻。《杂病源流犀烛·泄泻源流》曰："是泄虽有风、寒、热、虚之不同，要未有不源于湿者也"。

（2）饮食所伤：饮食过量，宿食停滞不化；或过食肥甘辛辣，致湿热内蕴；或多食生冷，寒气伤中；或误食不洁之物，使脾胃受伤，均能致使脾胃受损，传导失职，升降失调，而发生泄泻。

（3）情志失调：忧郁恼怒，易致肝气郁结，木郁不达，横逆乘脾；思虑过度，则易伤脾，土虚木乘，使脾失健运，气机升降失常，而成泄泻。

（4）脾胃虚弱：脾主运化，胃主受纳，若因长期饮食失调，劳倦内伤，久病缠绵，均可导致脾胃虚弱，不能受纳水谷和运化精微，水谷停滞，清浊不分，混杂而下，遂成泄泻。

（5）肾阳虚衰：久病失治，脾胃受伤，日久及肾；或年老体衰，阳气不足，脾失温煦，运化失职，水谷不化，积谷为滞，湿滞内生，而致泄泻。

2. 西医病因病理

（1）渗透性腹泻：由于肠道内含有大量不能被吸收的溶质，使肠腔内渗透压增高，大量液体被动进入肠腔而引起腹泻。

（2）分泌性腹泻：由于肠黏膜上皮细胞电解质转运机制障碍，导致胃肠道水和电解质分泌过多或（和）吸收受抑制而引起的腹泻。

（3）渗出性腹泻：又称炎性腹泻，是肠黏膜的完整性因炎症、溃疡等病变而受到破坏，造成大量渗出引起的腹泻。

（4）肠运动功能异常性腹泻：是由于肠蠕动加快，以致肠腔内水和电解质与肠黏膜接触时间缩短，而影响水分吸收，导致腹泻。

三、辨病

1. 病史
本病多有受寒湿或暴饮暴食和不洁食物史。

2. 症状
本病起病或急或缓，大便粪质稀溏，或完谷不化，或粪如水样，大便次数增加，常兼有腹胀、腹痛、肠鸣、纳呆。

3. 体征
本病重点在腹部体格检查，注意有无腹部压痛点，压痛位置，有无反跳痛，有无板状腹等急腹症表现。

4. 辅助检查
粪便检查对本病的诊断非常重要，是常规实验室检查，一些腹泻经粪便常规检查就可以做出病因诊断。慢性腹泻可行钡剂灌肠、全消化道钡餐或肠道内镜检查，必要时可做腹部 B 超检查。

四、类病鉴别

推拿治疗之泄泻当与霍乱等急性、烈性疾病相鉴别。霍乱是一种上吐下泻并作的疾病，发病急骤，变化迅速，病情凶险，起病时先突然腹痛，继则吐泻交作，所吐之物均为未消化之食物，气味酸腐，所泻之物多为黄色粪水，或吐下如米泔水，常伴恶寒、发热，部分患者在吐泻之后津液耗伤，迅速消瘦，发生转筋，腹中绞痛。若吐泻剧烈，可致面色苍白，目眶凹陷，汗出肢冷等津竭阳衰之危候。

五、中医论治

1. 治疗原则
泄泻的治疗总则为运脾化湿。根据病症之表里虚实，予以健脾和胃、温肾壮阳、疏肝理气等治法。

2. 常规推拿治疗
（1）取穴及部位：取中脘、神阙、天枢、脾俞、胃俞、膈俞、足三里、内关、合谷等穴，推拿部位在腹部。

（2）手法：一指禅推法、摩法、点按、按揉。

（3）操作：①患者取仰卧位，双下肢微屈曲，医者站或坐于其右侧，首先以一指禅推法施术于中脘、天枢、气海、关元穴，往返操作 2～3 遍；然后用摩法，以脐为中心顺时针方向摩腹 5～8 分钟，然后掌振腹部 2～3 分组。②患者取俯卧位，医者施一指禅推法于脾俞、胃俞、大肠俞、上髎、次髎穴约 5 分钟，然后用按揉法于上述诸穴。以酸胀感应为度，横擦大肠俞、八髎部透热为度。③患者取正坐位或仰卧位，医者施按法于行间、足三里穴，以酸胀感应为度。

3. 推拿分证论治
（1）脾胃虚弱：症状：湿邪侵袭：症见发病急骤，大便稀薄或夹黏液，每日数次或

10 余次，腹痛肠鸣，泻后痛止，肢体酸痛，苔黄腻或白腻，脉濡或滑数。

推拿治疗以健脾益气、和中止泻为法，在常规推拿治疗的基础上，去一指禅推法，用摩法于中脘、天枢、气海、关元穴5 ~ 10分钟，再摩胃脘及下腹部各5分钟。坐位擦脾胃俞、肾俞、大肠俞以热为度。

（2）肾虚泄泻：症状：黎明前发脐周腹痛，肠鸣漉漉有声，痛发即泻，泻后痛减，口渴，形寒肢冷，腰膝酸软，舌苔薄白，脉沉细。

推拿治疗以温肾健脾、固涩止泻为法，在常规推拿治疗的基础上，加横擦气海、关元部。直擦督脉命门穴，横擦肾俞、命门，逐渐下降到大肠俞、八髎部，以透热为度，按揉涌泉后，再擦涌泉穴以引火归元。

（3）肝气郁滞：症状：泄泻每因情绪波动时发作，平时感觉胸胁胀满，肠鸣腹痛，心烦不寐，嗳气纳少，舌苔淡红舌尖绛，脉弦。

推拿治疗以疏肝理气为法，在常规推拿治疗的基础上，加推拿膻中、期门、章门、按揉肝俞、膈俞、行间、太冲、内关穴以酸胀为度，擦两胁部至透热，达疏肝理气之功。

（4）湿邪侵袭：症状：症见发病急骤，大便稀薄或夹黏液，每日数次或10 余次，腹痛肠鸣，泻后痛止，肢体酸痛，苔黄腻或白腻，脉濡或滑数。

推拿治疗以化湿运脾、理气止泻为法，在常规推拿治疗的基础上，加按摩天枢、气海、关元，重按内关、足三里穴，横擦八髎穴。

（5）伤食泄泻：症状：发病突然，脘腹胀痛，泻后痛减，嗳腐吞酸，舌苔垢腻，脉滑数。

推拿治疗以消食导滞、和中止泻为法，在常规推拿治疗的基础上，去一指禅推法，加掌摩脘腹部，顺时针方向操作15 ~ 20分钟，重按足三里，直擦大肠俞、八髎穴。

4. 特色治疗

（1）名老中医经验：俞大方主任认为治疗慢性泄泻宜健脾和胃，温肾壮阳，疏肝理气；对急性泄泻则宜健脾化湿，和胃降浊。基本治疗方法：患者取仰卧位，用沉着缓和的一指禅推法由中脘开始，缓慢向下移至气海、关元，往返5 ~ 6遍；然后摩腹约8分钟；用一指禅推法沿脊柱两侧从脾俞到大肠俞治疗，每穴约1分钟；然后按揉脾俞、胃俞、大肠俞、长强，以酸胀为度；再在腰骶部用擦法，以透热为度；最后按揉上巨虚、足三里。辨证加减：脾胃虚弱者，加按揉气海、关元、足三里，每穴1分钟。肾阳虚衰者，加直擦背部督脉，横擦腰部肾俞、命门及骶部八髎穴，以透热为度。肝气乘脾者，加摩或揉两侧章门、期门，时间约3分钟，再斜擦两胁，以微热为度；并用较重的手法按揉肝俞、胆俞、膈俞、太冲、行间各穴。湿热侵袭脾胃而致急性泄泻者，加揉神阙、气海，以腹内有温热感为度；按揉足三里、上巨虚、内关，每穴约1分钟。伤食泻者，以顺时针方向摩腹为主，时间约20分钟。

（2）针灸治疗：治疗本病取天枢、足三里、上巨虚、阴陵泉、水分。寒湿者加隔姜灸神阙，湿热者加内庭，食滞者，加中脘。

六、西医治疗

1. 治疗原则
（1）对症治疗。
（2）对因治疗。

2. 常用方法

在未明确病因之前，要慎重使用止痛药及止泻药，以免掩盖症状造成误诊，延误病情。

（1）针对腹泻及继发症状的一般性治疗，包括止泻治疗，纠正水、电解质紊乱，酸碱平衡和营养支持治疗，保护肠道黏膜，维持肠道菌群平衡。

（2）针对肠道感染引起的腹泻，适当予抗感染治疗。

七、转归与预后

急性泄泻如正气未损，治疗及时得当，可以取得良好的治疗效果，若失治误治，则可能耗伤津液，转化成慢性泄泻，甚或转为危急重症。慢性泄泻治疗多疗程较久，需配合适当饮食调护，徐徐调养，亦能取效。

八、预防与调护

（1）维持良好的饮食卫生习惯，不过食生冷，不暴饮暴食，不过食肥甘厚味。

（2）对慢性泄泻者，可结合食疗健脾益胃。对部分急性泄泻患者可暂禁食，以利于病情的恢复；对重度泄泻者，应注意防止津液亏损，及时补充体液，可给予流质或半流质饮食。

九、疗效判定标准

疗效判定标准参照《中医病证诊断疗效标准》（中华人民共和国中医药行业标准 ZY/T001.1 ~ 001.9-94）。

（1）治愈：大便成形，全身症状消失。大便镜检无异常，病原学检查阴性。

（2）有效：大便次数及水分减少，全身症状改善。大便镜检脂肪球或红、白细胞偶见。

（3）未愈：大便次数及水分未改善，或症状加重。

（田启东）

第七节　呕吐

一、概述

呕吐是指胃内容物返流入食管，经口吐出的一种反射动作。一般有物有声称呕，有物无声称吐，无物有声称干呕。呕吐可将胃内的有害物质吐出，是机体的一种防御反应，有一定的保护作用，但频繁而剧烈地呕吐可引起脱水、电解质紊乱等并发症。

二、病因病机

1. 中医病因病机

中医认为脾主升清、胃主降浊，若胃失和降、气逆于上，则发为呕吐。呕吐的发病与肝、脾、胃等脏腑相关。其致病原因有外邪犯胃、饮食不节、情志失调、脾胃虚弱等。主要病机是胃失和降、气逆于上。分证病机如下：

（1）外邪犯胃：外感六淫之邪，或秽浊之气，邪气犯胃，致胃腑气机不利，胃失和降，水谷随逆气上冲，而发呕吐。如《素问·举痛论》曰："寒气客于肠胃，厥逆上出，故痛而呕也。"

（2）饮食不节：暴饮暴食，寒温失宜，或恣食肥甘厚味，或食不洁之物，致使脾胃损伤，饮食内停，胃失和降，气逆于上，发为呕吐。《重订严氏济生方·呕吐论治》曰："饮食失节，温凉失调，或喜餐腥脍乳酪，或贪食生冷肥腻，露卧湿处，当风取凉，动扰于胃，胃既病矣，则脾气停滞，清浊不分，中焦为之痞塞，遂成呕吐之患焉。"

（3）情志失调：恼怒抑郁，肝气郁结，横逆犯胃，脾失健运，饮食难化，而发呕吐。《景岳全书·呕吐》曰："气逆作呕者，多因郁怒致动肝气，胃受肝邪，所以作呕。"

（4）脾胃虚弱：久病体虚，或脾胃素虚，劳倦过度，耗伤中气，胃虚不能受纳水谷，脾虚不能运化精微，饮食停滞，上逆呕吐。《古今医统大全·呕吐哕》："久病吐者，胃气虚不纳谷也"。

2. 西医病因病理

呕吐是由于食管、胃或肠道呈逆向蠕动，并伴有腹肌强力痉挛性收缩，迫使食管或胃内容物从口、鼻腔涌出。呕吐是临床常见症状，可由多种原因引起：消化道器质性梗阻（肠扭转、肠套叠）、消化系统感染（胃炎、肠炎、阑尾炎）、神经系统疾病（颅内高压）、食物中毒、其他全身性疾病（代谢障碍、全身性感染等）及精神心理性因素（神经性呕吐）。

三、辨病

1. 病史

本病多有感受六淫之邪、饮食不节、不洁史，或有脾胃素虚。

2. 症状

本病常有恶心之先兆，其作或有声而无物吐出，或吐物而无声，或吐物伴有声音；或食后即吐，或良久复出；或呕而无力，或呕吐如喷；或呕吐新入之食，或呕吐不消化之宿食，或呕吐涎沫，或呕吐黄绿苦水；呕吐之物有多有少。呕吐常有诱因，如饮食不节，情志不遂，寒暖失宜，以及闻及不良气味等因素，皆可诱发呕吐，或使呕吐加重。

3. 体征

本病腹部体征应注意有无胃型、胃肠蠕动波、振水声等幽门梗阻表现；有无肠鸣音亢进、肠型等急性肠梗阻表现；有无腹肌紧张、压痛、反跳痛等急腹症表现，此外，还应注意有无腹部肿块、疝等。

4. 辅助检查

本病辅助检查主要包括与血细胞分析、血生化等相关实验室检查。必要时可予消化系彩超、X线、胃镜、内镜、CT等特殊检查以确定诊断。

四、类病鉴别

噎膈虽有呕吐症状，但其病位在食管、贲门，病机为食管、贲门狭窄，贲门不纳，症状特点是饮食咽下过程中梗塞不顺，初起并无呕吐，后期格拒时出现呕吐，系饮食不下或食入即吐，呕吐与进食时间关系密切，因食停食管，并未入胃，故吐出量较小，多伴胸膈疼痛，噎膈病情较重，病程较长，治疗困难，预后不良；呕吐病位在胃，病机为胃失和降，胃气上逆，症状特点是进食顺利，食已入胃，呕吐与进食无明确的时间关系，呕吐量有大有小，可伴胃脘疼痛。

五、中医论治

1. 治疗原则

推拿治疗的总则为降逆止呕，根据疾病之表里虚实，采用祛邪解表、消食化滞、疏肝和胃、健脾和胃等法。

2. 常规推拿治疗

（1）取穴及部位：取穴：中脘、神阙、天枢、脾俞、胃俞、膈俞、足三里、内关、合谷等，施术部位在腹部。

（2）手法：一指禅推法、摩法、点按、按揉

（3）操作：①患者屈膝屈髋仰卧，医者一指禅推法沿腹部任脉自上向下往返施术，约5分钟，重点在中脘穴；顺时针摩腹3分钟；点按中脘、神阙、天枢，每穴1～2分钟；②患者俯卧，医者以一指禅推法于背部两侧膀胱经往返施术5～8遍；指揉脾俞、胃俞、膈俞等穴位，每穴1～2分钟；③按揉足三里、内关、合谷穴，每穴1～2分钟。

3. 推拿分证论治

（1）外邪犯胃：症状：呕吐食物，吐出有力，突然发生，起病较急，常伴有恶寒发热，胸脘满闷，不思饮食，舌苔白，脉濡缓。

推拿治疗以疏邪解表、和胃降逆为法，在常规推拿治疗的基础上，掌揉上腹部2～3分钟，运脘腹部，以透热为度。

（2）饮食停滞：症状：呕吐物酸腐，脘腹胀满拒按，嗳气厌食，得食更甚，吐后反快，大便或溏或结，气味臭秽，苔厚腻，脉滑实。

推拿治疗以消食化滞、和胃降逆为法，在常规推拿治疗的基础上，掌揉上腹部2～3分钟，按揉足三里、丰隆、天枢、下脘等穴，每穴1～2分钟。

（3）肝气犯胃：症状：呕吐吞酸，嗳气频作，胸胁胀满，烦闷不舒，每因情志不遂而呕吐吞酸更甚，舌边红，苔薄白，脉弦。

推拿治疗以疏肝理气、和胃降逆为法，在常规推拿治疗的基础上，分推两侧胁肋部，往返操作5～8分钟，按揉太冲、章门、肝俞，每穴1～2分钟。

（4）脾胃虚弱：症状：饮食稍有不慎，或稍有劳倦，即易呕吐，时作时止，胃纳不佳，脘腹痞闷，口淡不渴，面白少华，倦怠乏力，舌质淡，苔薄白，脉濡弱。

推拿治疗以益气健脾、和胃降逆为法，在常规推拿治疗的基础上，擦脾胃区，透热为度；按揉足三里、关元、气海，每穴1～2分钟。

4. 特色治疗

（1）名老中医经验：朱春霆先生治呕吐擅用一指禅推法结合摩法，形成疗效独特的复合推摩法，施术于脘腹部，顺时针方向旋推为补，逆时针方向为泻，推摩力求均匀，以

每分钟 100 次的频率为度，具有健脾和胃、疏肝理气、消积化滞、暖胃温肠、止呕降逆的功效。

（2）针灸治疗：取穴：中脘、胃俞、内关、足三里。外邪犯胃加外关、大椎解表散邪；饮食积滞加梁门、天枢消食止呕；肝气犯胃加太冲、期门疏肝理气；脾胃虚弱加脾俞、公孙健脾益胃。诸穴均常规针刺；脾胃虚弱者可行艾条灸、隔姜灸或温针灸。

六、西医治疗

1. 治疗原则
（1）对症治疗。
（2）对因治疗。

2. 常用方法
（1）针对呕吐应给予必要的药物对症治疗，以保护胃黏膜、解除平滑肌痉挛、促进胃动力，如剧烈呕吐出现水、电解质紊乱，应及时予静脉输液纠正水、电解质紊乱、酸碱失衡并做营养支持治疗。

（2）针对引起呕吐的病因，治疗原发病。

七、转归与预后

一般来说，实证呕吐，正气未衰，易治愈；虚证及虚实并见者，正气不足，则病程长，反复发作，时作时止，较为难治。若失治误治，由轻转重，久病久吐，脾胃衰败，化源不足，易生变证。所以，呕吐应及时诊治，防止后天之本受损。

八、预防与调护

避免外邪侵袭，饮食有节，不可暴饮暴食，忌过食生冷辛辣香燥之品，适当进行导引锻炼，增强脾胃功能，以利疾病恢复。

九、疗效判定标准

疗效判定标准参照《中医病证诊断疗效标准》（中华人民共和国中医药行业标准 ZY/T001.1 ~ 001.9-94）。

（1）治愈：呕吐控制，症状消失，实验室检查正常。

（2）有效：呕吐次数减少，或间歇时间延长，部分症状消失，实验室检查有改善。

（3）未愈：症状无改善或加重。

（田启东）

第八节　心悸

一、概述

心悸是指患者自觉心中悸动，惊惕不安为主要表现的一种病证。发作时常伴有气短、胸闷，甚至眩晕、喘促、晕厥，脉象或数，或迟，或节律不齐。心悸因惊恐、劳累而发，时作时止，不发时如常人，病情较轻者为惊悸；病情较重者为怔忡。惊悸日久不愈者亦可转为怔忡。

各种原因引起的心律失常都有心悸的表现，临床上推拿以治疗功能性心律失常为主，其他器质性病变引起的心悸，推拿只做辅助治疗。

二、病因病机

1. 中医病因病机

心悸的发生常与平素体质虚弱、情志所伤、劳倦等有关。其发病与脾、肾、肺、肝四脏功能失调相关。如脾不生血，心血不足，心神失养，或脾失健运，痰湿内生，扰动心神则动悸。肾阴不足，不能上制心火，或肾阳亏虚，心阳失于温煦，发为心悸。肺气亏虚，不能助心以治节，心脉运行不畅则心悸不安。肝气郁滞，气滞血瘀，或气郁化火，致使心脉不畅，心神受扰，亦可进而引发心悸。

（1）体质虚弱：禀赋不足，素体虚弱，或久病失养，劳欲过度，气血阴阳亏虚，以致心失所养，发为心悸。

（2）饮食劳倦：嗜食膏粱厚味，煎炸炙煿之品，蕴热化火生痰，或伤脾滋生痰浊，痰火扰心而致心悸。

（3）七情所伤：平素心虚胆怯，突遇惊恐，忤犯心神，心神动摇，不能自主而心悸。长期忧思不解，肝气郁结，化火生痰，痰火扰心，心神不宁而心悸；或气阴暗耗，心神失养而心悸。此外，如大怒伤肝，大恐伤肾，怒则气逆，恐则精却，阴虚于下，火逆于上，动撼心神而发惊悸。

2. 西医病因病理

西医认为心悸是患者自己能感知到心跳的一种心前区不适或心慌的感觉心率加快时感心脏跳动不适，心率缓慢时感搏动有力。引起心悸的原因很多，大体可见于以下几类疾病：

（1）心血管疾病常见于各种类型的心脏病，如心肌炎、心肌病、心包炎、心律失常及高血压等。

（2）非心血管疾病常见于贫血、低血糖、大量失血、高热、甲状腺功能亢进症等疾病，以及胸腔积液、气胸、肺部炎症、肺不张、腹水、肠梗阻、肠胀气等；还可见于应用肾上腺素、异丙肾上腺素、氨茶碱、阿托品等药物后出现的心悸。

（3）神经因素自主神经功能紊乱最为常见，神经衰弱、更年期综合征、惊恐或过度兴奋、剧烈运动后均可出现心悸。

三、辨病

1. 病史
本病中老年常见，发作常由情志刺激、惊恐、紧张、劳倦过度、饮酒饱食等因素而诱发。

2. 症状
本病自觉心慌不安，心跳异常，不能自主，心搏或快，或慢，或忽跳忽止，呈阵发性或持续不止；伴有胸闷不适，心烦，乏力，头晕等，甚至喘促，唇甲青紫，肢冷汗出，晕厥；脉象可见数、疾、促、结、代、沉、迟等变化。

3. 体征
本病听诊有早搏、心率增快、心律不规整、心音强弱的差异，血压脉压差增大等。

4. 辅助检查
血常规、血沉、抗"O"、测血压、X线胸部摄片及心电图、心脏彩超、动态心电图等检查有助于明确诊断。

四、类病鉴别

惊悸与怔忡同属心悸，但二者有区别。惊悸常由外因而成，偶受外来刺激，或因惊恐，或因恼怒，均可发病，发则心悸，时作时止，病来虽速，但全身情况较好，病势浅而发作持续短暂，以实证居多，但也有内虚的因素存在；怔忡每由内因引起，并无外惊，自觉心中惕惕，稍劳即发，病来虽渐，但全身情况较差，病情较为深重，以虚证居多。但二者又有密切关系，惊悸日久可发展为怔忡，怔忡患者又容易受外惊所扰，而使病情加重。

五、中医论治

1. 治疗原则
宁心，安神，定悸。

2. 常规推拿治疗
（1）施术部位及取穴：施术部位在头面部、胸背部、上肢部；取印堂、风池、百会、桥弓、心俞、肺俞、膈俞、中府、云门、内关、神门、合谷等穴。

（2）手法：推法、揉法、按法、摩法、拿法、一指禅推法。

（3）操作：①头面部操作：一指禅推法结合抹法、揉法、按法，在印堂、风池、百会、桥弓穴操作，约5分钟；自下而上推桥弓，每侧约1分钟；拿风池1分钟。②胸背部操作：一指禅推法推心俞、肺俞、膈俞，摩中府、云门，约5分钟。③按揉双侧内关、神门、合谷，拿揉双上肢，约5分钟。

3. 推拿分证论治
（1）心虚胆怯型：症状：心悸，善惊易恐，坐卧不安，少寐多梦，舌苔薄白或如常，脉象动数或虚弦。

推拿治疗以宁心定志、镇惊安神为法，在常规推拿治疗的基础上，延长按揉神门时间，加按巨阙，拿风池、玉枕；用小鱼际沿胸骨正中分别向左右腋中线推运至两胁部约5分钟。

（2）心血不足型：症状：心悸头晕，面色不华，倦怠无力，舌质淡红，脉象细弱。

推拿治疗以滋阴养血、宁心安神为法，在常规推拿治疗的基础上，加揉中脘拿血海、足三里，延长推脾俞、胃俞。双手掌重叠按揉或用一指禅推法，施术于心俞、华佗夹脊穴5分钟。

（3）阴虚火旺型：症状：心悸不宁，心烦少寐，头晕目眩，手足心热，耳鸣腰酸，舌质红，少苔或无苔，脉象细数。

推拿治疗以滋阴清热、养血安神为法，在常规推拿治疗的基础上，加推肾俞，拿太冲、行间，推太阳、听宫、听会、耳门，按揉翳风，拿风池，按哑门。

（4）心阳不振型：症状：心悸不安，胸闷气短，面色苍白，形寒肢冷，舌质淡白，脉象虚弱或沉细而数。

推拿治疗以温补心阳为法，在常规推拿治疗的基础上，摩小腹，按中极，推关元、气海、中极，揉八髎、肾俞、命门，拿三阴交。

（5）水饮凌心型：症状：心悸眩晕，胸脘痞满，形寒肢冷，小便短少，或下肢浮肿，渴不欲饮，恶心吐涎，舌苔白滑，脉象弦滑。

推拿治疗振奋心阳、化气利水以为法，在常规推拿治疗的基础上，加按揉章门、期门，搓两胁，用梳法梳胸部中府、膻中两穴各2分钟，运腹部约5分钟。

（6）心血瘀阻型：症状：惊悸不安，胸闷不舒，心痛时作，或见唇甲青紫，舌质紫暗或有瘀斑，脉涩或结代。

推拿治疗以活血化瘀、理气通络为法，在常规推拿治疗的基础上，按揉大包、京门、膈俞、三阴交，以透热为度。用右手掌或右手拇指、食指按摩头项部及背部膀胱经第1侧线，操作3～5分钟。

4. 特色治疗

（1）名老中医经验（骆竞洪主任经验）

1）患者侧卧，医者以右手掌心置背部大椎穴处，自上而下经至阳穴至悬枢穴，再以手掌心置脊柱一侧肩外俞穴处，向下经膈关至肓门穴平高处止，反复进行抚摩法2～3分钟。

2）患者俯卧，医者以两拇指置脊柱一侧之内缘，其余四指掌侧置其外缘，自背部上方大杼穴平高处，从上而下拿提背部及腰部肌肉至腰骶部之关元穴处，反复操作3～5遍。

3）患者直坐或仰卧，医者以两手拇指侧对置于肘内侧曲泽穴处，其余四指扶定前臂，自上而下沿经前臂屈侧正中线经内关至大陵穴推动2～3分钟。再以拇指掌侧对置自肘内侧尺泽穴处，由上而下推动，沿桡侧外缘经孔最至太渊穴止2～3分钟。最后，再以两拇指掌侧对置，自肘尺侧少海穴处，由上而下推动，沿尺侧缘至神门穴止2～3分钟。

4）患者直坐或仰卧，医者以拇指掌侧置患者腕部掌侧大陵穴处，自上而下经劳宫穴至指关节第一节止，指推1～2分钟。

5）患者仰卧或直坐，医者先用食指背屈按揉足三里穴，再以手四指置小腿外侧，自阳陵泉穴处向下抚摩至悬钟穴止，反复操作2～3分钟。

（2）针灸治疗：治疗本病取心俞、脾俞、膈俞、肺俞、神门、郄门、曲泽、少海、间使、通里等穴，虚证用补法，实证用泻法，虚证可加灸法。

（3）中药外治：本病以龙眼肉、酸枣仁、山茱萸、炒柏子仁、生龙骨、生牡蛎、生乳香、没药等研末穴位贴敷内关、三阴交、通里等穴位。

六、西医治疗

1. 治疗原则

（1）对症治疗。

（2）对因治疗。

2. 常用方法

（1）在未明确病因之前，使用药物要慎重，以免掩盖症状造成误诊，延误病情。

（2）镇静药、阻滞剂如普萘洛尔可减慢心率，心律失常严重者应进一步检查和综合治疗，再根据具体的病因进行治疗。

七、转归与预后

心悸常见于多种心脏疾病中，首先分清疾病性质，找出发病原因。若是功能性疾病，大多呈阵发性，经推拿治疗很快缓解，预后良好；若是器质性病变引起的心悸，推拿治疗的同时应积极配合药物治疗，以免贻误病情。

八、预防与调护

平时应注意调和情志，避免忧思、恼怒、惊恐等刺激。定期体检。

九、疗效判定标准

疗效判定标准参照《中医病证诊断疗效标准》（中华人民共和国中医药行业标准 ZY/T001.1 ~ 001.9-94）。

（1）治愈：症状及心律失常消失，心电图等实验室检查恢复正常。

（2）有效：症状减轻或发作间歇时间延长，实验室检查有改善。

（3）未愈：症状及心律失常无变化。

（周　进）

第九节　原发性高血压

一、概述

成年人正常血压的标准为收缩压 <140mmHg，舒张压 <90mmHg。收缩压 ≥ 140mmHg 和（或）舒张压 ≥ 90mmHg，为高血压。临床上，经多日多次测量，其血压数值均在高血压范围，并且没有明确病因者，可诊断为高血压。其临床表现以头晕目眩、头昏头痛、耳鸣、健忘、失眠、乏力等为特征，后期可有心、脑、肾等多器官损害。

二、病因病机

1. 中医病因病机

本病常见的诱因为：气候骤变，烦劳过度，情志相激，跌仆努力等。本病病位在脑，与心、肾、肝、脾密切相关。其病机有虚（阴虚、气虚）、火（肝火、心火）、风（肝风、外风）、痰（风痰、湿痰）、气（气逆）、血（血瘀）六种，并多在一定条件下相互影响，相互作用。病性多为本虚标实，上盛下虚。在本为肝肾阴虚，气血衰少，在标为风火相煽，痰湿壅盛，瘀血阻滞，气血逆乱。而其基本病机为气血逆乱，上犯于脑。

（1）积损正衰：年老体弱，或久病气血亏损，元气耗伤，脑脉失养。气虚则运血无力，血流不畅，而致脑脉瘀滞不通；阴血亏虚则阴不制阳，内风动越，携痰浊、瘀血上扰清窍，突发本病。

（2）劳倦内伤："阳气者，烦劳则张"。烦劳过度，易使阳气升张，引动风阳，内风旋动，则气火俱浮，或兼挟痰浊、瘀血上壅清窍脉络。因肝阳暴张，血气上涌骤然而中风者，病情多重。

（3）脾失健运，痰浊内生：过食肥甘醇酒，致使脾胃受伤，脾失运化，痰浊内生，郁久化热，痰热互结，壅滞经脉，上蒙清窍；或素体肝旺，气机郁结，克伐脾土，痰浊内生；或肝郁化火，烁津成痰，痰郁互结，携风阳之邪，窜扰经脉，发为本病。即《丹溪心法·中风》所谓"湿土生痰，痰生热，热生风也"。

（4）五志所伤，情志过极：七情失调，肝失条达，气机郁滞，血行不畅，瘀结脑脉；暴怒伤肝，则肝阳暴张，或心火暴盛，风火相煽，血随气逆，上冲犯脑。凡此种种，均易引起气血逆乱，上扰脑窍而发为中风。尤以暴怒引发本病者最为多见。

2. 西医病因病理

原发性高血压病因不明，多与遗传、膳食因素和肥胖有关。其发病机制尚未完全阐明，目前认为是在多种因素的影响下，致使血压的调节功能失调而产生。与发病有关的因素主要有：

（1）年龄：发病率有随年龄增长而增高的趋势，40 岁以上者发病率高。

（2）食盐：摄入食盐多者，高血压发病率高，有认为食盐 <2g/d，几乎不发生高血压；3 ~ 4g/d，高血压发病率 3%；4 ~ 15g/d，发病率 33.15%；>20g/d 发病率 30%。

（3）体重：肥胖者发病率高。

（4）遗传：大约半数高血压患者有家族史。

（5）环境与职业：有噪音的工作环境，过度紧张的脑力劳动均易发生高血压，城市中的高压发病率高于农村。

三、辨病

1. 病史

本病慢性起病，逐渐加重，或急性起病，或反复发作。

2. 症状

本病头晕目眩，视物旋转，轻者闭目即止，重者如坐车船，甚者仆倒。可伴有恶心呕吐，眼球震颤，耳鸣耳聋，汗出，面色苍白等。

3. 体征

本病收缩压 ≥ 140mmHg 和（或）舒张压 ≥ 90mmHg 者，可听到主动脉瓣第二音亢进，年龄大者可呈金属音，可有第四心音，主动脉收缩早期喷射音，高血压持续时间长者，有左心室肥厚征象，以及心、脑、肾等靶器官受损表现。

4. 辅助检查

血红蛋白、红细胞计数、血压、心电图、经颅多普勒、CT、MRI 等有助于明确诊断。

四、类病鉴别

原发性高血压应与继发性高血压相鉴别，后者是指由一定的疾病或原因引起的高血压，占所有高血压的 1% ~ 5%，如原发性醛固酮增多症、嗜铬细胞瘤、肾血管性高血压、肾素分泌瘤等可以通过手术或其他方法得到根治或病情明显改善。

五、中医论治

1. 治疗原则

虚补实泻，调整阴阳。

2. 常规推拿治疗

（1）施术部位及取穴：取穴：印堂、神庭、睛明、太阳、阳白、鱼腰、迎香、下关、颊车、地仓、人中，施术部位在头侧部。

（2）手法：推法、按法、揉法、扫散法、拿法、擦法、一指禅推法。

（3）操作：①患者仰卧位，医者坐于一侧。先推印堂至神庭，继之用一指禅推法自印堂依次至睛明、阳白、鱼腰、太阳、四白、迎香、下关、颊车、地仓、人中等穴，往返推之 1 ~ 2 遍。然后推百会穴 1 分钟，并从百会穴横行推到耳廓上方发际，往返数次，强度要大，以微有胀痛感为宜。揉风池穴 1 分钟。同时用掌根轻揉痉挛一侧的面颊部。最后以扫散法施于头部两侧（重点在少阳经），拿五经，擦面部。②患者俯卧位。医者用擦法在患者背部、腰部操作，重点治疗心俞、厥阴俞、肝俞、胆俞、肾俞、命门等部位，时间约 5 分钟。自上而下捏脊，3 ~ 4 遍。自上而下掌推背部督脉，3 ~ 4 遍。

3. 推拿分证论治

（1）肝阳上亢：症状：血压升高兼见眩晕，伴头目胀痛、面红耳赤、烦躁易怒、舌红苔黄、脉弦数。

推拿治疗以平肝潜阳、滋养肝肾为法，在常规推拿治疗的基础上，重拿风池穴 2 ~ 3 分钟，掐太冲、行间穴，各 2 ~ 3 分钟，取泻法；摩揉肝俞、肾俞、涌泉穴，透热为度，取补法。

（2）痰浊壅盛

症状：血压升高兼见头晕头胀、沉重如裹、胸闷多痰、肢体沉重麻木、苔腻、脉滑。

推拿治疗以化痰祛湿、健脾和胃为法，在常规推拿治疗的基础上，一指禅推法结合指按、指揉丰隆、解溪穴，取泻法；推、擦足三里穴，摩中脘穴，取补法。

4. 特色治疗

（1）名老中医经验

霍勇主任经验：①分抹前额：患者仰卧或坐位，操作者站在头顶前或面向患者，用两拇指从额中线两眉间分抹至前发际，再从两眉间至两额部自下而上至发际，反复分抹30～50次，以前额轻松舒适为宜。②按揉头部穴位：继上位，用拇指先按后揉百会、太阳穴各1分钟，以局部酸胀为度。③按揉四肢穴位：继上位，用拇指峰按揉曲池、足三里、太冲穴，掐按涌泉穴，每穴0.5分钟，以酸胀反应为准。④摩腹：仰卧位，操作者位于患者的右侧，用右手全掌贴附于脐上，做顺时针的环形摩，从脐扩大至全腹，再由腹至脐部，反复操作2～3分钟。⑤拿风池及颈项：取坐势，操作者位于患者的背侧，一手扶前额，另一手拇指、食指捏拿风池穴及颈项部，反复10多遍，按摩肩井穴，结束治疗。

（2）针灸治疗：治疗本病可取百会、风池、膈俞、肾俞、足三里、中脘、阴陵泉、行间、印堂等穴，虚证用补法，实证用泻法，虚证加灸。

（3）中药外治：治疗本病可选用具有降压作用的中药如葛根、杜仲、天麻、钩藤、黄芩、苦丁茶等湿热外敷头部、颈部、背部等。

六、西医治疗

1. 治疗原则

（1）改善生活行为：适用于所有高血压患者，包括使用降压药物治疗的患者。

（2）降压药治疗对象：①高血压2级或以上患者（>160/100mmHg）；②高血压合并糖尿病，或者已经有心、脑、肾靶器官损害和并发症患者；③凡血压持续升高，改善生活行为后血压仍未获得有效控制患者。从心血管危险分层的角度，高危和极高危患者必须使用降压药物强化治疗。

（3）血压控制目标值：原则上应将血压降到患者能最大耐受的水平，目前一般主张血压控制目标值至少<140/90mmHg。糖尿病或慢性肾脏病合并高血压患者，血压控制目标值<130/80mmHg。

（4）多重心血管危险因素协同控制。

2. 常用方法

（1）改善生活行为

1）减轻体重：尽量将体重指数（BMI）控制在<25。体重降低对改善胰岛素抵抗、糖尿病、高脂血症和左心室肥厚均有益。

2）减少钠盐摄入：膳食中约80%钠盐来自烹调用盐和各种腌制品，所以应减少烹调用盐，每人每日食盐量以不超过6g为宜。

3）补充钙和钾盐：每人每日吃新鲜蔬菜400～500g，喝牛奶500ml，可以补充钾1000mg和钙400mg。

4）减少脂肪摄入：膳食中脂肪量应控制在总热量的25%以下。

5）戒烟、限制饮酒：饮酒量每日不可超过相当于50g乙醇的量。

6）增加运动：运动有利于减轻体重和改善胰岛素抵抗，提高心血管适应调节能力，稳定血压水平。较好的运动方式是低或中等强度的等张运动，可根据年龄及身体状况选择慢跑或步行，一般每周 3 ~ 5 次，每次 20 ~ 60 分钟。

（2）降压药治疗

目前常用降压药物可归纳为五大类，即利尿剂、β 受体阻滞剂、钙通道阻滞剂（CCB）、血管紧张素转换酶抑制剂（ACEI）和血管紧张素 II 受体阻滞剂（ARB）。

1）利尿剂：有噻嗪类、袢利尿剂和保钾利尿剂三类。各种利尿剂的降压疗效相仿，噻嗪类使用最多，常用的有氢氯噻嗪和氯噻酮。

2）β 受体阻滞剂：有选择性（ β_1 ）、非选择性（ β_1 与 β_2 ）和兼有 α 受体阻滞三类。常用的有美托洛尔、阿替洛尔、比索洛尔、卡维洛尔、拉贝洛尔。

3）钙通道阻滞剂：又称钙拮抗剂，根据药物核心分子结构和作用于 L 型钙通道不同的亚单位，钙拮抗剂分为二氢吡啶类和非二氢吡啶类，前者以硝苯地平为代表，后者有维拉帕米和地尔硫草。根据药物作用持续时间，钙拮抗剂又可分为短效和长效。长效钙拮抗剂包括长半衰期药物，如氨氯地平；脂溶性膜控型药物，如拉西地平和乐卡地平；缓释或控释制剂，如非洛地平缓释片、硝苯地平控释片。

4）血管紧张素转换酶抑制剂：根据化学结构分为巯基、羧竣基和磷酰基三类。常用的有卡托普利、依那普利、贝那普利、赖诺普利、西拉普利、培哚普利、雷米普利和福辛普利。

5）血管紧张素 II 受体阻滞剂：常用的有氯沙坦、缬沙坦、伊贝沙坦、替米沙坦、坎地沙坦和奥美沙坦。

七、转归与预后

推拿治疗本病即时效应确切，降压效果明显，但应配合药物综合治疗。

八、预防与调护

患者应注意劳逸结合，且要保证足够的睡眠时间。保持心情舒畅、乐观，防止七情内伤。肾精不足者，忌纵欲过度；痰浊中阻者，忌食肥甘厚味；素体阳虚者，忌食辛燥之品。

九、疗效判定标准

疗效判定标准参照《中医病证诊断疗效标准》（中华人民共和国中医药行业标准 ZY/T001.1 ~ 001.9-94）。

（1）治愈：症状消失，血压控制在正常水平。

（2）有效：主要症状缓解，血压处于临界高血压水平。

（3）未愈：症状无缓解，血压未下降。

（周 进）

第十节　消渴

一、概述

消渴是以多饮、多食、多尿，身体消瘦，或尿浊、尿有甜味为特征的一种疾病。因其有"三多"症状的轻重主次不同，临床又分上、中、下三消。但此三消多互见，很难截然分开。本病病机主要是禀赋不足，阴津亏损，燥热偏胜，且多与血瘀相关，其病变的脏腑主要在于肺、胃、肾，消渴之病，迁延日久，可有诸多并发症。

本病相当于现代医学的糖尿病。现代医学的尿崩症，因具有多尿、烦渴的临床特点，与消渴亦有某些相似之处，可参照本病治疗。

二、病因病机

1. 中医病因病机

消渴是由于先天禀赋不足，复因情志失调、饮食不节等原因所导致的以阴虚燥热为基本病机，《黄帝内经》认为五脏虚弱，过食肥甘，情志失调是引起消渴的原因，而内热是其主要病机。《诸病源候论·消渴候》论述其并发症说："其病变多发痈疽"，《外台秘要·消中消暑肾消》引《古今录验》说："渴而饮水多，小便数……甜者，皆是消渴病也"，又说："每发即小便至甜"，"焦枯消瘦"，是对消渴的临床特点作了明确的论述。

（1）饮食不节：过食肥甘醇酒厚味及辛燥刺激食物，损伤脾胃，积热内蕴，化燥耗津，而成消渴。

（2）情志失调：长期过度的精神刺激，如郁怒伤肝，肝气郁结，郁久化火，消烁肺胃阴津，而致消渴。

（3）劳欲过度：房室不节，劳欲过度，肾精亏损，虚火内生，则"火因水竭而益烈，水因火烈而益干"，终至肾虚肺燥胃热俱现，而成消渴。

（4）过服温燥药物：意欲长寿或快情纵欲而长期服用温燥壮阳之剂，或久病误服温燥之品，均可使燥热内生，阴津亏损，发为消渴。

消渴的病机主要有以下几个特点。

（1）病机主要在于阴津亏损、燥热偏胜，而以阴虚为本，燥热为标。两者往往互为因果，燥热越甚则阴越虚，而阴越虚则燥热越甚。病变的脏腑着重在肺、脾、肾三脏，以肾为关键。三者之中，虽可有所偏重，但常常相互影响。

（2）本证迁延日久，阴损及阳，可见气阴两伤或阴阳俱虚，甚则可见肾阳衰微之候。

（3）阴虚燥热，多发变证。可并发肺痨、白内障、雀盲、耳聋、疮疖、痈疽、脑卒中、偏瘫、水肿。此外，消渴发病常与血瘀有关。

2. 西医病因病理

糖尿病是一种由于胰岛素分泌缺陷或胰岛素作用障碍所致的以高血糖为特征的代谢性疾病。持续高血糖与长期代谢紊乱等可导致全身组织器官，特别是眼、肾、心血管及神经系统的损害及其功能障碍和衰竭。严重者可引起失水，电解质紊乱和酸碱平衡失调等急性并发症、酮症酸中毒和高渗昏迷。目前对糖尿病的病因和发病机制尚未完全阐明。

（1）1型和2型糖尿病均存在明显的遗传异质性。糖尿病存在家族发病倾向，1/4～1/2患者有糖尿病家族史。临床上有60种以上的遗传综合征可伴有糖尿病。

（2）在2型糖尿病已发现多种明确的基因突变，如胰岛素基因、胰岛素受体基因、葡萄糖激酶基因、线粒体基因等。

（3）1型糖尿病患者存在免疫系统异常，在某些病毒如柯萨奇病毒，风疹病毒，腮腺病毒等感染后导致自身免疫反应，破坏胰岛素B细胞。

（4）进食过多，体力活动减少导致的肥胖是2型糖尿病最主要的环境因素，使具有2型糖尿病遗传易感性的个体容易发病。

三、辨病

1. 病史

本病多发于中年以后，以及嗜食膏粱厚味，醇酒炙煿。有的患者"三多"症状不明显，但中年以后一发病，即可见并发症。本病与禀赋不足有关，故消渴病的家族史可供诊断参考。

2. 症状

本病以口渴多饮，多食易饥，尿频量多，形体消瘦的"三多一少"或尿有甜味等为主要临床表现，初起"三多"症状可不著，病久常并发眩晕、肺痨、胸痹、脑卒中、雀目、疮疖等。严重者可见烦渴、头痛、呕吐、腹痛、呼吸短促，甚至出现昏迷厥脱危象。

3. 体征

本病初期有体重下降，中后期有心、脑、肾、血管、神经等多器官病变，随机血糖 ≥ 11.1mmol/L，和（或）空腹血糖 ≥ 7.0 mmol/L。

4. 辅助检查

本病应查空腹及餐后2小时血糖和尿糖，做尿比重、葡萄糖耐量试验，必要时查尿酮体、血尿素氮、肌酐、二氧化碳结合力及血中钾、钠、钙、氯化物含量等。

四、类病鉴别

1. 消渴与瘿病

瘿病中气郁化火，阴虚火旺的类型，以情绪激动，多食易饥，形体日渐消瘦，心悸，眼突，颈部一侧或两侧肿大为特征。其中的多食易饥、消瘦，类似消渴病的中消，但眼球突出，颈前瘿肿有形则与消渴病有别，且无消渴病的多饮、多尿、尿甜等症。

2. 消渴与食亦

食亦指消谷善饥，肌肉瘦削，多因胃肠、胆有燥热而致。《素问·气论》曰："大肠移热于胃，善食而形体消瘦，又谓之食亦；胃移热于胆，亦曰食亦。"其中的多食易饥、消瘦类似消渴病的中消，但无消渴病的多饮、多尿、尿甜等症。

五、中医论治

1. 治疗原则

养阴清热，益气补肾。

2. 常规推拿治疗

（1）施术部位及取穴：施术部位在背腰部、胁腹部、四肢部；取穴：膈俞、胰俞、肝俞、胆俞、脾俞、胃俞、肾俞、命门、三焦俞、阿是穴、大椎、中脘、梁门、气海、关元、神阙、曲池、足三里、三阴交、涌泉。

（2）手法：㨰法、一指禅推法、按揉法、振法、擦法、平推法、指按揉法、点法、按法、擦法。

（3）操作：①背腰部：患者俯卧位。医者用㨰法在背部脊柱两侧施术，约6分钟，重点在胰俞和局部阿是穴。用一指禅推法推背部脊柱两侧膀胱经第一侧线，从膈俞至肾俞，往返操作约8分钟。指按揉膈俞、胰俞、肝俞、胆俞、脾俞、胃俞、肾俞、三焦俞、局部阿是穴，以胰俞和局部阿是穴为重点，每处约3分钟，其余穴位均为1分钟左右。指振大椎穴，约1分钟。用擦法直擦背部膀胱经第一侧线，横擦肾俞、命门，均以透热为度。②胁腹部：患者仰卧位。医者用一指禅推法或指按揉法施于中脘、梁门、气海、关元，每穴约2分钟。掌振神阙穴约1分钟。用掌平推法直推上腹部、小腹部，约5分钟。擦两胁肋部，以透热为度。③四肢部：医者用指按揉法按揉曲池1分钟左右，用点法或按法点按足三里、三阴交，每穴约2分钟，用力均以酸胀为度。用擦法擦涌泉穴，以透热为度。

3. 推拿分证论治

（1）上消明显者：症状：烦渴多饮，口干舌燥，尿频量多，舌边尖红，苔薄黄，脉洪数。

推拿治疗以清热润肺、生津止渴为法，在常规推拿治疗的基础上，指按揉肺俞、心俞、中府、云门、膻中、气户、库房、手三里、阳陵泉，每穴约1分钟。用掐法掐少商穴，约1分钟。用拿法拿肩井、上臂、前臂，约3分钟。

（2）中消明显者：症状：多食易饥，口渴，尿多，形体消瘦，大便干燥，苔黄，脉滑实有力。

推拿治疗以清胃泻火、养阴增液为法，在常规推拿治疗的基础上，指按揉肝俞、建里、天枢、期门、章门、血海，每穴约1分钟，搓胁肋1分钟左右。

（3）下消明显者

1）肾阴亏虚：症状：尿频量多，混浊如脂膏，或尿甜，腰膝酸软，乏力，头晕耳鸣，口干唇燥，皮肤干燥、瘙痒，舌红苔，脉细数。

治法：滋阴补肾，润燥止渴。

2）阴阳两虚：症状：小便频数，混浊如膏，甚至饮一溲一，面容憔悴，耳轮干枯，腰膝酸软，四肢欠温，畏寒肢冷，阳痿或月经不调，舌苔淡白而干，脉沉细无力。

治法：温阳滋阴，补肾固摄。

在常规推拿治疗的基础上，指按揉肝俞、志室、水分、中极、然谷、太溪，每穴约1分钟，横擦骶部八髎穴，以透热为度。

4. 特色治疗

（1）名老中医经验（管政主任治疗糖尿病的经验）

1）患者俯卧，术者以两手拇指指腹分别按揉背部足太阳膀胱经自大杼至八髎穴，反复3～5遍；以一指禅推法自膈俞到脾俞上下往返操作10～15分钟；均以胰俞为重点操作部位。术者以㨰法沿背部膀胱经，自上而下，反复操作约5分钟，以胰俞穴位重点。直擦脊柱两侧膀胱经，以温热感为度。

2）患者侧卧，术者从第 7 至第 12 胸椎棘突两旁寻找压痛点，然后以压痛点处棘突为中心行协扳法，左右各 1 次。

3）患者仰卧，术者分别按揉两侧三阴交穴各 3 ~ 5 分钟，以小鱼际擦两侧涌泉穴各 30 ~ 50 次。用一指禅推廉泉穴 2 ~ 3 分钟；按足三里穴 2 ~ 3 分钟；捏揉关元穴 1 ~ 2 分钟；指振中极穴 3 ~ 5 分钟。

4）患者俯卧，术者揉肺俞、脾俞、肾俞、命门穴 3 ~ 5 分钟；捏脊 3 ~ 5 遍；横擦八髎穴，以小腹部温热为宜。

（2）针灸治疗：上消取少府、心俞、太渊、肺俞、胰俞；中消取内庭、三阴交、脾俞、胃俞、胰俞；下消取太溪、太冲、肝俞、肾俞、胰俞。补泻兼施，阳虚加灸命门。

（3）中药外治：本病可予中药湿热敷，药用桂枝、红花、乳香、没药、桑枝、伸筋草、当归、细辛、干姜、威灵仙、防风、独活、秦艽、木瓜等，促进肢端末梢循环。

六、西医治疗

1. 治疗原则

早期和长期、积极而理性及治疗措施个体化的治疗原则。治疗目标为纠正代谢紊乱，消除症状、防止或延缓并发症的发生，维持良好健康和学习、劳动能力，保障儿童生长发育，延长寿命，降低病死率，而且要提高患者生活质量。

2. 常用方法

国际糖尿病联盟提出了糖尿病治疗的 5 个要点分别为：医学营养治疗、运动疗法、血糖监测、药物治疗和糖尿病教育。

1）糖尿病健康教育是重要的基础治疗措施之一。健康教育被公认是治疗成败的关键。良好的健康教育可充分调动患者的主观能动性，积极配合治疗，有利于疾病控制达标、防止各种并发症的发生和发展，降低耗费和负担，使患者和国家均受益。

2）医学营养治疗是另一项重要的基础治疗措施，应长期严格执行。对 1 型糖尿病（T_1DM）患者，在合适的总热量、食物成分、规则的餐次安排等措施基础上，配合胰岛素治疗有利于控制高血糖和防止低血糖。对 2 型糖尿病（T_2DM）患者，尤其是肥胖或超重者，医学营养治疗有利于减轻体重，改善糖、脂代谢紊乱和高血压及减少降糖药物剂量。

3）体育锻炼应进行有规律的合适运动。根据年龄、性别、体力、病情及有无并发症等不同条件，循序渐进和长期坚持。

4）病情监测，定期监测血糖，并建议患者应用便携式血糖计进行自我监测血糖；每 3 ~ 6 个月定期复查 AIC，了解血糖总体控制情况，及时调整治疗方案。每年 1 ~ 2 次全面复查，了解血脂及心、肾、神经和眼底情况，尽早发现相关并发症，给予相应治疗。

5）根据不同病情予以药物治疗：磺脲类、格列奈类、双胍类及胰岛素治疗。

七、转归与预后

消渴病是一种慢性病，推拿治疗的疗程较长，患者须树立战胜疾病的信心，坚持长期治疗，重症糖尿病应以药物治疗为主。

八、预防与调护

1. 饮食控制

节制饮食在消渴病患者的调护中占首要地位。首先，患者应制订合理的食谱，对肥甘厚味、面食及咸食物要严格节制，辛辣刺激食品亦应尽量避免食用。其次，根据患者体重、活动量确定患者饮食总量，合理分配脂肪、淀粉、蛋白质比例，同时注意进食规律，保证定时定量。此外，应戒烟酒、浓茶及咖啡等。

2. 预防措施

有消渴家族病史的患者应注意早期防治。避免过食油腻及饮酒过度，养成有规律的生活习惯，劳逸结合，积极适当地参加体育锻炼，增强体质。

九、疗效判定标准

疗效判定标准参照《中医病证诊断疗效标准》(中华人民共和国中医药行业标准 ZY/T001.1 ~ 001.9-94)。

（1）治愈：症状消失，实验室检查多次正常。

（2）有效：主要症状及有关实验室检查有改善。

（3）未愈：症状及实验室检查无变化。

（周　进）

第十一节　月经不调

一、概述

月经不调是指月经周期、血量、经质、颜色等非正常的病理性证候，并伴有其他症状。以周期的改变可分为月经先期（月经周期提前 7 天以上，甚至 10 余日一行，连续两个周期以上者）、月经后期（月经周期延后 7 天以上，甚至 3 ~ 5 月一行者）、月经先后无定期（月经周期时或提前时或延后 7 天以上，连续 3 个周期以上者）；以血量的改变可为月经过多（月经量较正常明显增多，而周期基本正常者）、月经过少（月经周期基本正常，月经量明显减少，或行经期间不足 2 天，甚或点滴即净者）等。临床常以月经先期与月经过多、月经后期与月经过少并见。除期、量改变外，常伴有经质、颜色的变异，应结合起来进行诊治。

二、病因病机

1. 中医病因病机

可由寒热湿邪、情志因素、房事所伤、饮食失宜、劳倦过度、体质因素等所致。其证候有寒、热、虚、实之别。临床要重视月经经期、量、色、质的变化，还需结合全身症状来辨证论治。其分证病机如下：

（1）月经先期：主因气虚或血热，气虚则血失统摄，冲任不固；血热则热伏冲任，伤及冲任、胞宫，血海不宁；均可致月经先期而至。

（2）月经后期：本病的发生有虚实之不同。虚者多因阴血不足，或肾精亏虚，或虚寒导致精血不足，冲任不充，血海不能如期满溢而经迟；实者多因血寒、气滞等导致血行不畅，冲任受阻，血海不能按时满盈，而使月经错后。

（3）月经先后无定期：肝藏血，主疏泄；肾藏精，主封藏。若肾气充足，肝疏泄正常，血海按时满盈，则月经周期正常。如果肝疏泄失常，肾封藏失守，冲任失调，血海蓄溢失常，可致月经先后无定期。

（4）月经过多：本病的主要病机是冲任不固，经血失于统摄所致。常见的病因有气虚、血热、血瘀三种，中气不足，血失统摄；或阳盛血热，迫血妄行；或瘀阻冲任，血不归经。

（5）月经过少：本病的发病有虚实之分，本病发病机理有虚有实。虚者多因精亏血少，冲任血海空虚，经血乏源；实者多由瘀血内停，或痰湿阻滞，冲任壅塞，血行不畅而致。临床以血虚、肾虚、血瘀、痰湿为多见。

2. 西医病因病理

月经是子宫内膜的周期性出血，它和卵巢激素关系密切，卵巢激素一方面影响子宫内膜发生用期性变化；另一方面接受垂体分泌的促性腺激素的分泌，是受大脑皮质通过丘脑下部神经中枢的控制，但亦受卵巢激素反馈作用影响，其中任何一个环节发生异常，均可引起月经失调。如全身性疾病、营养失调、精神过度紧张和寒冷刺激等都可引起各环节出现异常，均可寻致神经系统和内分泌系统的功能紊乱。月经不调大多与下丘脑—垂体—卵巢轴的功能失调有关。月经先期与黄体不健的排卵功能失调性子宫出血病和盆腔炎所致的子宫出血有关。月经后期相当于"月经稀发"，多发生在无排卵型月经周期，排卵受抑制，卵泡发育不良而致月经周期延长。月经过多则与内分泌失调所致性激素过度分泌，子宫内膜反应性增生过厚；或子宫内膜中螺旋小动脉功能不佳等有关。月经过少可以由幼稚子宫、子宫发育不良，垂体—卵巢功能低下，雌激素分泌不足、子宫内膜增殖不充分，内膜过薄所致。

三、辨病

1. 病史

（1）月经先期：有血热病史，或有情志内伤史，或盆腔炎病史，或慢性疾病等病史。

（2）月经后期：禀赋不足，或有受寒、进食生冷、情志不畅史。

（3）月经先后无定期：有情志内伤或慢性疾病等病史。

（4）月经过多：有大病久病、强烈精神刺激、饮食不洁、经期、产后感受邪气或过行房事，或宫内节育器避孕史。

（5）月经过少：有失血、结核病、反复流产等病史或刮宫术史。

2. 症状

（1）月经先期：月经周期提前7天以上，甚至10余日一行，连续两个周期以上。经期基本正常，可伴有月经过多。

（2）月经后期：月经周期延后7天以上，甚至3~5月一行。可伴有经量及经期的异常，一般认为连续出现两个月经周期以上。

（3）月经先后无定期：月经周期时或提前时或延后 7 天以上，连续 3 个周期以上。一般经期正常，经量不多。

（4）月经过多：月经量较正常明显增多，但在一定时间内能自然停止，而周期、经期基本正常，也可见月经提前或退后，但周期有一定规律，或行经时间延长。病程长者，可伴有血虚之候，或伴有痛经、不孕、癥瘕等症候。

（5）月经过少：月经周期基本正常，月经量明显减少，或行经期间不足 2 天，甚或点滴即净。常与月经后期同时出现。

3. 体征

妇科检查：月经先期者盆腔无器质性病变的多属排卵型黄体不健之功能失调性出血病；有盆腔炎体征者，应属盆腔炎症引起的月经先期。月经后期者子宫正常或略小，月经先后无定期者，子宫大小正常或偏小，月经过多者有功能性子宫出血，盆腔器官没有明显器质性病变；子宫肌瘤患者的子宫体增大，质较硬，形态不规则，或可触及肿瘤结节；盆腔炎症患者多有宫体疼痛，附件增粗，压痛或有炎性包块存在；盆腔子宫内膜异位症的子宫大小基本正常，多有结节，或卵巢囊肿，月经过少者由性腺功能低下引起的，盆腔器官基本正常或子宫体偏小。

4. 辅助检查

（1）实验室检查：月经先期者采用卵巢功能检查，同黄体功能不健而月经先期者，基础体温（BBT）呈双相型，但黄体期少于 12 天，或 BBT 上升缓慢，月经来潮 6 小时由诊刮子宫内膜活组织有助于诊断。月经先后无定期者卵巢功能测定有助于诊断。月经过多采用卵巢功能测定对功能失调性子宫出血的诊断有参考意义；血液分析显示的细胞增高，多为盆腔炎症病变；有贫血者，红细胞及血红蛋白下降。月经过少者采用卵巢功能测定，对性腺功能低下引起月经过少的诊断有参考意义。

（2）其他检查：月经后期：超声检查可了解子宫、卵巢的发育和病变。先天不足者，多有发育不良的体征。月经过多用 B 超盆腔扫描对子宫肌瘤、子宫内膜异位症和盆腔炎症包块的诊断有帮助；子宫内膜病理检查，有助于功能失调性子宫出血和子宫内膜炎的诊断；纤维内镜、子宫碘油造影等检查是诊断子宫内膜息肉、黏膜下子宫肌瘤等引起月经过多的一种较为可靠的方法。月经过少用子宫碘油造影对宫腔粘连的诊断有意义。

四、类病辨别

1. 月经先期

月经周期提前半月，应与经间期出血、青春期、更年期月经先期相鉴别。

2. 月经后期

（1）育龄妇女周期延后，应与妊娠、青春期、更年期月经后期相鉴别。

（2）妇科检查，B 超或气腹造影，以排除子宫及卵巢器质性疾病。

3. 月经先后无定期

（1）月经周期紊乱应与青春期、更年期月经紊乱相区别。

（2）妇科检查及 B 超等排除器质性病变，测基础体温、阴道涂片、宫颈黏液结晶检查以了解卵巢功能情况。

4. 月经过多

（1）妇科检查及 B 超检查，排除子宫肌瘤等器质性疾病。

（2）排除血小板减少症及凝血机制障碍所致月经过多。

5. 月经过少

（1）本病应与早孕相鉴别。

（2）排除因结核病引起的月经过少。

五、中医论治

1. 治疗原则

以"调理冲任"为共同原则，根据不同分型及其证型，采取不同治则。

2. 常规推拿治疗

（1）取穴：取穴以小腹部及腰骶部穴位为主，如关元、气海、归来、水道、肾俞、八髎、血海、三阴交等穴。

（2）手法：一指禅推法、揉法、㨰法、按法、拿法、摩法、擦法等。

（3）操作：①仰卧位，顺时针摩腹 5 分钟，再逆时针摩腹 5 分钟。②仰卧位，拿揉腹部 1 分钟，按揉关元、气海、归来、水道、三阴交、血海各 1 分钟。③俯卧位，一指禅推肾俞、八髎穴 2 分钟。④俯卧位，施㨰法于腰骶部约 5 分钟。⑤俯卧位，横擦腰部、八髎，以透热为度。

3. 推拿分证论治

（1）月经先期

1）血热型：症状：月经先期，量多，色深红或紫红，伴有小血块，质浓，心烦胸闷，舌红苔黄，脉滑数有力。

推拿治疗以清热凉血调经为法。除常规操作外，去擦法，加点按肩中俞、曲恒、丘墟、阴陵泉、昆仑、水泉等穴。

2）气虚型：症状：月经先期，量多，色淡红，质稀薄，肢体倦怠，心悸气短，小腹有空坠感，面色㿠白，舌质淡，脉大无力。

推拿治疗以益气调经为法。除常规操作外，加点按膈俞、肾俞、照海、然谷、隐白、悬钟等穴。

（2）月经后期

1）血寒型：症状：月经延后，色暗红而量少，小腹疼痛，得热痛减，怕冷畏寒，面色苍白，舌淡苔白，脉沉紧。

推拿治疗以温经散寒调经为法。除常规操作外，加振法于小腹，点按中脘、天枢、足三里、地机等穴。

2）血虚型：症状：月经延后，色淡，量少，小腹空痛，面色萎黄，身体瘦弱，头晕心悸，色淡少苔，脉虚细。

推拿治疗以补血益气调经为法。除常规操作外，加一指禅推下肢脾经、胃经循行路线 3～5 遍，点按脾俞、胃俞、膈俞、血海、足三里、悬钟等穴。

3）气滞型：症状：月经延后，量少，色正常或暗而有块，小腹胀痛，胸闷不舒，乳胀胁痛，舌质暗红，苔薄黄，脉弦或涩。

推拿治疗以理气行滞调经为法。除常规操作外，一指禅推下肢肝经、胆经循行路线3～5遍，点按角孙、肩井、合谷、太冲、行间、章门、阳陵泉等穴。

（3）月经先后无定期

1）肝郁型：症状：经期或先或后，行而不畅，月经量多少不定，无块，色质如常，胸闷不舒，乳、胁及小腹胀痛，舌质暗红，脉弦。

推拿治疗以疏肝理气调经为法。除常规操作外，加在患者双胁肋部由前向后梳抹5～10遍，一指禅推下肢肝经、胆经循行路线3～5遍，按揉角孙、带脉、章门、期门、冲门、太冲等穴。

2）肾虚型：症状：经来先后不定期，量少，色淡质清，小腹空坠，伴有头晕耳鸣，腰部酸痛，舌淡苔薄，脉沉弱。

推拿治疗以补肾调经为法。除常规操作外，加一指禅推下肢内侧肾经、肝经循行路线3～5遍，加点按膈俞、肾俞、命门、照海、然谷、隐白、悬钟等穴。

（4）月经过多

1）血热型：症状：月经过多或持续时间延长，质黏稠，经色深红或紫，伴有小血块，腰腹胀痛，面红唇干，口渴心烦，夜寝不安，小便短黄，大便秘结，舌红苔黄，脉滑数有力。

推拿治疗以清热凉血、固冲止血为法。除常规操作外，加在患者腰背部由后向前至腹部梳抹5～10遍，点按风池、风府、曲池、地机、内庭、行间等穴。

2）气虚型：症状：月经量多，色淡，质稀，面色㿠白，神疲倦怠，少气懒言，心悸怔忡，小腹空坠，肢软无力，舌质淡红，苔薄白，脉缓弱无力。

推拿治疗以补气摄血固冲为法。除常规操作外，一指禅推下肢内侧脾经、肾经循行路线3～5遍，点按肺俞、脾俞、肾俞、足三里、血海、太溪等穴。

（5）月经过少

1）血虚型：症状：月经量少，或点滴即净，色淡红，小腹空痛，面色萎黄，皮肤干燥，头昏心悸，腰膝酸软，手足不温，舌淡苔薄白，脉细弱。

推拿治疗以养血益气调经为法。除常规操作外，加一指禅推下肢脾经、胃经循行路线3～5遍，点按脾俞、胃俞、膈俞、血海、足三里、悬钟等穴。

2）肾虚型：症状：经来量少，色鲜红或淡红，腹部酸痛，头晕耳鸣，舌暗红，脉沉细。

推拿治疗以补肾益精、养血调经为法。除常规操作外，加一指禅推下肢内侧肾经、肝经循行路线3～5遍，加点按膈俞、肾俞、命门、照海、然谷、隐白、悬钟等穴。

4. 特色治疗

（1）名老中医经验

1）李锡九老中医经验：李锡九老中医遵循中医辨证论治原则，以少林内功和推拿手法相结合治疗妇科经、带诸病（如月经不调等）。

2）周华龙教授治疗经验：周华龙教授推拿治疗月经不调，治以"调理冲任、理血调经"，手法治疗主要集中在腹部、腰骶部，以施术部位有温热感为度。

（2）针灸治疗：治则：气虚、血虚、肾虚者益气养血、补肾调经，针灸并用，补法；血寒者温经散寒、调理冲任，针灸并用，平补平泻；气郁、血热者疏肝理气、清热调经，只针不灸，泻法。

处方：关元、血海、三阴交、中极。

加减：气虚加足三里、气海、脾俞，健脾胃、益气血；血虚加足三里、脾俞、膈俞，旺气血之源；肾虚加肾俞、太溪，调补肾气；气郁加太冲、期门、支沟、蠡沟，疏肝解郁；血热加行间、地机、曲池，清泻血分之热；血寒加灸归来、神阙、命门，温通胞脉、活血调经。

操作：诸穴以常规操作为主、于月经来潮前 5～7 日开始治疗，行经期间停针，但血寒者可行灸法。若经行时间不能掌握，可于月经干净之日起治疗，隔日 1 次，直到月经来潮时为止。连续治疗 3～5 个月经周期。

（3）药物外治：可予中药热奄包治疗，药用桂枝、红花、乳香、没药、桑枝、伸筋草、当归、细辛、威灵仙、独活、豨莶草等。

六、西医治疗

1. 治疗原则
西医主要以通过药物为主改善月经状况，使之恢复正常为原则。

2. 常用方法
（1）一般治疗

调畅情志；合理饮食；经期注意休息、保暖，避免过度劳累；节制房事和生育，避免房劳多产。

（2）药物治疗

1）想生育的可予克罗米酚、他莫昔芬等，以促进排卵并改善黄体功能。

2）己烯雌酚，以促进卵泡正常发育和改善黄体功能。

3）肌内注射黄体酮或口服甲羟孕酮，改善黄体功能。

4）月经过多患者：对无避孕要求或不愿意用激素治疗的患者，可选用抗纤溶药（如氨甲环酸），或抗 PG 合成药（氟芬那酸、甲芬那酸）。对要求避孕的患者，可选用内膜萎缩治疗（19- 去甲基睾酮衍生物）。对药物治疗无效，持久不愈，年长，无生育要求的患者，可手术切除子宫。近年来诞生了经宫颈子宫内膜切除 (TCRE) 术，即经宫腔镜在 B 超声检查的监视下，采用激光、微波或电凝的方法，破坏子宫内膜功能层及部分基底层，使其失去对卵巢性激素的反应能力，从而减少月经失血量。此种手术时间短，创伤小，恢复快，可适用于不宜或不愿切除子宫、且无生育要求者，还可同时剔除小的黏膜下肌瘤。

七、转归与预后

（1）月经先期治疗得当，多易痊愈。若伴经量过多、经期延长者，又不能得到及时、恰当的治疗，可发展为崩漏，使病情反复难愈，故应积极治疗。

（2）月经后期常与月经量少同时出现，治疗及时得当，一般预后较好，否则常可发展为闭经。生育年龄，若月经后期、量少，常可导致不孕。

（3）月经先后无定期如及时治疗，又能重视调护，可望治愈，若治疗不及时，或调护不当，则可转化为崩漏或闭经，治疗较困难，故应及早积极治疗。

（4）月经过多常因失血过多引起气血俱虚，严重影响身体健康，故应针对病因，积极治疗。如病程过长，可发展为崩漏，反复难愈。

（5）月经过少常与月经后期同时并见，如不及时调治，可发展为闭经、不孕。

八、预防与调护

（1）调畅情志，避免精神刺激。
（2）注意饮食调理，合理饮食。
（3）经期注意休息、保暖，避免过度劳累。
（4）节制房事和生育，避免房劳多产，以免伤肾。
（5）适度运动。
（6）及早治疗原发病。

九、疗效判定标准

疗效判定标准按照《中医病证诊断疗效标准》（中华人民共和国中医药行业标准 ZY/T001.1 ~ 001.9 -94）。

1. 月经先期
（1）治愈：月经周期恢复正常能维持 3 个月以上。
（2）有效：月经周期恢复正常，但不能维持 3 个月以上。
（3）未愈：月经周期末见变化。

2. 月经后期
（1）治愈：月经周期恢复正常，维持 3 个月以上。
（2）有效：月经周期恢复正常，但不能维持 3 个月以上。
（3）未愈：月经周期末见变化。

3. 月经先后无定期
（1）治愈：月经周期恢复正常，维持 3 个月以上。
（2）有效：月经周期恢复正常，但不能维持 3 个月以上。
（3）未愈：月经周期末见变化。

4. 月经过多
（1）治愈：经量恢复正常，能维持 3 个月以上。
（2）有效：经量明显减少或行经期正常，但不能维持 3 个月以上。
（3）未愈：月经周期、经量无变化。

5. 月经过少
（1）治愈：经量恢复正常，维持 3 个月以上。
（2）有效：经量明显增多。或经量恢复正常，但不能维持 3 个月以上。
（3）未愈：经周期、经量无变化。

（王　勇）

第十二节 原发性痛经

一、概述

原发性痛经又称功能性痛经，是指妇女正值经期或经行前后出现周期性小腹疼痛或痛引腰骶，甚至剧痛晕厥，而生殖器官无器质性病变者，亦称"经前腹痛"、"经行腹痛"、"经后腹痛"等。原发性痛经以青少年女性多见，然后随着年龄的增长发生率逐渐下降，而继发性痛经逐渐增多。

二、病因病机

1. 中医病因病机

痛经病位在子宫、冲任二脉，以"不通则痛"或"不荣则痛"为主要病机，其常见病机有气滞血瘀、寒凝血瘀、湿热瘀阻、气血虚弱及肾气亏损等。分证病机如下：

（1）气滞血瘀：素有抑郁，或恼怒忿恚，或过度悲伤或所欲不遂，或因经期产后（包括堕胎小产），余血内留，蓄而成形，经行之际气血下注冲任，胞脉气血壅滞更甚，"不通则痛"，于是发为痛经。诚如《张氏医通》所云："经行之际……若郁怒则气逆，气逆则血滞于腰腿心腹背胁之间，遇经行时则痛而重"。

（2）寒湿凝滞：经期产后感受寒邪，或久经潮湿之地，或经期冒雨涉水，或经期过食生冷寒凉之品，以致寒湿之邪客于胞宫，与血相搏，致气血凝滞不畅，经行时胞宫胞脉气血壅滞更甚，发为痛经，此亦"不通则痛"。

（3）湿热瘀阻：素体温热内蕴，或经期产后，摄生不慎感受湿热，与血相搏，流注冲任，蕴结胞中，经前经期气血下注之时，胞宫胞脉气血壅滞更甚，致使经行腹痛。

（4）气血虚弱：平素体虚，气血不足；或大病久病之后，气血俱虚；或脾胃虚弱，化源匮乏，气血不足，行经后血海空虚，胞脉失养以致小腹作痛，此所谓"不荣则痛"。《宋氏女科秘书》所说"经行后作痛者，气血虚也，治当调养气血"，即指此类病证。

（5）肝肾亏损：先天肾气不足，或房劳过度，或多次堕胎小产，伤及肝肾，导致精血亏虚，冲任不足，经后血海愈加空虚，胞宫、胞脉失养，"不荣则痛"，而成痛经。故《傅青主女科》谓："妇人有少腹疼于行经之后者……是肾气之涸"。

2. 西医病因病理

原发性痛经一般均认为应归咎于以下几种原因：前列腺素或白三烯合成与释放过度、子宫收缩异常、血管加压素水平升高、催产素水平升高、垂体后叶加压素水平升高等。亦有研究表明原发性痛经的发生还受精神、神经因素的影响，另外与个体痛阈及遗传因素也有关。

三、辨病

1. 病史

本病好发于青年未婚女性，经期、经行或经后腹痛，随月经周期而发作。无腰部急性损伤史。

2. 症状

本病经前、经行或经后出现周期性的下腹痛兼痛引腰骶，严重时伴面色苍白、出冷汗、手足发凉、恶心呕吐、腹泻，甚至因剧痛晕厥。

3. 体征

本病平时盆腔检查一般无阳性体征。当患者有症状时，可能会有盆腔子宫区域压痛。部分痛重患者出现强迫体位，腰部活动受限或腰脊柱侧弯，或下腹痛和腰痛随体位改变而加重，腰棘突偏歪、棘突棘旁有压痛。

4. 辅助检查

基础体温测定呈双相曲线；血清前列腺素测定显示有异常增高；妇科及超声检查原发性痛经多无盆腔器质性病变；腹腔镜、子宫输卵管碘油造影、宫腔镜检查有助于明确痛经的原因。

四、类病辨别

1. 继发性痛经

原发性痛经多见于初潮后及青年未婚未育的女性，妇科检查无明显生殖器官器质性病变；继发性病经多发于已婚或经产妇，以子宫内膜异位症引起者为多见，子宫内膜异位症痛经的患者，疼痛通常从月经来潮前 1 ~ 2 周开始，但月经来潮时或稍后有所缓解。性交痛或附件肿物及后陷凹触痛结节，能够帮助诊断。同样的疼痛节律也见于子宫腺肌症的患者，她们往往年龄较大，并且伴有子宫的增大，腹腔镜、子宫输卵管碘油造影、宫腔镜检查有助于鉴别。

2. 异位妊娠

若患者有短暂停经史，又见腹痛、阴道流血，应与异位妊娠鉴别。异位妊娠多有停经史和早孕反应，妊娠试验阳性；B 超检查可见宫腔外有孕囊或包块存在；后穹隆穿刺或腹腔穿刺阳性；内出血严重时，患者有休克、血红蛋白下降。痛经可出现剧烈的腹痛，但无上述妊娠征象。

3. 胎动不安

胎动不安也有停经史和早孕反应，妊娠试验阳性。妇科检查，子宫体增大如停经月份，变软，B 超检查可见于宫腔内有孕囊和胚芽，或见胎心搏动。痛经无停经史和早孕反应，妊娠试验阴性，妇科检查及 B 超也无妊娠征象。

痛经还需与发生在经期或于经期加重的内、外、妇科引起腹痛症状的疾病如急性阑尾炎、结肠炎、膀胱炎、卵巢囊肿蒂扭转等鉴别。尤其是患者疼痛之性质、程度明显有别于既往经行腹痛征象时，或腹部见肌紧张或反跳痛体征者，更需审慎，注意详问病史，结合妇科检查及相关辅助检查，做出诊断与鉴别。

五、中医论治

1. 治疗原则

本病治疗原则为通调气血，温宫止痛。气滞血瘀者，宜疏肝理气、活血化瘀；寒湿凝滞者，宜温经散寒止痛；湿热瘀阻者，宜清热除湿、化瘀止痛；气血虚弱者，宜补益气血、调经止痛；肝肾亏损者，宜补肾肝肾、养血止痛。

2. 常规推拿治疗

（1）取穴：关元、气海、中极、归来、水道、肾俞、八髎、命门、三阴交、地机等。

（2）手法：一指禅推法、滚法、平推法、点法、揉法、按法、摩法、拿法、擦法等。

（3）操作：①仰卧位，一指禅推关元、气海、中极、归来、水道，每穴各1分钟。②仰卧位，摩腹约5分钟，顺时针为泻，逆时钟为补。③仰卧位，施拿法于腹部腹直肌1分钟。④俯卧位，施滚法于腰部脊柱两侧及腰骶部5分钟。⑤俯卧位，一指禅推法或点按法施于肾俞、命门、八髎诸穴，约3分钟，以酸胀为度。⑥俯卧位，直擦腰部双侧膀胱经，横擦腰骶部八髎穴，以透热为度。⑦侧卧位，腰椎定位斜板法。

3. 推拿分证论治

（1）气滞血瘀：症状：经前或经期小腹胀痛拒按，或伴乳胁胀痛，经血量少不畅，色紫暗有块，块下痛减，舌质紫暗或有瘀点，脉沉弦或涩。

推拿治疗以疏肝理气、活血化瘀为法。除常规操作外，加按、揉章门、期门、肝俞、膈俞，拿血海、三阴交，以酸胀为度。

（2）寒湿凝滞：症状：经行小腹冷病，得热则舒，经量少，色紫暗有块，或见形寒肢冷，小便清长，苔白，脉细或沉紧。

推拿治疗以温经散寒、除湿止痛为法。除常规操作外，加直擦背部督脉，横擦腰部肾俞、命门，以透热为度；按、揉血海、三阴交。

（3）湿热瘀阻：症状：经前或经期小腹疼痛，或痛连腰骶，或感腹内灼热，月经量多质稠，色鲜红或紫，有小血块，或伴小便短赤，带下黄稠，舌质红，苔黄腻，脉滑数。

推拿治疗以清热除湿、化瘀止痛为法。除常规操作外，加点按丰隆、复溜、内庭、行间，以酸胀为度。

（4）气血虚弱：症状：经期或经后小腹隐痛喜按，经行量少质稀，形寒肢疲，头晕眼花，心悸气短，舌质淡，苔薄，脉细无力。

推拿治疗以补益气血、调经止痛为法。除常规操作外，加直擦背部督脉，横擦左侧背部，以透热为度；摩腹时加揉中脘；按揉脾俞、胃俞、足三里。

（5）肝肾亏损：症状：经期或经后小腹绵绵作痛，经行量少，色红无块，腰膝酸软，头晕耳鸣，舌淡红，苔薄，脉细弦。

推拿治疗以补肾肝肾、养血止痛为法。除常规操作外，加直擦腰部背俞之脉，横擦腰部肾俞、命门，以透热为度；点按肝俞、肾俞、太溪、三阴交，以酸胀为度。

4. 特色治疗

（1）名老中医经验

1）朱金山教授经验：朱金山教授擅长于用"四应六法推拿法"平衡治疗痛经。即"应症状、应部位、应经络、应穴位"而推拿手法采取"直接法、间接法、相对法、强弱法、诱导法、补泻法"来治疗痛经。

2）夏惠明教授经验：夏惠明教授治疗痛经时，在推拿常规治疗上着重强调行腹部内功推拿、腰骶八髎穴擦法，以达温宫止痛之功。

3）曹仁发教授经验：曹仁发教授治疗痛经，先重点在腹部后骶部操作，后再辨证取穴行手法治疗。

（2）针灸治疗：治则：寒湿凝滞、气滞血瘀者温经散寒、化瘀止痛，针灸并用，泻法；气血不足者益气养血、调补冲任，针灸并用，补法。

处方：以足太阴经腧穴为止。穴取关元、中极、三阴交、地机、十七椎。

加减：寒湿凝滞加灸水道、归来温经止痛；气血瘀滞加合谷、太冲、次髎调气活血；气血不足加血海、脾俞、足三里益气养血止痛。

操作：针刺关元，宜用连续捻转手法，使针感向下传导；寒凝血瘀者针后在小腹部穴位加灸法。发作期每日治疗 1 ~ 2 次，间歇期可隔日 1 次，月经来潮前 3 天开始治疗。

（3）药物外治：可予中药热奄包治疗，药用桂枝、红花、乳香、没药、桑枝、伸筋草、当归、细辛、威灵仙、独活、豨莶草等。

六、西医治疗

治疗本病主要通过药物达到"止痛"的基本原则。

药物治疗：1. 口服避孕药；2. 前列腺素合成酶抑制剂；3. 钙离子通道阻滞剂；4. 促性腺激素释放激素激动剂；5. β 受体兴奋剂；6. 其他：正在研究中的药物包括白三烯抑制剂和血管加压素。

七、转归与预后

推拿治疗痛经，有良好临床疗效，配合辨证用药能快速有效止痛，大部分原发性痛经患者可望在治疗 3 个周期后，痛经症状缓解或消失。

八、预防与调护

（1）注意经期、产后卫生，经期注意保暖，避免受凉，经前期及经期少吃生冷和辛辣等刺激性强的食物。

（2）消除对月经的紧张、恐惧心理，保持精神愉快、气机畅达。

（3）平时加强体育锻炼增强体质，尤其是体质虚弱者。

九、疗效判定标准

疗效判定标准按照《中医病证诊断疗效标准》（中华人民共和国中医药行业标准 ZY/T001.1 ~ 001.9 -94）

（1）治愈：疼痛消失，连续 3 个月经周期未见复发。

（2）有效：疼痛减轻或疼痛消失，但不能维持 3 个月以上。

（3）未愈：疼痛未见改善。

（王　勇）

第十三节　乳癖

一、概述

乳癖是指妇女乳房部常见的慢性良性肿块，为乳腺组织的良性增生性疾病，以乳房肿块和胀痛为主症，常见于中青年妇女。乳癖可见于西医学的乳腺小叶增生、乳房囊性增生、乳房纤维瘤等疾病。

二、病因病机

1. 中医病因病机

"乳癖"之名首见于华佗《中藏经》，隋代《诸病源候论》称其为乳中结核。宋代《圣济总录》云："冲任二经，上为乳汁，下为月水"，明确提出了冲任不和在本病发病中的重要性，并提出本病多与月经周期相关。明代《外科正宗》认为本病多由思虑伤脾，恼怒伤肝，郁结而成，指出其临床特点是肿块可随情志改变而变化。清代《疡科心得集·辨乳癖乳痰乳岩论》云："有乳中结核，形如丸卵，不疼痛，不发寒热，皮色不变，其核随喜怒消长，此名乳癖。"清代《疡科心得集》认为乳癖有岩变可能。本病多与情志内伤、忧思恼怒有关。本病的基本病机为气滞痰凝，冲任失调，病在胃、肝、脾三经。常辨证为肝郁气滞、痰湿阻络、冲任失调三型。分证病机如下：

（1）肝郁气滞：情志内伤，肝气郁结，阻滞经脉，血行受阻，气聚血凝，积留于乳而成块。

（2）痰湿阻络：脾阳不振，饮食不节，脾失健运，水湿不化，凝而为痰，痰浊与气血相搏，凝滞气血，痰湿瘀结于乳，积聚不散而成块。

（3）冲任失调：房劳多产，肝肾亏虚，冲任失调，气血运行不畅，日久气血瘀滞于乳而成块。

2. 西医病因病理

乳癖相当于西医学的乳腺小叶增生、乳房囊性增生、乳房纤维瘤等疾病。西医学认为主要与卵巢功能失调或精神情志有密切关系。育龄期妇女的乳腺受卵巢内分泌所控制，一旦卵巢功能受到某种因素的影响，如情绪不稳定、心情不舒畅、过度劳累、性生活不和谐、生活环境变迁，或者过食含有激素的滋补品和长期使用含有激素成分的化妆品等等，均可影响人体内雌孕激素分泌的比例失调或分泌节律紊乱而发病。本病好发于 20 ~ 40 岁妇女，约占全部乳腺疾病的 75%，是临床上最常见的乳房疾病。本病有一定的癌变危险。

三、辨病

1. 病史

本病好发于育龄期妇女，患者常有情绪不稳定、心情不舒畅、过度劳累、性生活不和谐、生活环境变迁，或者过食含有激素的滋补品和长期使用含有激素成分的化妆品等。

2. 症状

本病临床表现以乳房内出现肿块和乳房胀痛为主症，但也有乳房肿块，疼痛不明显者。乳房内肿块，有些在无意中触及，但大多是由于乳房胀痛，或体检或就诊时发现。

3. 体征

本病单侧或双侧乳房发生单个或多个大小不等的肿块，或呈串珠状、结节状，胀痛或压痛，表面光滑，边界清楚，肿块与皮肉不相关，推之可动，增长缓慢，质地坚韧或呈囊性感。任何象限均可出现，以外上象限为多。

4. 辅助检查

B超可显示乳腺增生部位不均匀的回声区，以及无回声的囊肿。钼钯X线乳房摄片示各级乳管失去正常树枝样结构，管网大小不均、紊乱和异位，大乳管有囊状扩张，但无充盈缺损。乳头溢液者取分泌物作涂片检查，可帮助排除癌变的可能。对疑为癌变的肿块应取活体组织做病理切片检查。

四、类病辨别

1. 经行乳房胀痛

本病经期或行前后出现乳房胀痛，乳头胀痒疼痛，甚则痛不可触衣，经净后逐渐消失，症状随月经周期而发。体格检查一般无乳房肿块。

2. 乳癌

本病多发生在40~60岁的妇女，肿块质地坚硬，表面凹凸不平，增长迅速，与周围组织粘连，皮肤呈橘皮样变，日久溃烂，形似岩穴，肿块作病理切片检查发现癌细胞。

3. 乳痨

本病发病缓慢，结块如梅李，边界不清，皮肉相连，不痛或隐痛，溃后脓出稀薄，夹有败絮样物质，疮口不易收敛，易后遗成漏管，脓液涂片检查可找到结核杆菌。

4. 乳核

本病多见于20岁左右的妇女，肿块多为单发，形如鸡卵，表面光滑，边界清楚，活动度好，不痛，与月经周期无关。

五、中医论治

1. 治疗原则

肝郁气滞者，宜疏肝解郁，理气散结；冲任失调者，补益肝肾、调补冲任、软坚散结。

2. 常规推拿治疗

（1）取穴：乳根、中府、膻中、日月、期门、阴陵泉、蠡沟、太冲穴等穴。

（2）手法：擦法、揉法、摩法、按法、点法、拿法等。

（3）操作：①患者仰卧位，医者坐于患侧，施轻柔擦法于乳房四周往乳头方向约2分钟。②施摩法或轻柔揉法于乳房肿块部位约2分钟。③施拿法于患侧乳房约1分钟。④按揉乳根、中府、膻中、日月、期门穴，每穴各1分钟。⑤点按阴陵泉、蠡沟、太冲穴，每穴各1分钟。

3. 推拿分证论治

（1）肝郁气滞：症状：多见于青壮年妇女。乳房肿块和疼痛随喜怒消长，伴有急躁易怒、胸闷胁胀，喜叹息，经行不畅，心烦口苦。舌苔薄黄，脉弦滑。

推拿治疗以疏肝解郁、理气散结为法，除常规操作外，加拿肩井，按揉章门、肝俞，点按太冲、行间等。

（2）痰湿阻络：症状：多见于肥胖妇女，乳房肿块坚实，胸闷不舒，恶心欲呕，头身沉重，苔腻，脉滑。

推拿治疗以健脾除湿、理气化痰为法，除常规操作外，加揉中脘、中枢、脾俞、胃俞，点按足三里、丰隆、内关等穴。

（3）冲任失调：症状：多见于中年妇女。乳房肿块和疼痛在月经前加重，经后缓减。伴有腰酸乏力，神疲倦怠，月经先后失调，量少色淡，或经闭。舌淡，苔白，脉沉细。

推拿治疗以补益肝肾、调补冲任、软坚散结为法，除常规操作外，加横擦肾俞、命门，以透热为度；点按肝俞、肾俞、太溪、三阴交、关元等穴。

4. 特色治疗

（1）名老中医经验：夏惠明教授经验：夏惠明教授治疗乳癖，认为肝气郁结为其主要病机，但又与冲任失调有直接关系。肝气郁结、冲任失调为本病的病机特点。在推拿治疗时重点突出对肝经、冲脉、任脉经穴的治疗，同时教患者行乳房部位自我推拿。

（2）针灸治疗：治则：肝郁气滞、痰湿阻络者疏肝理气、化痰散结，以针刺为主，泻法；冲任失调者调理冲任、软坚散结。以针刺为主，平补平泻。

处方：以足阳明经腧穴为主，取膻中、乳根、屋翳、期门、丰隆、人迎穴。

加减：肝郁气滞加太冲、肩井以疏肝胆之气，解郁止痛；痰湿阻络加内关、中脘、足三里化痰通络、消肿止痛；冲任失调加关元、三阴交、肝俞、肾俞补益肝肾、调理冲任。

操作：膻中向患侧乳房横刺，乳根向上刺入乳房底部，屋翳、期门沿肋间隙向外斜刺或刺向乳房，三穴均不能直刺、深刺，以免伤及内脏；人迎时应避开颈动脉，不宜针刺过深；余穴常规针刺。

（3）药物外治：可予中药热奄包治疗，药用桂枝、红花、乳香、没药、桑枝、伸筋草、当归、细辛、威灵仙、独活、豨莶草等。

六、西医治疗

1. 治疗原则
本病治疗原则为早发现、早诊断、早治疗、防癌变。

2. 常用方法
（1）一般治疗：平日注意调畅情志，保持心情舒畅。平素多进行自我检查，发现肿块、疼痛，及时就医。

（2）药物治疗：药物治疗可选取达那唑胶囊、他莫昔芬、5% 碘化钾、天冬素片、平消片、囊癖灵等药物治疗。

3. 手术疗法
如患者有乳癌家族史，或活体组织切片检查发现上皮细胞增生显著者，应施行单纯乳房切除术；如切片发现有恶变，应按乳癌处理。

七、转归与预后

本病一般预后良好，但容易复发，虽然看似不严重，但却尽量不要拖延治疗。因为有相当多的患者重视程度不够，迟迟不就诊或只求缓解乳痛症状，而意识不到乳腺增生病的潜在危险，若不及时治疗，有可能会发生乳腺良性肿瘤或发生恶变（乳腺严重囊性增生的患者有 2% ~ 3% 恶变的可能）。

八、预防与调护

（1）保持心情舒畅，情绪稳定。情绪不稳会抑制卵巢的排卵功能，出现孕酮减少，使雌激素相对增高，导致乳腺小叶增生。

（2）要适时婚育。要提倡晚婚晚育，但不宜过迟。其次，若不要小孩需做好避孕。因为怀孕 6 周时，胚胎绒毛分泌的雌激素和孕激素会刺激乳腺增生。若作人流，增生的乳腺组织不易萎缩，更难恢复原状，这就容易形成小叶增生了。

（3）避免使用含有雌激素的面霜和药物。有的妇女为了皮肤美容，长期使用含有雌激素的面霜，久之可诱发乳腺小叶增生。

（4）妊娠、哺乳对乳腺功能是一种生理调节，因此，适时婚育、哺乳，对乳腺是有利的；相反，30 岁以上未婚、未育或哺乳少的女性则易罹患乳腺小叶增生。

（5）房事有规律。乳房对女性讲，不仅是哺乳器官，同时也是性器官。性生活时，乳房会发生周期性变化：处于性兴奋期时，乳房静脉充血，乳房增大、丰满；性持续期时，乳晕充血，乳头勃起；性高潮时，这些变化也达顶峰；性高潮后，乳晕充血迅速消退，一刻钟后增大的乳房逐渐恢复原状。

九、疗效判定标准

疗效判定标准按照《中医病证诊断疗效标准》（中华人民共和国中医药行业标准 ZY/T001.1 ~ 001.9 -94）。

（1）治愈：乳房肿块及乳痛消失。

（2）有效：乳房肿块缩小，疼痛减轻或消失。

（3）未愈：乳房肿块及疼痛无变化。

（王　勇）

第十四节　不孕

一、概述

夫妇同居 2 年(WHO 定为 1 年）以上，有正常的性生活，未避孕而未受孕者，称不孕症。婚后未避孕从未妊娠者称原发性不孕；曾有过妊娠而后未避孕连续 2 年未再孕者称为继发性不孕。不孕症是妇科临床常见疾病，在正常适龄夫妇中有 10 % 左右伴发不孕症，且有逐年上升趋势。

二、病因病机

1. 中医病因病机

（1）肾虚：若先天肾气不足，或房事不节，久病伤肾，肾气暗耗，则冲任虚衰，胞脉失养，不能摄精成孕；若肾阳不足，命门火衰，冲任失于温养，不能摄精成孕；若肾阴不足，精血亏损，胞失滋润，甚或阴虚火旺，血海蕴热，冲任失调，均不能摄精成孕，发为不孕症。

（2）肝郁：若肝血不足，肝失所养，肝气郁滞，或七情所伤，情志抑郁，展怒伤肝，或肝郁化火，郁热内蕴，均可导致肝之疏泄失常，气血不调，冲任失和，胞宫不能摄精成孕。若肝郁克脾，化源不足则冲任血少，亦难以受孕。若情志内伤，气机不畅，血随气结以致不孕。

（3）瘀血阻滞：经期、产后、余血未净，胞宫空虚，寒、热、湿邪及外伤均可致瘀滞冲任，或房事不节亦可致瘀，胞宫、胞脉阻滞不通导致不孕。

（4）痰湿内阻：若寒湿外侵，困扰脾胃；劳倦内伤，脾胃气弱，健运失司，水湿闪停；或肾虚气化失司，痰湿内生，流注下焦，滞于冲任，阻滞胞宫，不能摄精成孕。

2. 西医病因病理

精子质量不良、输卵管疾患及卵巢疾患；其他罕见原因包括黏液"对抗"，以及抗精子抗体及阳性。

三、辨病

1. 病史

医师应询问一般情况，此外要着重了解：月经史和婚育史，性生活情况，如夫妇相聚时间、性交频率、有无性交障碍等；慢性消耗性疾病史（如结核病史）；有无精神过度刺激等；有无先天性畸形、遗传性疾病、家族成员生育史等；配偶健康情况，有无性乱史及不育症的病史。

2. 症状

本病一般会出现月经紊乱、痛经闭经等。

3. 体征

（1）检查第二性征发育情况，注意内、外生殖器官的发育，有无畸形、炎症或包块等。

（2）闭经：是指年龄超过18岁尚无月经来潮或者是月经来潮后又连续停经超过6个月。

（3）输卵管阻塞：输卵管炎症引发体内寒湿凝聚，气滞血瘀，阻塞经络，阻碍了卵子和精子结合，造成不孕。

（4）溢乳：溢乳常常合并闭经导致不孕。非哺乳期乳房自行或者是挤压后有乳汁溢出，多提示有下丘脑功能不全、垂体肿瘤、泌乳素瘤或是慢性肾衰竭等疾病。

（5）白带异常：有阴道炎、（宫颈糜烂）、附件炎、子宫内膜炎、盆腔炎及各种性传播疾病存在时会出现白带增多、有异味，或是伴外阴瘙痒等，而这些疾病又都可以不同程度地影响受孕。

4. 辅助检查

（1）卵巢功能检查：可采用基础体温测定、宫颈黏液检查、阴道细胞学检查、诊断性刮宫或子宫内膜活组织检查等，以了解卵巢有无排卵及黄体功能状态。

（2）输卵管通畅试验：常用的检查方法有输卵管通液及子宫输卵管碘油造影。后者尚可明确输卵管阻塞的部位、子宫有无畸形、黏膜下肌瘤，以及子宫内膜或输卵管结核等。

（3）免疫学血清检查：进行血抗精子抗体、抗子宫内膜抗体、抗弓形体抗体及宫颈阴道局部抗体等检查，以明确诊断。

（4）其他：有条件者可作腹腔镜、宫腔镜、B超下液通、微量元素测量等。此外，对疑有甲状腺功能异常者应作有关甲状腺功能的检查，如怀疑垂体病变，应作蝶鞍摄片、rT、MRI、血清泌乳素测定等；如怀疑肾上腺疾病时，则应作尿 17- 酮、17- 羟及血浆皮质醇测定。

四、类病辨别

不孕症应与暗产相鉴别。暗产是指早孕期，胚胎初结而自然流产者。此时孕妇尚未有明显的妊娠反应，一般不易觉察而误认为是不孕。通过 BBT、早孕试验及病理学检查可明确。

五、中医论治

1. 治疗原则
补益肝肾、平衡阴阳、疏肝解郁、化瘀散结、祛痰除湿、固本培元等。

2. 常规推拿治疗
（1）取穴：以足太阳膀胱经、足太阴脾经、足厥阴肝经、督脉、任脉穴位为主。取心俞、肝俞、脾俞、肾俞、神道、命门、膏肓、中脘、气海、关元、中极、血海、阴陵泉、三阴交、太溪、太冲、足三里、阳陵泉、丰隆等穴。

（2）手法：㨰法、点按法、揉法、抹法、拿捏法、摩法、一指禅推法、梳理法、拍打法等。

（3）操作：术者以㨰法在背腰部两侧膀胱经操作，患者取俯卧位，用拇指交递按揉背腰部两侧夹脊穴和膀胱经内侧线。用拇指重点按揉神道、命门、膏肓、心俞、肝俞、肺俞、脾俞、肾俞、大肠俞和其相对应的夹脊穴及背腰部的敏感点，用拇指按揉八髎穴。用单掌横擦腰骶部，以温热为佳。用双手拿捏双下肢，点按相应穴位。用双掌自患者上背部两侧直推至小腿数遍，顺势向背腰部两侧分推数遍，以补益肝肾、平衡阴阳、疏肝解郁、化瘀散结、固本滋阴培元等。

3. 分证论治
（1）肾虚证：主证：婚久不孕，月经后期，量少，色淡暗，无血块，或有少量血块，或月经稀少，甚则闭经。小腹觉冷，带下清稀，性欲淡漠，入冬易寒。苔白，或舌质紫暗，脉细。

推拿治疗以补肾助阳、温阳暖宫为法，除常规操作外，加强足少阴肾经、督脉、任脉经穴的治疗，如肾俞、命门、膏肓、关元、中极、太溪、三阴交等以增强补肾助阳、温阳暖宫之效。

（2）肝郁证：主证：多年不孕，情志抑郁或焦虑，恐惧紧张，经事先后不定，经来腹痛，经前乳胀。烦躁易怒，舌质正常或偏红，苔薄白，脉弦。

推拿治疗以舒肝解郁、养血醒脾为法，除常规操作外，加强足少阴肾经、足厥阴肝经、足太阴脾经经穴的治疗，如肾俞、命门、膏肓、太冲、太溪、期门、阴陵泉等以增强疏肝解郁之效。

（3）痰湿证：主证：婚久不孕，形体肥胖，经行延后，甚或闭经。或肥胖，月经尚正常。胸闷泛恶，或白带较多，黏腻如痰状，舌暗苔腻，脉细滑。

推拿治疗以健脾除湿、理气化痰为法，除常规操作外，加强足少阴肾经、足阳明胃经、足太阴脾经经穴的治疗，如肾俞、命门、膏肓、太冲、太溪、三阴交、足三里、丰隆、阳陵泉等以增强健脾除湿、理气化痰之效。

（4）血瘀证：主证：月经后期量少，色紫黑，有血块，或者见痛经，或经事正常，常有少腹作痛，脉细弦，舌质紫或边有瘀点。

推拿治疗以活血化瘀、调畅气血为法，除常规操作外，加强足少阴肾经、足太阴脾经经穴的治疗，如肾俞、命门、膏肓、太冲、太溪、三阴交、足三里、气海、血海等以增强活血化瘀、调理气血之效。

4. 特色治疗

针灸治疗：针刺治疗不孕、取穴太冲或行间、期门、肾俞、命门、关元、归来、大赫、曲骨、三阴交，以补益肝肾，疏肝解郁，补肾气、益精血、养冲任、调月经。

六、西医治疗

1. 治疗原则

治疗原则为早发现、早诊断、早治疗。

2. 常用方法

（1）排卵功能障碍，其原因有很多，有器质性、功能性、先天性、后天性等，治疗可选药物治疗或妇科手术治疗。

（2）黄体功能不全是指排卵后黄体形成不全，分泌孕酮不足，或黄体过早退化，以致形成不孕，这类情况可补充黄体酮治疗。

（3）慢性输卵管炎多因急性炎症治疗不彻底引起的炎症以致不孕，以抗炎、抗感染治疗。

七、转归与预后

中医药治疗不孕，有良好临床疗效。

八、预防与调护

（1）注意调节情志。

（2）适当减轻工作压力。

（3）饮食调摄。

（4）加强体育锻炼。

九、疗效判定标准

疗效判定标准按照《中医病证诊断疗效标准》（中华人民共和国中医药行业标准 ZY/T001.1 ~ 001.9 -94）。

（1）治愈：2 年内受孕。

（2）有效：虽未受孕，但与本病有关的症状、体征及实验室检查有改善。

（3）未愈：症状、体征及实验室检查均无改善。

（李裴明）

第十五节　更年期综合征

一、概述

更年期综合征（climacteric syndrome）是指妇女在围绝经期或其后，因卵巢功能逐渐衰退或丧失，以致雌激素水平下降所引起的以自主神经功能紊乱代谢障碍为主的一系列症候群。更年期是人体由中年向老年过渡的生理时期，也是人体生理机能由旺盛走向衰退的转折点。更年期妇女，由于卵巢功能减退，垂体功能亢进，促性腺激素分泌过多，引起自主神经功能紊乱，从而出现一系列程度不同的症状，如月经变化、面色潮红、多汗、心悸、失眠、乏力、抑郁、多虑、情绪不稳定、易激动、注意力难于集中等因而影响健康和工作。

二、病因病机

1. 中医病因病机

中医学认为，肾精不足则天癸竭。同时，由于"女子以血为本"，若肾精不足，肾阴虚衰，精不能化生血和津液，则血液黏滞，运行不畅而成瘀滞。临床常见肢麻、身痛、胸闷塞、舌紫黯等瘀血之象。因此，肾精不足、肾气不充和气血瘀阻是更年期综合征的主要病因病机，肾虚是致病之本。

2. 西医病因病理

普遍认为是因雌激素水平过度降低引起下丘脑－垂体－卵巢轴或肾上腺轴等功能紊乱而致。

三、辨病

1. 病史

本病多见于 45 ～ 55 岁的妇女，出现月经紊乱或停闭；或 40 岁前卵巢功能早衰；或有手术切除双侧卵巢及其他因素损伤双侧卵巢功能病史。

2. 症状

（1）月经紊乱：绝经前半数以上妇女出现月经紊乱。

（2）精神、神经症状：围绝经期妇女往往激动易怒、焦虑不安，情绪低落、抑郁寡欢、不能自我控制。

（3）心血管疾病：绝经后妇女易发生动脉粥样硬化、心肌缺血、心肌梗死、高血压和脑卒中。

（4）骨质疏松：绝经后妇女骨质吸收速度快于骨质生成，使骨质丢失变为疏松，更年期过程中约 25% 妇女患有骨质疏松症。

3. 体征

（1）血管舒缩症状：潮热为围绝经期最常见症状。

（2）泌尿、生殖道症状，盆底松弛，乳房萎缩、下垂。

（3）皮肤和毛发变化，雌激素不足使皮肤胶原纤维丧失，皮肤皱纹增多加深；皮肤变薄、干燥甚至较裂；皮肤色素沉着，出现斑点；皮肤营养障碍易发生更年期皮炎、多汗、浮肿等。

4. 辅助检查

内分泌测定：雌二醇(E_2)降低，促卵泡激素(FSH)、促黄体生成激素(LH)增高。

四、类病辨别

1. 眩晕、心悸、水肿

本病症状表现可与某些内科病如眩晕、心悸、水肿等相类似，临症时注意鉴别。

2. 癥瘕

本病经断前后的年龄为好发之期，如出现月经过多或经断复来，或有下腹疼痛，浮肿，或带下无色，气味臭秽，或身体骤然明显消瘦等症状者，应详加诊查，必要时结合西医学的辅助检查，明确诊断，以免贻误病情。

五、中医论治

1. 治疗原则

补益肝肾、平衡阴阳、调和气血、固本培元。

2. 常规推拿治疗

（1）取穴：以足太阳膀胱经、足太阴脾经、足厥阴肝经、督脉、任脉穴位为主，取心俞、肝俞、脾俞、肾俞、神道、命门、膏肓、中脘、气海、关元、中极、血海、阴陵泉、三阴交、太溪、太冲、足三里、阳陵泉等穴。

（2）手法：擦法、点按法、揉法、推抹法、拿捏法、摩法、一指禅推法、梳理法、拍打法等。

（3）操作：术者用擦法在背腰部两侧膀胱经操作，用拇指交递按揉背腰部两侧夹脊穴和膀胱经内侧线。用拇指重点按揉神道、命门、膏肓、心俞、肝俞、肺俞、脾俞、肾俞和其相对应的夹脊穴及背腰部的敏感点，用拇指按揉八髎穴。用单掌横擦腰骶部，以温热为佳。用双手拿捏双下肢，点按相应穴位。用双掌自患者上背部两侧直推至小腿数遍，顺势向背腰部两侧分推数遍。以调理肝、胆、脾、胃等脏腑气血。

3. 推拿分证论治

（1）肝肾阴虚型：症状：头晕目眩，耳鸣，烦躁易怒，烘热汗出；冲任脉虚，月经紊乱，量少，淋漓不断，腰膝酸软，失眠健忘，眼干涩，五心烦热，口干，便结，尿短赤。舌红少苔，脉细数。

推拿治疗以补益肝肾、滋阴养血为法。除常规推拿治疗基础上，点按膈俞、肝俞、脾俞、肾俞、太溪、三阴交、血海，以酸胀为度；加直擦腰部背俞之脉，横擦腰部肾俞、命门，以透热为度。

（2）心肾不交型：症状：心悸耳鸣，彻夜不眠，多梦，头面阵发性潮红，汗出，心烦躁急，兼见肾精不足之腰膝酸软，精神不集中，记忆力减退，舌红苔少，脉细数。

推拿治疗以滋补肾阴、清心宁神为法，在常规推拿治疗的基础上，按揉中脘、气海、关元、血海、足三里、三阴交、太溪，以酸胀为度。用一指禅推心俞、脾俞、胃俞、华佗夹脊穴，擦肾俞、命门，以透热为度。

（3）脾肾阳虚型：症状：恶寒，面色晦暗，精神委靡，纳呆便溏，面浮足肿，倦怠无力，月经量少，色淡质稀，经期后延，带下清稀如水，舌淡胖，边有牙痕，苔薄白，脉沉细无力。

推拿治疗以健脾运湿、补肾温阳为法，在常规推拿治疗的基础上，横擦气海、关元部。直擦督脉命门穴、横擦肾俞、命门，八髎部，以透热为度；按揉涌泉后，再擦涌泉穴以引火归元，以达之功。

4. 特色治疗

针灸治疗：可针刺神门、足三里、三阴交治疗更年期综合征，共奏清心、理脾、滋肾之功；亦有针刺心包、肝、脾、胆、肾、膀胱六经和任脉、督脉、阴维、阳维、阳跷脉、冲脉六脉之经穴以相互贯通，能调节由更年期引发的自主神经功能紊乱、失眠多梦，头面阵发性潮红，汗出，心烦躁急等症状。

六、西医治疗

（1）雌激素治疗，如乙烯雌酚，用量为每日 0.5mg，有些则需每日 1mg 才能控制症状，对更年期关节疼痛及骨质疏松等症疗效满意。

（2）谷维素系阿魏酸与植物甾醇的结合脂，谷维素主要改善自主神经功能失调，改善内分泌平衡障碍及精神神经失调，因此对神经衰弱症患者具有一定的调节作用。

七、转归与预后

本病持续的时间长短不一，短则几个月或 2 ~ 3 年，严重者可长达 5 ~ 10 年，该阶段若对肾气衰退，天癸渐竭，未能引起足够的重视，施以必要的改善措施，或长期失治或误治等，易发生情志异常、心悸、心痛、贫血、骨质疏松症等疾患。

八、预防与调护

维持适度的性生活、调畅情志，防止心理早衰；适当进行体育锻炼，增强体质，调节阴阳气血。

九、疗效判定标准

疗效判定标准按照《中医病证诊断疗效标准》（中华人民共和国中医药行业标准 ZY/T001.1 ~ 001.9 -94）。

（1）治愈：烘热汗出，情志异常等症状消除。

（2）有效：诸症减轻。

（3）未愈：诸症无变化。

（李裴明）

第七章

五官科病症

第一节　颞下颌关节功能紊乱

一、概述

颞下颌关节功能紊乱又称颞下颌关节紊乱综合征(temporomandibular disorders, TMD)，是以下颌关节疼痛，弹响与开口活动异常为主症的一种无菌性炎症。中医称之为颊车骱伤筋。本病常发生在一侧，亦可见两侧皆发病，多见于中青年妇女。推拿治疗可取得满意的效果。

二、病因病机

1. 中医病因病机

本病属中医学"颊车骱痛"、"颌痛"和"口禁不开"等范畴，如《针灸甲乙经·手足阳明脉动发口齿》载："有伤酸，齿床落痛，口不可开病。"关于本病病机，中医学认为，风寒外袭，寒客面颊可致局部经筋拘急；或因面颊外伤、张口过度致颞颌关节受损；或由先天不足、发育不良均可致牙关不利，弹响而酸痛。

2. 西医病因病理

病因：①精神因素；②咬合关系；③关节负荷过重；④偏咀习惯；⑤外伤、打哈欠张口过度、突然的寒冷刺激、不良坐姿及牙齿疾病等，可造成颞颌关节、周围肌群和韧带的损伤而致发病；⑥营养不良、内分泌失调等也与本病的发生有一定的关系。

病理：颞颌关节盘和髁状突软骨表现为退行性改变。关节滑膜的病变主要位于双板区，表现为滑膜增厚、变薄或消失，滑膜的绒毛可以坏死并脱落。结缔组织水肿、玻璃样变、血管扩张充血和慢性炎细胞浸润等。

三、辨病

1. 病史

（1）好发于青壮年，女性多见。
（2）一般都有颞下颌关节功能紊乱征的病史。

2. 症状

（1）下颌运动异常，包括开口度异常（过大或过小）；开口型异常（偏斜或歪曲）；开闭运动出现关节绞锁等。

（2）疼痛，主要表现在开口和咀嚼运动时关节区或关节周围肌群的疼痛。一般无自发疼痛。常常有关节区发沉、酸胀，咀嚼肌容易疲劳，以及面颊、颞区、枕区等慢性疼痛和异常感觉。

3. 体征

本病有弹响和杂音。正常关节在下颌运动时无明显弹响和杂音。本病常见的异常声音有：①弹响音，即开口运动中有"咔、咔"的声音；②破碎音，即开口运动中有"咔叭、咔叭"的破碎音；③摩擦音，即在开口运动中有连续的似揉玻璃纸样的摩擦音。

4. 辅助检查

（1）X线片检查：X线片可发现有关节间隙改变和骨质的改变，关节造影可发现关节盘移位、穿孔及关节周围组织的变化。

（2）关节内镜检查：可直接观察关节腔内的病变，根据观察到的结果直接作出诊断，还可以在镜下取材做活检。

四、类病辨别

1. 颌面部深处肿瘤

本病可引起开口困难和牙关紧闭，症状与颞下颌关节紊乱综合征相似，容易误诊，如有不恰当的治疗，会贻误肿瘤根治的机会。

2. 颞下颌关节炎

急性化脓性颞下颌关节炎的特点是关节区红肿、压痛明显，且上下牙无法对合；类风湿性颞下颌关节炎常伴有全身游走性、多发性关节炎，晚期可发生关节强直。

3. 耳源性疾病

本病可出现外耳道疖、中耳炎等症，其疼痛也常放射到关节区并影响开口和咀嚼，诊断时应仔细进行耳科检查。

4. 其他

还应与颈椎病、茎突过长症、癔病性牙关紧闭、破伤风牙关紧闭等相鉴别。

五、中医论治

1. 治疗原则

活血通经，理筋整复，滑利关节。

2. 常规推拿治疗

（1）取穴：患侧的颊车、下关、听会、翳风、耳门、阿是穴、太阳、角孙及对侧的合谷穴等。

（2）手法：一指禅推法、按法、揉法和擦法。

（3）操作：患者取仰卧位，医者坐于患者头侧，先用单手指腹于颞颌关节部位施以轻揉法以缓解肌肉痉挛，然后用拇指或中指指腹按揉颊车、下关、听会、耳门、翳风穴，再针对筋结施以捴法，每次推拿操作 15 ~ 20 分钟，每天 1 次，10 次一个疗程。

3. 推拿分证论治

（1）寒湿痹阻证：症状：多数有感受寒凉病史，颞颌部疼痛，冷痛重着，运动弹响，开合不利，痛有定处，遇寒痛增，得热则减，舌质胖淡，苔白腻，脉弦紧、弦缓或沉紧。

推拿治疗以温经散寒、除湿止痛为法，除常规治疗外，嘱患者略张口，耳前呈现小凹陷间隙，术者用拇指向上下和前方按压、寻找敏感点（触发点），在每一个敏感点滑动按压，直至放松。术者用食、中指两个手指尖放在下颌角正下方，向下颌骨内侧面上方按压，轻轻地缓慢移动寻找敏感点，对每一敏感点按压，直至放松。以院内冬青膏或黄金万红膏为介质，用擦法施于颞颌部，以透热为度。

（2）湿热痹阻证：症状：颞颌部疼痛，痛处伴有热感，或见局部红肿，得冷则舒，运动弹响，开合不利，常伴发热、恶风、口渴，口渴不欲饮、苔黄腻、舌质红、脉濡数或滑数。

推拿治疗以清热除湿、宣痹止痛为法，除常规治疗外，术者将拇指放在咬肌的上部，即外耳道口的前方，向内紧压组织。沿着肌肉纤维向下滑动至下颌骨，在遇到敏感点，停下按压至放松。以一指禅推法施于腹部，摩腹，按揉脾俞、胃俞、足三里和丰隆等操作。

（3）血瘀气滞证：症状：多有外伤或过度张口病史，颞颌部疼痛，疼痛剧烈，痛有定处，刺痛，开合困难，痛有定处，痛处拒按，舌质紫暗，或有瘀斑，舌苔薄白或薄黄，脉沉涩或脉弦。

推拿治疗以活血化瘀、行气止痛为法，除常规治疗外，重点采用按揉法、弹拨法施于痛性反应点或敏感点。

4. 特色治疗

（1）针灸治疗：针刺下关穴、颊车、地仓、颧髎等穴可以改善张口度、减轻疼痛，病久可行温针灸。

（2）药物治疗：可使用川芎嗪注射液或离子导入治疗颞下颌关节紊乱，对肌筋膜痛或肌痉挛有良好的效果。

六、西医治疗

1. 治疗原则

抗炎止痛，滑利关节。

2. 常用方法

（1）关节区封闭：将药物（局麻药或糖皮质激素）注射在疼痛区域，多在关节后区。

（2）关节腔封闭：将药物直接注射在关节上腔或下腔。患者取坐式头侧位，耳屏前 1cm 处用 2% 利多卡因 1ml 作皮下及双板区浸润麻醉，然后在髁突后方作关节上腔穿刺，穿刺时针尖斜向前上内抵关节后窝，推注药物，如针尖在关节腔内则推注很省力，并可回抽。关节下腔穿刺进针点与上腔穿刺相同，针尖指向前内，自髁突后斜面后退约 1mm，如能回抽表明穿刺成功，然后注射药物。

七、转归与愈后预后

本病以推拿治疗或配合理疗药物综合治疗，疗程短，且疗效明显。

八、预防与调护

（1）治疗中应忌食生冷、硬性食物，纠正不良的咀嚼习惯，指导患者正确张口。

（2）治疗后嘱患者避免寒冷刺激及长时间咀嚼硬物。面部注意保暖，防止外邪的侵袭。

（3）对于因类风湿关节炎、局部炎症、肿瘤等引起的下颌关节紊乱者则采用其他方法治疗，或转他科诊治。

九、疗效判定标准

疗效判定标准按照《中医病证诊断疗效标准》（中华人民共和国中医药行业标准 ZY/T001.1 ~ 001.9 -94）3.1 疗效评定标准。

（1）治愈：颞颌关节正常，局部无疼痛，咀嚼有力，功能完全恢复或基本恢复。

（2）有效：颞颌关节结构正常，局部轻微疼痛，功能大部恢复。

（3）未愈：脱位未恢复，症状无改善，功能障碍。

（李裴明）

第二节　喉痹

一、概述

喉痹是指以咽部红肿疼痛，或干燥、异物感，或咽痒不适，吞咽不利等为主要临床表现的疾病。现代多指急、慢性咽炎。急、慢性咽炎为咽部的非特异性炎症，是各种微生物感染咽部而产生炎症的统称，可单独存在，也可与鼻炎、扁桃体炎和喉炎并存，或为某些疾病的前驱症状。急性咽炎为咽部黏膜及黏膜下组织的急性炎症，咽淋巴组织常被累及，炎症早期可局限，随病情进展常可涉及整个咽腔，以秋冬及冬春之交较常见。主要表现为咽部干燥，灼热，疼痛，吞咽疼痛明显，咽部充血肿胀等。慢性咽炎又可分为慢性单纯性咽炎、慢性肥厚性咽炎和萎缩性咽炎，其中慢性单纯性咽炎较多见，病变主要在黏膜层，表现为咽部黏膜慢性充血，黏膜及黏膜下结缔组织增生，黏液腺可肥大，分泌功能亢进，黏液分泌增多。患者常咯出咽内黏痰，或感觉咽部有异物感，咯不出，咽不下。本病多见成年人，病程长，易复发，症状顽固，较难治愈。

二、病因病机

1. 中医病因病机

"喉痹"概念，最早见于《黄帝内经》，如《素问·阴阳别论》："一阴一阳结，谓之喉痹"，指出了脏腑功能失调，阴阳失衡，阴阳二火结于咽喉发病；《伤寒论》中的"少阴咽痛证"把病机分为"热入少阴"、"下利伤阴"、"虚火上炎"几类；《诸病源候论》提出了喉痹的病机为"风毒客于喉间，气结蕴积而生热，致喉肿塞而痹痛"；《卫生宝鉴》："心脾客热，热毒气攻，咽喉赤肿痛，或成喉痹"，主要以脏腑病机理论为指导；《景岳全书》认为喉痹之"火"应严格区分真假虚实，不应一概而论"相火"；《临证指南医案》提出"慢喉"病名，指出"慢喉者虚火也"，并提出了补肾、补气、滋阴的方法。古代医籍中"喉痹"的概念一直较为笼统，从清代开始才逐渐与喉风、乳蛾、喉痈区分开来，现代中医耳鼻喉科对"喉痹"的概念已逐渐统一，系专指急、慢性咽炎。辨证分型病机为：

（1）外邪侵袭，上犯咽喉：气候骤变起居不慎，肺卫失固，易为风邪所中。风热型：邪从口鼻而入，内犯于肺，宣降失司，邪热上壅咽喉；风寒型：外束肌表，卫阳被遏，不得宣泄，壅结咽喉。

（2）肺胃热盛，上攻咽喉：外邪不解，壅盛传里；或过食辛热煎炒醇酒之类，肺胃蕴热，复感外邪，内外邪热搏结咽喉。

（3）肺肾阴虚，虚火上炎：温热病后，或劳伤过度，耗伤肺肾阴液，使咽喉失于滋养，加之阴虚则虚火上炎而灼咽喉。

（4）脾胃虚弱，咽喉失养：思虑过度，劳伤脾胃，或饮食不节或久病伤脾，致脾胃受损，水谷精微生化不足，津不上承咽喉失养，发为喉痹。

（5）脾肾阳虚，咽失温煦：房劳过度或操劳过甚，或久病误治，或过用寒凉之品，以致脾肾阳虚，肾阳虚则虚阳浮越，上扰咽喉；或脾肾阳气亏损，失去温运固摄功能，寒邪凝闭，阳气无以上布于咽喉而为喉痹。

（6）痰凝血瘀，结聚咽喉：饮食不节，损伤脾胃，运化失常，水湿停聚为痰，凝结咽喉；或喉痹反复发作，余邪滞留于咽喉，久则经脉瘀滞，咽喉气血壅滞而为喉痹。

2. 西医病因病理

本病主要为病毒和细菌感染，多由飞沫或直接接触而传染。人体的咽部为鼻腔和口腔后面的孔道，可分为鼻咽、口咽和喉咽三个组成部分。咽部富含淋巴组织，它们聚集成团称扁桃体。正由于咽部富含淋巴组织，因此咽部是人体阻挡病原体，尤其是病菌入侵的主要门户之一。但由于咽部结构复杂，易于沉积食物残渣等异物，因此细菌较易在人的咽部停驻、繁殖并引起炎症。另外，全身抵抗力减弱，如疲劳、受凉、烟酒过度等常是本病的诱因。此病亦可继发于感冒或急性扁桃体炎。急性咽炎反复发作或治疗不彻底，以及邻近器官病灶刺激如鼻窦炎、扁桃体炎、鼻咽炎、气管炎等可发展为慢性咽炎。烟酒过度、辛辣食物、烟雾、粉尘及有害气体刺激亦为常见病因。

三、辨病

1. 症状

（1）急性喉痹：多有外感病史，咽部疼痛为主，吞咽时咽痛加重。

（2）慢性喉痹：咽喉不适为主，如咽干、咽痒、咽部微痛、灼热感、异物感、梗塞不利等症状。

2. 体征

（1）急性喉痹：咽黏膜充血、肿胀，后壁淋巴滤泡肿大，咽侧索增生，咽后壁或见脓点。

（2）慢性喉痹：咽黏膜弥漫充血，血管扩张，色暗红；咽黏膜增厚，后壁淋巴滤泡增生、充血肿胀，呈颗粒状分布或融合成片，咽侧索充血、增厚；咽黏膜干燥，或有黄绿痂皮附着。

3. 辅助检查

（1）电子喉镜：有助于咽炎的诊断及与咽喉部结节、肿瘤等疾病的鉴别诊断。

（2）咽拭子培养及细菌药敏试验：明确致病菌及指导抗生素应用。

四、类病辨别

1. 乳蛾

本病以青少年多见，以喉核红肿疼痛为主。

2. 喉痈

本病发病急，高热，咽喉部剧痛。红肿，吞咽障碍，可化脓，白细胞及中性粒细胞计数升高。

3. 急喉风

本病病情急重，以突起咽喉紧锁，呼吸困难，痰涎壅盛为主要特征，而不仅是咽痛、咽痒不适等表现。

五、中医论治

1. 治疗原则

急喉痹宜祛邪，利咽，散结；慢喉痹宜滋阴，降火，利咽。

2. 常规推拿治疗

（1）取穴：取人迎，廉泉，天突，水突，承浆，合谷，曲池，丰隆，照海，太溪，三阴交，颈椎两侧夹脊穴。

（2）手法：一指禅推法，点法，按法，揉法，拿法。

（3）操作：①先在咽喉局部做一指禅推法、拇指、食指拿法，然后用柔和的点按法在人迎、天突、水突、承浆及咽喉部敏感痛点处操作。②点揉夹脊穴祛邪法：按揉颈项部，重点在第3颈椎两侧夹脊穴。

3. 推拿分证论治

（1）外邪侵袭，上犯咽喉：症状：有外感病史。咽痛，吞咽不利，咽黏膜淡红或鲜红，肿胀，兼有恶寒发热、头痛、咳痰，舌淡，苔薄白或薄黄，脉浮。

推拿治疗以疏风散邪、宣肺利咽为法，在常规推拿治疗的基础上，重按风池、风府、曲池、合谷。

（2）肺胃热盛，上攻咽喉：症状：咽痛剧烈，吞咽困难，咽部红肿，可见脓点，兼有发热、口渴喜饮，口气臭秽、大便秘结、小便短赤，舌红，苔黄，脉洪数。

推拿治疗以清热解毒、消肿利咽为法，在常规推拿治疗的基础上，拿肩井，点按关冲、丰隆。

（3）肺肾阴虚，虚火上炎：症状：咽干，灼热疼痛，午后较重，或咽部不利，干咳，痰少；咽黏膜暗红，或干燥少津；兼有手足心热、盗汗，舌红，少津，脉细数。

推拿治疗以滋养阴液、降火利咽为法，在常规推拿治疗的基础上，按揉廉泉、鱼际、照海、太溪。

（4）脾胃虚弱，咽喉失养：症状：受凉、多言则加重。咽喉不利，或痰黏、咽干微痛，口干而不欲饮或喜热饮，易恶心，咽黏膜淡红或微肿，兼有呃逆反酸、少气懒言、纳呆、腹胀、便溏；舌淡，边有齿痕，苔薄白，脉细弱。

推拿治疗以益气健脾、升清利咽为法，在常规推拿治疗的基础上，按揉足三里、三阴交。

（5）脾肾阳虚，咽失温煦：症状：咽部异物感，痰涎稀白，咽黏膜淡红，兼有面色苍白，形寒肢冷，腰膝冷痛，腹胀纳呆，下利清谷，舌淡胖，苔白，脉沉细弱。

推拿治疗以补益脾肾、温阳利咽为法，在常规推拿治疗的基础上，按揉脾俞、肾俞、关元、三阴交、涌泉。

（6）痰凝血瘀，结聚咽喉：症状：咽部异物感，痰黏难咯，咽微痛，咽干不欲饮，易恶心，咽黏膜暗红，兼有胸闷不适，舌暗红，或有瘀斑、瘀点，苔白或微黄，脉弦滑。

推拿治疗以祛痰化瘀、散结利咽为法，在常规推拿治疗的基础上，按揉丰隆、血海、曲池、液门。

4. 特色治疗

（1）针灸治疗

1）刺血法：咽部红肿疼痛明显者，可用三棱针在少商、商阳、耳尖点刺放血，起到泻热利咽的作用。每穴放血2～3滴，每天一次。

2）火针：火针点刺廉泉、天突、扶突、咽后壁。有清热解毒、利咽化痰、祛瘀散结的功效，隔天一次。

3）穴位注射：喉痹日久不愈者，可使用丹参注射液1ml交替注射双侧涌泉穴。每天一次。

4）耳针：选取耳部咽喉、肺、肾、心穴，用王不留行籽或磁珠贴压，每次3～5穴，每周2～3次。

（2）药物外治

1）中药外治：金银花、连翘、甘草煎汤含漱或雾化吸入，也可用鱼腥草注射液、痰热清注射液、炎琥宁注射液雾化吸入；或使用清热利咽中药散剂吹入或气雾剂喷入。

2）中药离子导入法：重楼、板蓝根、射干、桔梗用酒精浸泡，取药液进行局部离子导入。

六、西医治疗

1. 治疗原则

抑制咽喉部炎症反应、抗感染是治疗急慢性咽炎的治疗原则；其次，咽部邻近器官疾病如急慢性鼻炎、鼻窦炎、鼻息肉、鼻中隔偏曲、过敏性鼻炎、腺样体肥大、急慢性扁桃体炎等可致急慢性咽炎，应积极治疗鼻咽喉部的疾病；另外，避免接触过敏原，避免用嗓过度，改变不良生活习惯，保持良好的精神状态，对咽炎的康复有积极作用。

2. 常用方法

（1）药物治疗：药物治疗包括：①抗过敏治疗：口服抗组胺药物进行脱敏治疗、雾化吸入糖皮质激素缓解气道炎性反应，缓解黏膜充血及减少腺体分泌。②抗感染治疗：静脉滴注或雾化吸入抗生素控制敏感细菌所致的感染。③补充维生素：口服脂溶性维生素、水溶性维生素可改善代谢，促进咽黏膜上皮细胞生长。

（2）物理治疗：治疗本病可使用氦氖激光照射，通过光热生物效应直接作用于真皮层的神经末梢感受器，起到刺激作用，可使局部血液循环及淋巴循环增加，改善局部新陈代谢，增加局部组织营养供应，使咽部血液运行增加，消除黏膜水肿，加速上皮再生，使炎症消退。

（3）低温等离子消融治疗：本法可使组织中的细胞以分子为单位分解，在低温条件下形成消融，使淋巴滤泡消失，在咽喉壁滤泡治疗方面有很大的优势。

（4）手术治疗：治疗邻近器官疾病也是咽炎治疗的一个重要环节，针对病因行鼻窦开放术、鼻息肉切除术、鼻中隔偏曲矫正术、过敏性鼻炎脱敏治疗、腺样体切除、扁桃体切除术等。

七、转归与预后

急喉痹治疗得当，可痊愈。慢喉痹常常反复发作，较难治愈，咽喉部腺体、淋巴滤泡增生影响呼吸者，应考虑手术治疗。

八、预防与调摄

（1）饮食有节，起居有常，忌过食辛辣、醇酒及肥甘厚味。
（2）注意保暖防寒，改善环境，减少空气污染。
（3）加强锻炼，戒除烟酒。
（4）积极治疗邻近器官疾病以防诱发本病，如伤风鼻塞、鼻窒、鼻渊、龋齿等。

九、疗效判定标准

参照中华人民共和国中医药行业标准《中医病证诊断疗效标准——耳鼻喉科病证诊断疗效标准》。
（1）治愈：咽部症状消失，检查正常。
（2）显效：咽部症状明显减轻，局部体征显著改善。
（3）有效：咽部症状和体征减轻。
（4）无效：症状和体征无明显变化。

（龙　毅）

第三节　声带闭合不全

一、概述

声带闭合不全是由于声带炎症、水肿、充血或声带小结、息肉、麻痹导致的声带闭合困难，表现为声音嘶哑、发声无力。声带又称声襞，是以甲状软骨前角后面与杓状软骨声带突之间的声韧带为基础，加上声带肌和其表面的黏膜共同构成的。两侧声带及杓状软骨底之间的裂隙称为声门裂，是喉腔最狭窄的部位。声门裂的前 2/3 位于两侧声襞之间，称为膜间部；而声门裂的后 1/3 位于两侧杓状软骨的底和声带突之间，称为软骨间部。将声带和声门裂合称为声门。发声时，两侧声带拉紧、声门裂变窄，甚至几乎关闭，从气管和肺冲出的气流不断冲击声带，引起振动而发声，在喉内肌肉协调作用的支配下，使声门裂受到有规律性的控制。故声带的长短、松紧和声门裂的大小，均能影响声调高低。声带位于喉腔假声带（室带）下方，左右各一，由声韧带、肌肉和黏膜组成，前起甲状软骨板交角内面，后端止于勺状软骨底部前端的声带突。声带张开时，出现一个等腰三角形的裂隙，称为声门裂，空气由此进出，亦为喉部最窄处。中国成年男性的声带一般在 18 ~ 24mm，平均长度为 20mm，成年女性一般在 14 ~ 18mm，平均为 15mm。当由肺部呼出的气流冲向靠拢的声带引起振动的时候，即发出声音。喉部发出的声音为基音，受咽、口、鼻、鼻窦、气管和肺（共称下共鸣腔）等器官的共鸣作用而增强和使之发生变化，成为听到的声音。一定的肺活量和结构、功能正常的声带在嗓音形成的机制中起关键作用。柔软而不受阻隔的声带黏膜波、良好的声带黏弹性和声门闭合度是发声的必要条件，尤其是声带膜部（声带前 2/3）的闭合度对发声影响尤其重要。任何原因导致的声带闭合障碍，均可导致气流异常通过声门，导致发声异常或障碍。

二、病因病机

1. 中医病因病机

声带闭合不全与中医学"喉喑"表现类似，多发于外感或过度用嗓后出现声音不扬，甚至嘶哑失音。《中华大字典》："喑，失声不能言也"，早在《黄帝内经》时期，就把"喑"作为病名，《黄帝内经·素问》云："五邪所乱，邪入于阳则狂，邪入于阴则痹，搏阳则为巅疾，搏阴则为喑"；张仲景《伤寒论》则分析了喑病的病机及方药："少阴病，咽中伤，生疮，不能语言，声不出者，苦酒汤主之。"而喉喑与经络的关系较为密切，《黄帝内经》、《针灸甲乙经》认为本病与手足少阴经、手足阳明经、足太阳、足厥阴经病变有关，针刺选穴多以局部的天突、扶突，远端的合谷、支沟、丰隆、涌泉为主。《诸病源候论》提出了以"风"为主的病因观点："中冷声嘶者，风冷伤于肺之所为也"，"气为阳，若温暖则阳气和宣，其声通畅。风冷为阴，阴邪搏于阳气，使气道调流，所以声嘶也"。《三因极一病证方论》则指出："嘶者喉破也，非咽门病"，区分了咽门与喉病；《景岳全书》则认为"凡五脏之病皆能为喑"，"声音之标在肺，而声音之本则在肾"。"金实不鸣、金破不鸣"的理论则出自于《张氏医通》，后《临证指南医案》再次提及，被认为是对喉喑病机的最盛行的认识。按发病缓急可分为：暴喑：发病急，病程短，表现为突发声音不扬、甚至嘶哑失音；久喑：久病声音不扬、甚至嘶哑失音。辨证分型病机为：

（1）风寒袭肺：风寒外袭，壅遏肺气，肺气失宣，气机不利，风寒之邪凝聚于喉，阻滞脉络，致声门开合不利。

（2）风热犯肺：风热外袭，肺失清肃，气机不利，则邪热上蒸，壅结于喉，致声门开合不利。

（3）肺热壅盛：肺胃积热，复感风热，内外邪热互结，灼津为痰，痰热壅肺，肺失清肃，致声门开合不利。

（4）肺肾阴虚：素体虚弱，燥热伤肺，过劳伤肾，或久病失养，以致肺肾阴亏，肺津无以上布，肾阴无以上承；又因阴虚生内热，虚火上炎，蒸灼于喉，致声门失健，开合不利。

（5）肺脾气虚：素体虚弱，过度用嗓，气耗太甚，加之久病失调，或劳倦太过，致肺脾气虚，无力鼓动声门。

（6）血瘀痰凝：患病日久，余邪未清，结聚于喉，阻滞脉络；或用嗓太过，耗气伤阴，喉部脉络受损，经气郁滞不畅，气滞则血瘀痰凝，致声带肿胀或形成小结及息肉，妨碍声门开合，则久喑难愈。

2.西医病因病理

本病多见于教师、演员、讲解员及常在噪音环境中工作而被迫高声交谈者，这类人群常继发声带麻痹、声带沟、声带萎缩、喉肌无力、声带瘢痕等导致缩小发声时的声门缝隙，发声时双侧声带闭合度不够，导致气体"漏出"，表现为声音嘶哑、发声无力等症状。

三、辨病

1.症状

患者声音不扬，甚至嘶哑、失音，可伴有咽喉不适、干咳。

2.体征

患者喉黏膜及声带充血、肿胀、肥厚；或喉黏膜及声带干燥、变薄；或声带边缘有小结、息肉；或声带松弛无力、活动受限。

3.辅助检查

（1）纤维喉镜或电子喉镜检查：详细观察声带病变。

（2）动态喉镜检查：观察声带黏膜波的改变。

（3）电声门图检查：观察声带开闭情况。

（4）电脑嗓音分析：对嗓音的基频做分析。

（5）声时检查：声带闭合不全者低于20秒。

（6）喉部组织病理检查：对喉部、声带增生物进行活检。

四、类病辨别

喉瘤、喉菌：以喉部可见新生物，或触之易出血，声嘶进行性加重，或有咯痰带血等症。本病则声嘶病程较短，或长期反复发作，声带表面光滑。若声带等处出现赘生物、新生物、溃疡等表现，应取活组织病理检查以资鉴别。

五、中医论治

1.治疗原则

暴喑宜祛邪、利喉、开音；久喑宜补虚、润喉、开音。

2. 推拿常规治疗

（1）取穴：合谷、尺泽、风池、天突、哑门、大椎、列缺、曲池。

（2）手法：点法、按法、揉法。

（3）操作：点法、按法、揉法作用于下颌、喉结附近穴位，手法力量由轻到重，可配合清热解表介质施术，以局部酸胀为度。

3. 推拿分证论治

（1）风寒袭肺：症状：近期多有外感病史，或过度用嗓史，病程较短；声音不扬或嘶哑；声带淡红或水肿；兼有鼻塞、流涕、咳嗽、头痛、恶寒、发热、无汗。舌淡红，苔薄白，脉浮紧。

治则：疏风散寒，宣肺开音。

推拿：点、按、揉法作用于合谷、尺泽、列缺、风池等穴位，力量宜重，产生得气感。

（2）风热犯肺：症状：近期多有外感病史，或过度用嗓史，病程较短；声音不扬或嘶哑，咽痛干痒。声带红肿；兼有发热、恶风、头痛、咳嗽痰黄。舌红，苔薄黄，脉浮数。

治则：疏风清热、利喉开音。

推拿：点、按、揉法作用于合谷、尺泽、天突、哑门、大椎等穴位，力量宜重，产生得气感。

（3）肺热壅盛：症状：近期多有外感病史，或过度用嗓史，病程较短；声音不扬或失音，咽痛；声带红肿，有黄白色分泌物；兼有咳嗽痰黄、口渴、大便秘结。舌质红，苔黄厚，脉滑数。

治则：清热泻肺，利喉开音。

推拿：点、按、揉法作用于合谷、曲池、风池、天突、哑门、大椎等穴位，力量宜重，产生得气感。

（4）肺肾阴虚：症状：病程长，声音嘶哑，咽痒干痛；声带微红，边缘肥厚或干燥、变薄；兼有颧红唇赤、头晕耳鸣、干咳痰少、时时清嗓、虚烦少寐、腰膝酸软、手足心热。舌红少津，脉细数。

治则：滋阴降火，润喉开音。

推拿：点、按、揉、振法作用于合谷、曲池、足三里、天突、肺俞、肝俞、肾俞等穴位，力量宜轻柔，产生酸痛感。

（5）肺脾气虚：症状：病程长，声音嘶哑，语音低沉，劳则加重；声带松弛；兼有少气懒言、倦怠乏力、纳呆便溏、面色萎黄。舌胖大有齿痕，苔白，脉细弱。

治则：补益肺脾，益气开音。

推拿：点、按、揉、振法作用于足三里、合谷、脾俞等穴位，力量宜轻柔，产生酸痛感。

（6）血瘀痰凝：症状：病程长，声音嘶哑或失音，喉内异物感；声带肥厚或边缘有小结、息肉；兼有干咳、清嗓、胸闷不舒。舌质暗红或有瘀点，苔薄白或薄黄，脉细涩。

治则：行气活血，化痰开音。

推拿：点、按、揉、振法作用于足三里、合谷、丰隆、血海等穴位，力量宜重，产生得气感。

4. 特色治疗

（1）名老中医经验

陈封教授经验：拿法施术于咽喉部三条侧线（第一侧线：喉结旁开 0.1 寸直下；第二侧线：咽喉部第一、三侧线正中直下；第三侧线：喉结旁开 1.5 寸直下），以局部酸胀为度。在此基础上辨证选穴：①风热型：拇指按揉双侧中府、云门和膻中穴各 1 ~ 2 分钟。用掌擦法反复施于督脉约 2 分钟，再按揉双侧肺俞穴约 2 分钟。②风寒型：拇指按揉双侧中府、云门、肺俞、肾俞和左侧太溪、照海、三阴交穴各 1 ~ 2 分钟。③肺脾气虚型：拇指按揉双侧人迎、水突、足三里、右侧合谷穴各 1 ~ 2 分钟。④气滞血瘀型：拇指按揉双侧天突、人迎、水突、肺俞、肝俞、右侧足三里、左侧三阴交穴各 1 ~ 2 分钟。陈封教授认为：咽喉部三条侧线有瘀血点者，按揉后往往有助于嗓音的恢复。此外，推拿具有疏筋通络、消肿止痛的作用，有利于咽喉疾病的康复。

（2）针灸治疗

1）常规针刺：局部穴位：廉泉、人迎、大迎、水突、扶突、天突等；远端穴位：合谷、列缺、曲池、肺俞、脾俞、肾俞、足三里、血海、丰隆等。每次留针 30 分钟，每天 1 次，5 ~ 10 天为一个疗程。可配合电针使用。

2）刺血法：暴喑可取少商、商阳、中冲等井穴刺络放血，每穴放血 2 ~ 3 滴，每天 1 次。

3）灸法：可选取局部或远端穴位用艾条悬灸或隔物灸，以局部皮肤潮红为度，每天 1 次。适用于久喑虚证。

4）耳针：可取咽喉、声带、肺、大肠、平喘等耳穴，用王不留行籽或磁珠贴压，每次 3 ~ 5 穴，每周 2 ~ 3 次。

5）穴位注射：喉周局部廉泉、天突等穴位，配合远端合谷、曲池等穴位，用甲钴胺类或鱼腥草注射液、当归注射液进行穴位注射，局部穴位 0.5 ~ 1ml，远端穴位 2 ~ 3ml。每天 1 次。

（3）药物外治：可使用清热利咽的中药注射液，如痰热清注射液、炎琥宁注射液，采用雾化吸入，有利于分泌物排除、消炎消肿。

六、西医治疗

1. 治疗原则

导致声带闭合不全的疾病众多，首先要充分考虑原发疾病的防治；另外，针对声门闭合不全导致的发声障碍和误吸的治疗，遵循从无创、微创到有创的原则。

2. 常用方法

（1）药物治疗：治疗本病可使用糖皮质激素雾化吸入，或在喉镜引导下在声带周围进行局部注射，有利于声带炎症反应的改善，对急性声带损伤、声带瘢痕有一定改善作用；另外，使用胆碱酯酶抑制（新斯的明）肌内注射或静脉滴注可用于喉肌无力导致的一系列声门闭合不全及发音障碍。

（2）嗓音功能练习：嗓音功能练习包括暖嗓练习、声带伸展练习、声带收缩练习、声带合拢练习。通过发声训练，提高喉部肌群的生理功能（如肌力、耐力、弹性），平衡用气和发声（即用较小的气流量使声带充分振动）。这项练习能强化喉内肌的生理功能，改善声门闭合和发声疲劳。

（3）手术治疗：手术治疗主要有①接近性喉成形术：使声带内收，改善声带闭合功能；

②声带注射填充术：将填充物注射至声带固有层、声门旁间隙，改善声带局部缺陷从而改善声带闭合功能。

七、转归与预后

针刺、推拿、内服及雾化吸入中药治疗声带闭合不全具有优势，可对声带闭合功能有显著改善作用。本病伴有声带小结或息肉者，经中医保守治疗 3 个月以上无效者，应考虑手术治疗。

八、预防与调摄

（1）避免接触污染较重的外界空气，戒烟酒。

（2）饮食宜清淡而富有营养，平时多吃新鲜蔬菜水果。

（3）注重嗓音的保健，切忌高声喊叫，尤其是职业性工作人员，更要注意保护好咽喉，以免损伤声带。

九、疗效判定标准

参照中华人民共和国中医药行业标准《中医病证诊断疗效标准——耳鼻喉科病症诊断疗效标准》。

（1）治愈：发音恢复正常，喉部检查正常。

（2）显效：声音嘶哑及喉部不适感明显减轻，喉部体征改善。

（3）有效：声音嘶哑及喉部不适感减轻，喉部体征改善。

（4）无效：症状和喉部体征无明显变化。

（龙　毅）

第四节　耳鸣

一、概述

耳鸣是指无外界声源刺激患者自觉耳内有多种不同的响声，如蝉鸣、刮风、海潮声，时轻时重，妨碍听觉的表现，或有鸣响的听觉功能障碍。

二、病因病机

1. 中医病因病机

耳鸣发病原因的认识可以溯源至《黄帝内经》，《素问·六元正纪大论》："木郁之发……甚则耳鸣旋转"，《灵枢·海论》"髓海不足则脑转耳鸣"，"上气不足……耳为之苦鸣"，《灵枢·口问》："耳者，宗脉之所聚也，故胃中空则宗脉虚，虚则下溜，脉有所竭者，故耳鸣。"陈以国把耳鸣分为肝胆湿热、元气亏虚、肾精亏损三型。干祖望认为耳鸣耳聋分为风邪闭窍、痰浊上蒙、肝胆火旺、疲滞清窍、气郁窍闭、肾虚精脱、中气下陷、营血不足8种证型。梁辉按虚实将其分为肝肾不足、气血虚弱、心火上炎、肝火上炎、痰瘀阻滞。符文彬提出耳鸣因忧愁思虑等心理因素抑郁而发，心胆失调。宋堂据耳鸣与上焦（心肺），中焦（脾胃肝胆），下焦（肝肾）三焦辨证，分风热袭表、心火上炎、心阴亏虚、湿阻中焦、生化不足、清阳不升、气机失调、肾元亏虚等证型。研究者秉承"耳者，宗脉之所聚也"之旨，善从舌脉入手，认为耳汇聚全身经脉之末梢，脉络通畅为其功能特征。脉气不宁、脉络不通是耳鸣主要病因。分证病机如下：

（1）肝肾不足：肝为刚脏，赖肾水以滋养。肾阴不足则精不化血，以致肝阴不足，阳亢上扰。典型症状：本型病程较长，据临床情况来看，多为中老年发病。耳内犹如蝉鸣，鸣声一般不会很大、很响，可伴有腰膝酸软，眼花，眼干涩等肾阴不足之证。舌质红、少苔，脉细。中老年人耳鸣又无明显其他兼证表现时，多可归于此型中。

（2）气血虚弱：脾胃为后天之本，气血生化之源。脾阳不振，经脉空虚，清气不能上奉于耳，所以发生耳鸣。金元四大家之一的李东垣以"内伤脾胃，百病由生"的观点，将耳鸣耳聋的病因责之于脾胃。典型症状：患者多表现出精神差，疲乏无力，头昏，劳累后症状加重，纳差，舌质淡，苔薄白或厚，脉弱。

（3）心火上炎：《辨证录·卷三》云："凡人心、肾两交，始能上下清宁，以司视听。肾不交心与心不交肾皆能使听闻之乱……倘肾火大旺，则心畏肾炎而不敢下交；心火过甚，则肾畏心焰而不敢上交矣，二者均能使两耳之鸣。但心不交肾耳鸣轻，肾不交心耳鸣重……"。此为肝肾不足，水不济火，心火上炎，扰乱清窍所致。

（4）痰瘀阻滞：《名医杂著》云："耳鸣之症或鸣甚如蝉，或左或右。时时闭塞，世人多从肾虚论治，殊不知此痰火上升，郁于耳中而为鸣，郁甚则闭央。若遇此症，但审其平昔饮酒厚味，上焦素有痰火，只用清痰降火治之"。朱丹溪认为"无痰不作眩"，"怪病多痰"，"痰生百病"。久病耳鸣，中医认为，"久病在血"，"久病多瘀"。本型病程一般较长，耳鸣、头昏、头重、头闷，患侧耳及头面部麻木不适，可伴有胸闷不舒，纳呆，舌质多较胖或兼有瘀斑，边有齿痕、苔厚，脉滑数，此型为痰湿上壅，蒙蔽清窍，日久气血运行不畅，痰湿与瘀血阻滞经脉所致。

2. 西医病因病理

耳鸣是累及听觉系统的许多疾病不同病理变化的结果，病因复杂，机制不清，主要表现为无相应的外界声源或电刺激，而主观上在耳内或颅内有声音感觉。在临床上它既是许多疾病的伴发症状，也是一些严重疾病的首发症状（如听神经瘤）。

（1）咽鼓管异常开放性耳鸣。

（2）肌肉挛缩性耳鸣。临床上容易漏诊，多因鼓膜张肌、镫骨肌、腭帆张肌及咽鼓管咽肌的异常运动和挛缩，产生一种特殊的声音传至耳内，患者一耳或两耳听到"吧嗒"、"咔嗒"、"咯嗒"戴弹指样等类似声响。

（3）血管性耳鸣主要有颈内动脉和颈内静脉解剖变异、颈动脉瘤、颈静脉球体瘤、动脉静脉瘘，以及耳部周围巨大血管瘤等病变，产生血液流动时的搏动性耳鸣。

（4）颞颌关节紊乱性耳鸣。

三、辨病

1. 症状

自觉耳内鸣响，如闻潮声，或细或暴，妨碍正常听觉。听力减弱，妨碍交谈，甚至听觉丧失，不闻外声，影响日常生活。

2. 体征

耳鸣一般无明显体征，少见外耳溃脓，耳周红肿，面红目赤等与夹杂其他病变的体征。

3. 辅助检查

影像学检查的常规选择包括脑或颞骨 CTA，脑或内听道的 MRI ／ MRA 及耳镜检查。

四、类病辨别

耳鸣是一种临床症状，鉴别诊断主要是针对病因的鉴别诊断，尽可能寻找耳鸣的病因，确定耳鸣的病因或诱发因素。耳鸣可分为耳源性耳鸣和非耳源性疾病。耳源性耳鸣是指引起耳鸣的病变部位限于听觉系统之内，包括外耳病变：外耳道盯聍栓塞或外耳道肿物、异物等；中耳病变：中耳炎、耳硬化症、鼓室内占位性病变、颈静脉球高位或颈静脉球体瘤等；内耳病变：梅尼埃病、噪声性听力损失、老年性听力损失等；蜗后及中枢听觉通路病变：听神经瘤、多发硬化、脑肿瘤、血管病变等。非耳源性疾病是源自于听觉系统以外的疾病如贫血、高血压、甲亢、肾病等。

五、中医论治

1. 治疗原则

补虚泻实，聪耳通窍。

2. 常规推拿治疗

（1）取穴：选取听宫、听会、翳风。实证配合风池、中诸、侠溪、阳陵泉、足临泣。虚证配合肾俞、关元、太溪、三阴交。

（2）手法：一指禅、推法、按法、揉法、弹拨法、拿法、点法、擦法。

（3）操作：①患者取坐位，医者立于耳鸣者患侧，四指推法或拿揉法沿颈椎两侧治疗，先施行轻柔和缓的擦法、拿法等手法放松颈椎两侧肌肉 5 分钟。然后在颈椎压痛点周围施以较重的一指禅、推法、按法、揉法、弹拨法，操作时间约 10 分钟，直到颈部肌肉放松为止。再按揉患侧的耳门、听宫、听会、翳风、风池。②重点按揉风池、完骨、翳风、耳门、听宫、听会等穴每穴 2 分钟。最后寻找颈椎偏歪的棘突，往往 C_2、C_3、C_4 棘突有偏歪，施行颈椎定点扳法，纠正偏歪的棘突。隔日治疗 1 次，10 次为一个疗程。③沿耳后手少阳三焦经推耳后曲线推弓穴，拇指推法单侧自上而下约次分。④颈椎斜扳法整复后小关节错位。按揉耳眼两手掌按住耳眼轻度缓慢按揉，掌心有被吸住感按揉神庭、百会，拿五经、肩井等。

3. 推拿分证论治

（1）肝肾不足证：症状：病程较长，多为中老年发病。耳内犹如蝉鸣，鸣声一般不会很大、很响，可伴有腰膝酸软，眼花，眼干涩等肾阴不足之证。舌质红、少苔，脉细。

推拿治疗以补肾益精、滋阴养肝为法。除常规操作外，点按肝俞、肾俞、血海、太溪、三阴交，以酸胀为度，横擦腰部肾俞、命门，以透热为度。

（2）气血虚弱证：症状：患者精神差、疲乏无力、头昏，劳累后症状加重，纳差，舌质淡，苔薄白或厚，脉弱。

推拿治疗以健脾益气、养血通窍为法。除常规操作外，摩腹，揉中脘、神阙、气海；按揉脾俞、胃俞、足三里。加直擦背部督脉，透热为度。

（3）心火上炎证：症状：耳鸣伴有比较明显的心火上炎的症状，心烦、急燥、失眠，口舌生疮，舌尖红，脉细数。在青年人中多见，一部分老年人也可发生。

推拿治疗以清心火、补肾阴为法，除常规操作外，推肾俞，拿太冲、行间，按揉太阳、听宫、听会、耳门。

（4）痰瘀阻滞证：症状：病程一般较长，耳鸣、头昏、头重、头闷，患侧耳及头面部麻木不适，可伴有胸闷不舒，纳呆，舌质多较胖或兼有瘀斑，边有齿痕、苔厚、脉滑。

推拿治疗以化痰利湿、活血通窍为法，除常规操作外，加揉中脘、天枢、脾俞、胃俞，点按内关、复溜、内庭、行间、足三里、丰隆等穴，以酸胀为度。

4. 推拿分期治疗

（1）急性耳鸣（≤3个月）：急性耳鸣以实证为主，推拿治疗在辨证基础下以清泻肝胆湿热、引火下行、豁痰开窍为主，以局部取穴配合远端为主。手法治疗上先放松耳周软组织，再于远端行点按、搓擦类手法，切忌暴力手法进一步损伤耳道。

（2）亚急性耳鸣（3个月~1年）：亚急性耳鸣一般为急性耳鸣处理不当而演变来，证型多为虚实夹杂，手法治疗上以补虚泻实、调整阴阳为原则。局部以轻柔类手法为主，远端可以点按、叩击重刺激手法。

（3）慢性耳鸣（＞1年）：慢性耳鸣多为气虚亏虚，不能濡养耳脉，手法治疗上应注意以勾抹、插法为主。

5. 推拿分型治疗

（1）耳源性耳鸣以松解耳周软组织、咽鼓管肌、软腭肌等为主。

（2）非耳源性耳鸣根据病因选择是否进行推拿治疗，若为颈动脉瘤、颈静脉球瘤、听神经瘤等不适宜推拿治疗的应避免使用手法治疗。

6. 特色治疗

（1）针灸治疗：主穴一般取耳周的穴位，如耳门、听宫、听会、翳风等，也可根据临床经验选取某些特定的穴位，如下都穴、外关透内关等，配穴则依证型不同而选取相应的穴位，如风热侵袭配合谷、风池，肝火上扰配太冲、阳陵泉，痰火郁结配风隆、劳宫，肾精亏损配肾俞、太溪，脾胃虚弱配足三里、三阴交等，选穴是否恰当、取穴是否准确及针刺方法、得气与否等均对疗效有一定的影响。胡志学用针刺"八珍方"穴，"八珍方"由针补双合谷、三阴交组成治疗耳鸣。谢强擅用三针；耳前三针穴：听宫、听会、耳门；耳后三针穴翳风、翳明、风池；手三针穴：合谷、中渚、外关；足三针穴：涌泉、三阴交、足三里为主针刺结合灸疗治疗神经性耳鸣。张舒雁腹针取穴中脘、下脘、气海、关元、健侧商曲、患侧滑肉门等治疗神经性耳鸣，隔日1次，10次为一个疗程。

（2）中药外治：用中药磁石、朱砂、吴茱萸研末，以食醋调成膏状敷于双侧脚底涌泉穴，治疗耳鸣。

六、西医治疗

1.治疗原则

本病治疗原则一般为：器质病变者手术治疗，非器质性变变者对症处理。

2.常用方法

（1）西药治疗：西药治疗包括基本疾患治疗和对症治疗，后者包括减轻耳鸣对患者的影响（如抗抑郁药、扩血管药、抗焦虑药）和耳鸣抑制药（如利多卡因、氯硝安定和卡马西平等）

（2）物理治疗：物理治疗多为掩蔽疗法，掩蔽疗法为目前治疗耳鸣较为有效的方法。

（3）电刺激疗法：电刺激疗法是利用电流直接刺激听觉系统达到抑制耳鸣的目的，通过对耳鸣性质的系列测试后，选择与耳鸣音调响度相匹配的特定外界声作为掩蔽音，在医师的指导下聆听掩蔽音以达到抑制耳鸣或缓解耳鸣症状的方法。

七、转归与预后

耳鸣的转归预后常与病情的轻重及患者年龄呈正相关，一般青少年耳鸣及单纯功能性耳鸣患者通过传统中医治疗均可得到有效控制，疗效满意。

八、预防与调摄

注意用耳卫生，防止污水及异物感染，避免长时间处于高分贝嘈杂环境，可进行传统功法鸣天鼓及自主活动下颌关节。积极主动地分散自己对耳鸣的关注，调整自己的生活节奏，多培养一些兴趣点。避免在强噪声环境下长时间逗留或过多地接触噪声，避免或谨慎地使用耳毒性药物，少吸烟、少饮酒、生活作息有规律，睡眠不宜过长（中青年7～8小时，老年人6小时睡眠即可）。

九、疗效判定标准

疗效判定标准参照《中医病证诊断疗效标准》（中华人民共和国中医药行业标准ZY/T001.1～001.9-94）。

（1）治愈：耳鸣症状完全消失，2个月以内无复发者。

（2）有效：耳鸣症状完全消失，但2个月内有复发者；或耳鸣强度减弱或持续时间缩短。

（3）无效：耳鸣无变化者。

（朱迁旭）

第五节 假性近视

一、概述

假性近视是由于用眼过度致使睫状肌持续收缩痉挛，晶状体厚度增加，视物模糊不清。假性近视是功能性近视，物理方法或通过患者自身强化眼肌锻炼都可放松肌肉，缓解疲劳，使视力恢复到正常状态。假性近视若不及时缓解，眼球长期受到紧张的眼外肌的压迫，终究会导致眼轴变大而成为真性近视。近视中医又名"目不能远视"、"能近怯远症"等，至清代黄庭镜《目经大成》始称"近视"。近视病因多与过用目力，劳瞻竭视，血伤气损，或禀赋不足，先天遗传有关；病机多为肝肾两虚，精血不足，以致神光衰微，光华不能远及。如《诸病源候论·目病诸候》谓："劳伤肝腑，肝气不足，兼受风邪，使精华之气衰弱，故不能远视"，《审视瑶函内障》称："肝经不足肾经病，光华眍尺视模糊"。西医认为近视眼形成主要原因是视觉环境不佳（包括光污染），与阅读时间长短有关，此外还与环境、遗传及发育等诸多因素相关。目前我国青少年近视发生率高达 60%，近视不仅会导致视力低下，眼睛经常干涩和疲劳，影响学习、生活和工作质量，而且直接影响孩子未来的前途，比如升学、参军和找工作受限等。在青少年近视的治疗方面，西医主要有手术与非手术两方面，非手术中较为方便的是配戴眼镜，此方法缺点是影响日常生活且影响美观；而当下盛行的近视手术有严格的限制，并不适合 9 ～ 14 岁的青少年，并且这种手术有一定的风险性，严重者会导致目盲。

二、病因病机

1. 中医病因病机

中医学认为近视属于"能近怯远"和"近觑"范畴。从中医角度来说，眼能够明视万物，辨别颜色，是赖五脏六腑精气的滋养。《灵枢·大惑论》说："五脏六腑之精气皆上注于目而为之精，"这里的"精"，是指精明，即眼的视觉功能。如果脏腑功能失调，精气不能充足流畅地上注入目，就会影响眼的正常功能，甚至发生眼病。肝藏血，开窍于目，目得血而能视；肾藏精，精生髓。久视伤目或肾气不足，髓海空虚，目失所养。心主血脉，内寓君火，心阳衰弱，目窍失去温养，神光不得发越于远处。脾主运化而统血，为气血生化之源。脾失健运，则化源不足，影响升清输布。故近视的病因病机主要是肝肾不足，脾虚气弱，治疗重在补肾健脾，疏肝明目，调和气血。气虚、精血不足不能上荣于目为主要病机。

本病的发生与肝、肾、心、脾的关系最为密切。分证病机如下：

（1）肝肾两虚：由于先天禀赋不足则肝肾亏损，精血无以升腾则目失濡养，神光不能发越为先天遗传所致。

（2）脾胃虚弱：后天饮食不节，脾胃为后天之本，气血生化之源，脾胃虚弱则升降运化失职，目不得血，神光不能视远。

（3）心阳不足：劳瞻竭视，致心阳衰微，阳不足则阴有余，阳为阴侵，耗伤肝血，因肝血亏虚，不能濡养于目，脉络瘀阻，以致气滞血瘀，目络受阻，精血不能上荣于目，气血两虚，劳瞻竭视，精雕细刻。

（4）肝血不足：久视伤血，损伤肝血，目中经络干涩，脉络纤细，气血不足而形成近视。

2. 西医病因病理

假性近视又叫调节痉挛性近视，即患者远视力低于正常，近视力正常，调节痉挛解除后近视消失，呈现正视或远视。青少年长时间视近处物体时，由于近处物体发出的光线是散开的，而散开光线通过正视眼的屈光系统在其视网膜之后成像，视网膜上的物像是模糊不清的，为了把眼球后面的物像移至视网膜，往往通过增加晶状体的调节力量的方法使物象清晰，因此如长时间近距离用眼，睫状肌过度的不必要的及不适当的收缩，则引起睫状肌痉挛，远点接近点，持久异常调节从而产生假性近视。

三、辨病

1. 症状

患者视物模糊眼球酸胀眼眶不适或疼痛眉心酸胀、头痛流泪，远视力 <1.0，近视力 1.0 以上，视力低下，眼睛经常干涩和疲劳。

2. 体征

患者验光及检影验光有负性屈光不正，但眼底未出现豹纹状眼底和黄斑。

3. 辅助检查

正相对调节：以小瞳下电脑验光为基础，从小度数开始给研究对象试戴负镜片，当远视力达到 1.0 时，继续加负镜片，远视力 <1.0 时（即使下降一格）所加的负镜度数为 5m 时的正相对调节。睫状肌麻痹：采用 10g/L 阿托品眼膏涂眼，一天 3 次，连续 3 天。分组：通过 10g/L 阿托品睫状肌麻痹后分成 3 组：组一：真性近视组，组二：假性近视组，组三：混合近视组，对照 3 组 5m 时正相对调节。诊断标准：根据中华医学会眼科分会 1985 年制订真假近视分类标准进行诊断。即患者远视力低于正常，近视力正常，使用阿托品麻痹睫状肌后，近视消失，呈现正视或轻度远视为假性近视；近视屈光度数未降低或降低度数 < 0.5 者为真性近视。近视屈光度明显降低（≥ 0.50D），但未恢复为正视者为混合性近视。

采用国际标准视力表，在光线充足的条件下测定裸眼视力。屈光度检查：所有患者均散瞳检影验光。12 岁以下患者为保证安全，选用 1% 阿托品眼膏点眼，每日 3 次，检查前连续使用 3 天；12 岁以上患者给予复方托吡卡胺滴眼液，每 10 分钟点药 1 次，连续 4 次，待瞳孔对光反应消失后开始验光。为避免误差，由固定医师检影验光，并使用同一种散瞳眼药。

四、类病辨别

真性近视、混合性近视：在假性近视的基础上为了适应眼球后面物像的存在不断使眼球的后截向后延长，导致真性近视的形成。因此，假性近视如果得不到及时正确的诊断和治疗，就有可能向不可逆的真性近视方向发展。近视是指在常态调节情况下远视力降低(<5.0)，近视力正常，检影为近视性屈光不正，使用负球镜片（或加柱镜片）可提高远视力的近视状态。这种近视状态的使用调节麻痹药 1% 阿托品眼药液滴眼，每日 3 次，连续 3 日；或每日 1 次，连续 7 日后，屈光状态的改变有以下 3 种可能，分别命名为：①假性近视：

指使用阿托品后近视消失，呈现为正视或远视。②真性近视：指使用阿托品后，近视屈光度未降低，或降低的度数 <0.5D。③真性近视附有假性近视成分：指使用阿托品后，近视屈光度明显降低（指数低的度数 ≥ 0.5D），但仍未恢复为正视，此类近视为混合性近视。

五、中医论治

1. 治疗原则

总的治疗原则是舒筋通络、调和气血、调理脏腑、缓劳明目。

2. 常规推拿治疗

（1）取穴及部位：取睛明、攒竹、鱼腰、瞳子髎、丝竹空、球后、承泣、四白、阳白、太阳、头临泣、头维、玉枕、风池、翳明、目窗、光明、三阴交、太冲等穴，施术部位在颈项部、眼周部、头面部、下肢部。

（2）手法：拿法、揉法、理顺法、抹法、按法、点法、扫散法。

（3）操作：①患者俯卧，医者站于一侧。先用拿揉法在项背部风池至肩井一段操作 3～5 遍；然后用理顺法在项部两侧重点是肌肉损伤和劳损处施术，反复操作 3～5 遍，并按揉两侧相当于颈内动脉、椎动脉及神经根出椎间孔的区域，反复操作 3～5 遍；接着在其背部督脉与两侧膀胱经共 5 条路线上顺经施以推、揉、按等手法各数遍，点揉肝俞、肾俞 30 秒；最后点按风池、风府、翳明、肩井各 30 秒，以酸胀为度。②患者仰卧，医者坐其头上方。令患者微闭双目，用双手或单手拇指自睛明沿上眼眶分抹至太阳 30～50 遍，接着自鼻根沿下眼眶至太阳分抹 30～50 遍；然后再沿上述路线轻轻按揉 5～10 遍，再用拇食二指向下轻按眼球 30 秒，以患者感觉酸胀有眼泪流出为佳；最后点按睛明、攒竹、丝竹空、瞳子髎、太阳、承泣、四白、鱼腰、阳白各 30 秒，以有酸胀感为度。③患者仰卧，医者用双手拇指自神庭经头围分抹至角孙 20～30 遍；然后在头颞侧反复按揉 10～20 遍；再点按目窗、神庭、百会、角孙各 30 秒；最后以扫散法结束头部治疗。④患者侧卧，医者站其后。用按揉法沿足少阳胆经自上而下 5～10 遍，拨揉 5～10 遍；然后在光明穴附近按揉，手下有阳性反应物应重点按揉，最后点按三阴交、太冲，以患者有明显酸胀为度。

3. 推拿分证论治

（1）肝肾两虚：症状：视近怯远，眼睛干涩，眼前时有黑花，全身可有头昏耳鸣，潮热盗汗、夜眠多梦，五心烦热，腰膝酸软，舌淡、苔白，脉沉细。

推拿治疗以滋补肝肾、养阴明目为法，在常规推拿治疗的基础上，拇指按揉肝俞、肾俞、三阴交、太溪各 1 分钟，横擦肾俞、命门，以透热为度。

（2）心阳不足：症状：视近清楚，视远模糊，全身无明显不适，睡眠不佳，记忆力减退，或面色白，心悸神疲，舌淡脉弱。

推拿治疗以补益心阳、安神明目为法，在常规推拿治疗的基础上，拇指按揉心俞、厥阴俞、膈俞各 1 分钟，点按神门、内关各 1 分钟，以酸胀为度。

（3）脾胃虚弱：症状：能近怯远，事物模糊。全身可见神疲倦怠，乏力懒言，面色无华，胃纳不佳，或腹胀便溏，舌淡，脉细弱。

推拿治疗以健脾和胃、补益气血、解痉明目为法，在常规推拿治疗的基础上，拇指按揉脾俞、胃俞、中脘、足三里、三阴交各 1 分钟，以酸胀为度，摩腹 3 分钟。

（4）肝血不足：症状：近视力正常，远视力下降，视疲劳，视物模糊，眼睛干涩。全身可见面色不华，两胁隐痛，舌淡，苔薄白，脉细弱或弦细。

推拿治疗以滋补肝脏、养血明目为法，在常规推拿治疗的基础上，拇指按揉肝俞、膈俞、期门各1分钟，点按太冲、三阴交、血海各1分钟。

4. 推拿分期治疗

（1）轻度近视眼：轻度近视者一般通过眼周放松可达到较好疗效，手法有一指禅偏峰推法、勾抹、按揉。

（2）中度近视眼：中度近视者通过治疗及生活习惯调整，可得到有效改善，手法治疗疗程相对较长，并可配合滋补肝肾学位及相关经络的推拿治疗。

（3）高度近视眼，又称病理性近视：手法治疗难以取得较好疗效，但可以积极控制，治疗上应以补虚为主。

5. 推拿分型治疗

假性近视：亦称调节性近视，通过推拿治疗，一般疗效满意，先勾抹眼眶，开天门、推坎宫，后与目外侧以一指禅偏锋移推眼周，局部取穴进行点按。闭目，以双手搓热后敷于眼上。

混合性近视：真假性近视同时存在的状态。手法治疗应补虚与泻实结合，缓解眼疲劳的基础上配合滋补肝肾手法，以温补类手法施于肝俞穴、肾俞穴。配合肝肾经络的治疗。

真性近视：也称轴性近视，一般手法治疗难以取得满意效果，但可有效改善视力，控制病情进一步加重。

6. 特色治疗

（1）针灸治疗：主要取眼周穴位：攒竹、丝竹空、四白、睛明及眼周奇穴等，通过针刺这些穴位使经脉之气血旺盛通达，精微物质不断向眼部输送，精血滋养目光，而使目能视远。耳穴则以眼、目1、目2、肝、胆、脾、心、肾等穴为主。针灸疗法包括针刺与灸法。针刺风池穴、睛明穴，透刺法（针刺攒竹，阳白透鱼腰，丝竹空透瞳子髎，太冲透涌泉）配合直刺四白、光明两穴治疗青少年近视，针刺攒竹、鱼腰、四白、太阳、头维、百会，配穴合谷、足三里、三阴交、太冲、光明、鱼腰、下睛明、太阳穴、攒竹、丝竹空、四白穴等都可以治疗青少年假性近视。采用艾灸联合砭石按摩眼周穴位治疗青少年近视。

（2）耳穴贴压：按摩肝、脾、肾、心等反射区，可改善和调节相关脏腑经气，调动自身调节机能；同时刺激耳部穴位，通过经络传导作用，改善眼部血液循环和眼肌神经营养，消除眼疲劳，提高视力。

六、西医治疗

1. 治疗原则

本病治疗原则为解痉散瞳。

2. 常用方法

近视的药物治疗进展缓慢，目前经循证医学证实有效的仅有阿托品的长期滴眼治疗。睫状肌麻痹剂点眼剂为临床公认的预防近视的方法，采用0.5%托吡卡胺滴眼液，为M胆碱受体阻断药，作用类似阿托品，能阻滞由乙酰胆碱引起的瞳孔括约肌及睫状肌的兴奋作用，使瞳孔括约肌和睫状肌松弛，引起瞳孔散大及睫状肌麻痹作用。使用时应注意，浓度高时易出现不良反应，可引起散瞳、畏光、流泪、视物不清等症状；药物吸收过多还可引起全身的中毒反应，故临床使用应合理控制用量。

七、转归与预后

假性近视多由用眼疲劳所致，通过积极的体育锻炼及合理的用眼，均可得到较好的缓解。推拿治疗可有效改善眼部血液循环而达到治疗目的。

八、预防与调摄

（1）大力开展宣传教育。重视青少年的视力保护工作，培养良好的用眼习惯。国家应加大对这方面的认识、研究和投入。

（2）病因治疗才是根本的和基础性的治疗措施，要切实消除致病原因，要以防为主，防治结合。

（3）应切实减轻学生的学习负担，使其德、智、体、美、劳全面发展。

（4）要抓住假性近视这一可逆阶段的有利时机，进行及早和有效的治疗。

九、疗效判定标准

疗效判定标准参照《中医病证诊断疗效标准》（中华人民共和国中医药行业标准 ZY/T001.1 ~ 001.9-94）。

（1）治愈：症状及体征完全消失，裸眼视力提高至 1.0 以上。

（2）有效：症状及体征明显改善，裸眼视力提高 2 行以上。

（3）无效：症状及体征无明显改善，裸眼视力无提高。

（朱迁旭）

第八章

儿 科 病 症

第一节　小儿腹泻

一、概述

小儿腹泻是一种常见的临床疾病，临床以大便次数增多，粪质稀薄，甚或如水样为主要临床症状的一种常见儿科临床病症。临床表现常见大便次数增多，每日 3～5 次，甚至 10 次以上，大便粪质改变，颜色绿或黄色，水样或呈蛋花状，或有黏液，时伴有发热，腹痛，呕吐等症状。

二、病因病机

中医学中常见病名为婴幼儿腹泻或小儿泄泻，在《小儿按摩经》、《厘正按摩要术》中均有记载。本病病因分为内外二因。外因常见于外感：不慎感受风寒、暑湿或护理不当。内因多见于内伤：乳食不节或不洁；患儿脾胃虚弱，禀赋不足，久病不愈，后天失养；先天不足，脾虚及肾，脾肾阳虚。本病病机为：各种病因导致脾胃运化腐熟失职，水反为湿，谷反为滞，水谷不分，合污并下，泄泻作矣。分型：伤食型，寒湿型，湿热型，脾肾阳虚型。

三、辨病

1. 病史
本病有小儿大便次数增多或粪质稀薄病史。

2. 症状
本病临床表现以大便次数增多，每日 3～5 次，甚至 10 次以上，大便粪质改变，颜色绿或黄色，水样或呈蛋花状，或有黏液。伴有发热，腹痛，呕吐等症状。

3. 体征
本病有腹部压痛，无反跳痛。

4. 辅助检查
本病应予血常规或便常规及培养检查。相关检查阳性值，注意排除痢疾、霍乱等传染病及其他胃肠外疾病。

四、类病辨别

本病需于痢疾、霍乱引起腹泻相鉴别。便常规及培养检查及血常规检查排除其他疾病。大便细菌培养出痢疾杆菌即可诊断为痢疾；大便培养出霍乱弧菌即可诊断霍乱，它是严重传染性疾病，可见严重的中毒症状，与一般腹泻有明显区别。

五、中医论治

1.推拿治疗

（1）治疗原则：健脾利湿。

（2）施术部位及取穴：腹部、上肢部及背部穴位。

（3）手法：揉法、摩法、旋推法。

（4）操作：患儿取卧位选用上肢部穴位，腹部治疗，俯卧位进行背部治疗。

2.分证论治

（1）伤食型：大便酸臭，或如败卵，腹部胀满，口臭纳呆，泻前腹痛哭闹，多伴恶心呕吐。舌苔厚腻，脉滑有力。

治疗原则：消食导滞，健脾助运。

操作：补脾，清胃，清大肠，揉板门，清小肠，摩腹2分钟，揉摩中脘2分钟，揉脐及天枢，揉龟尾，推七节骨。

（2）寒湿型：大便每日数次或数十次，色较淡，可伴有少量黏液，无臭气，精神不振，不渴或渴不欲饮，腹满。舌苔白腻，脉濡。

治疗原则：温中散寒，健脾化湿。

操作：补脾，补大肠，推三关，揉外劳，揉脐及天枢，捏脊，按揉脾俞、胃俞，推七节骨。发热可加用疏风解表：开天门，推坎宫，揉太阳，按风池，揉二扇门。

（3）湿热型：泻如水样，每日数次或数十次，色褐而臭，可有黏液，肛门灼热，小便短赤，发热口渴。舌质红，苔黄腻，脉数。

治疗原则：清热利湿，通腑理中。

操作：清大肠，推上三关，退下六腑，清天河，揉脐及天枢，推七节骨。兼表证者加用疏风解表：开天门，推坎宫，揉太阳，按风池，掐揉二扇门。

（4）脾肾阳虚型：大便稀溏，完谷不化，形体消瘦，或面目虚浮，四肢欠温。舌淡苔白，脉细无力。

治疗原则：温阳益气，健脾止泻。

操作：补脾，补大肠，推三关，揉外劳，揉板门，运内八卦，捏脊3~5遍，按揉脾俞、胃俞、足三里，摩腹2分钟，揉脐，揉龟尾，推七节骨。

3.特色治疗

（1）名老中医经验

1）三字经流派李德修主任经验：三字经流派治疗小儿腹泻具有取穴少、见效快、临床疗效确切、可重复性强的特点。李德修主任治疗小儿腹泻均用清补脾经穴（来回屈推大指）的方法。

2）海派儿科推拿金义成教授经验：金义成教授认为小儿腹泻根本在于脾胃，由于小儿具有生机蓬勃、发育迅速的特点，其阴生阳长均需脾胃化生更多的水谷精微以充盛机体，因此小儿脾胃的负担相对较重；同时小儿兼具脏腑娇嫩、形气未充的特点，脾胃相当薄弱，感受外邪、内伤乳食、久病等原因均可引起脾胃失调而导致腹泻。治疗方法为补脾经200～300次，运土入水100次，清补大肠100次，推上、下七节骨各100次，点中脘、水分和揉天枢各100次。

（2）针灸治疗：治疗本病可取中脘、天枢、阴陵泉、三阴交、足三里等穴位，手法平补平泻。

（3）中药外治：本病可采用外用药物贴敷神阙、天枢穴治疗。

六、西医治疗

对症治疗，使用1/3～2/3张含钠液纠正电解质紊乱，给予补钙补镁治疗。

七、转归与预后

本病及时治疗，预后良好。

八、预防与调护

（1）注意饮食卫生，不吃不洁食物。
（2）乳贵有时，食贵有节。
（3）有病早治。
（4）泄泻期间，宜清淡易消化食物，温水洗局部。

九、疗效判定标准

疗效评定标准参照《中医病证诊断疗效标准》（中华人民共和国中医药行业标准ZY/T001.1～001.9-94）。

治愈：腹泻症状消失，临床其他症状消失，恢复发病前体质水平。
有效：腹泻症状明显好转，临床其他症状明显好转，发病前体质水平有所好转。
未愈：腹泻症状未改善或恶化，临床其他症状未改善或恶化，发病前体质水平丧失。

（杨丽秋）

第二节　小儿便秘

一、概述

小儿便秘是临床大便次数减少（不能按时），或粪质坚硬干燥，或意欲大便而艰涩不畅为主症的一种常见病症。又称"便闭"或"秘结"。一时性便秘：过食辛辣燥热之品。

习惯性便秘：体质多阴虚、血燥，临床表现为大便次数减少或粪质坚硬干燥，伴腹部疼痛，厌食，消瘦等症状。

二、病因病机

本病病因有外因及内因。外因常见由于饮食不节，积滞中焦，或过食辛燥香辣，因此燥热内结；内因常见于热病后，余热留结；先天不足或后天失养或病后体虚导致气血亏虚。病机为各种原因导致大肠传导功能失常大便传送无力，津少无以润下，大肠腑气不通。分型：气虚、血虚、积滞、燥热。

三、辨病

1. 病史
本病有大便次数减少或粪质坚硬干燥病史。

2. 症状
本病大便次数减少或粪质坚硬干燥，伴腹部疼痛，厌食，消瘦等症状。

3. 体征
本病腹软，腹中可触及粪块，指纹色红或淡。

4. 辅助检查
本病应予便常规检查和腹部彩色超声检查。

四、类病辨别

对便秘患儿需要进行详细体检和必要的辅助检查以便和神经性或器质性梗阻鉴别。通过详细询问病史和体格检查，绝大部分诊断不难，在诊断困难时，可行腹部 X 线透视或摄片检查，如发现小肠内有气体和液平面的存在，即为肠内容物通过障碍，提示有肠梗阻的可能，但本病早期可无明显的肠梗阻的 X 线征象，应特别警惕，因此本病的诊断主要根据临床表现，绝不能单靠 X 线检查来确定或否定。

五、中医论治

1. 推拿治疗
（1）治疗原则：导滞通便，健脾和胃，行滞消食。
（2）施术部位及取穴：腹部及上肢部穴位。
（3）手法：揉法，摩法，推法。
（4）操作：揉中脘，摩腹 2 分钟，按揉阳池，揉龟尾，推七节骨。

2. 分证论治
（1）积滞：便次减少，或排便不畅、困难，粪便干结且量少。伴有纳食减少，腹中胀痛，肠鸣矢气，暖气。舌红苔薄腻，脉弦滑。
治疗原则：消积导滞、清热化湿。
操作：补脾，揉板门，清胃，清大肠，运外八卦（能通一身之气血，开五脏六腑之闭结），按弦走搓摩 3 ~ 5 遍。

（2）燥热：大便干燥、坚硬，排便困难，腹胀腹痛，不思饮食，伴烦急口臭，手足心热，嘴唇干红，小便黄少。舌质红，苔黄腻或黄燥，脉滑实有力。

治疗原则：清热、润肠、通便。

操作：按揉阳池，清胃，清大肠，清小肠，摩腹 2 分钟，清天河水，退六腑。

（3）血虚：大便干结，努挣难下，面色无华，食欲不振，睡眠不安，口唇色淡，舌质淡，苔薄白，脉细无力。

治疗原则：养血、润肠、通便。

操作：补脾，补肾，揉二人上马，运水入土，捏脊 3 ~ 5 遍，按揉脾俞、胃俞、肾俞。

（4）气虚：大便秘结，大便难下，或先干后稀，面色萎黄，倦怠乏力。舌质淡，舌苔白，脉缓。

治疗原则：健脾益气，润肠通便。

操作：补脾，补肺，推三关，揉外劳，补大肠，揉脐及丹田，捏脊 3 ~ 5 遍，按揉脾俞、胃俞、肾俞，按揉足三里。

3. 特色治疗

（1）名老中医经验

1）三字经流派李德修主任经验：治疗小儿便秘均用清补脾经、清补大肠及运水如土法治疗。

2）海派儿科推拿金义成教授经验：金义成教授认为在推拿临床中除八法之外，还有一种重要的治法，即通法。通法以经络学说为指导，是推拿中常用的一种治法。推拿能疏经通络、行气活血，有"营阴阳、濡筋骨、利关节"的功用，推拿中常以痛点为治疗所在，以达到通的目的。临床上，运用理肠通腑手法治疗小儿积食便秘等疾病，疗效显著。治疗时多采用揉中脘、摩腹、揉龟尾、推下七节骨。实秘者加清脾胃、清大肠、按弦走搓摩、揉天枢以消食行气导滞。虚秘者加补脾胃、清大肠、揉天枢、捏脊、按揉足三里。

3）山东王道全主任医师经验：治疗实秘加泻法摩腹治疗；虚秘加用推肾俞、按揉阳池治疗。

（2）针灸治疗：治疗本病可取中脘、天枢、气海、关元、血海、阴陵泉、三阴交、足三里等穴位，虚秘用补法，实秘用泻法。

（3）中药外治：本病可采用腹部外用中药外敷神阙治疗。

六、西医治疗

治疗本病可使用通便药物开塞露治疗或口服促肠蠕动药物多潘立酮。

七、转归与预后

本病及时治疗，预后良好。

八、预防与调护

（1）注意培养良好的按时排便习惯。

（2）注意饮食即多食蔬菜、水果，适量饮水。

（3）注意增强体质。

九、疗效判定标准

疗效评定标准参照《中医病证诊断疗效标准》（中华人民共和国中医药行业标准 ZY/T001.1～001.9-94）。

（1）治愈：便秘症状消失，临床其他症状消失，恢复发病前体质水平。

（2）有效：便秘症状明显好转，临床其他症状明显好转，发病前体质水平有所好转。

（3）未愈：便秘症状未改善或恶化，临床其他症状未改善或恶化，发病前体质水平丧失。

（杨丽秋）

第三节　呕吐

一、概述

呕吐是指由于胃失和降，气逆于上，迫使食管或胃内容物呕出。呕吐在小儿时期为常见疾病。临床表现为呕吐食物，伴有哭闹，肢体不温，或怕冷，或发热，呕吐食物酸臭，或伴有消瘦，神疲乏力等症状。

二、病因病机

中医学病名为呕吐，《黄帝内经·素问》记载"诸呕吐酸，暴迫下注，皆属于热"，"寒邪客于肠胃，厥逆而上，故痛而呕也"。呕吐常见原因有三种：外邪犯胃，饮食失调，脾胃虚弱导致胃气上逆致呕吐。

（1）外邪犯胃：患儿不慎感受风、寒、湿、热外邪，外邪犯胃，致胃气上逆而致呕吐。可见呕吐来势较急，乳食不化，伴有寒热。

（2）饮食失调：患儿乳食不节，或饮食不洁，导致胃腑受损，食物停滞不化，致胃气上逆而致呕吐，伴有食物酸臭。

（3）脾胃虚弱：患儿病久脾胃功能虚弱，无力运化，致胃气上逆而呕吐，伴有消瘦，神疲乏力。

三、辨病

1. 病史
本病有患儿呕吐病史。

2. 症状
本病有呕吐食物，伴有哭闹，肢体不温，或怕冷，或发热，呕吐食物酸臭，或伴有消瘦，神疲乏力等症状。

3. 体征

本病上腹部压痛，指纹色暗或红。

4. 辅助检查

本病应予腹部彩超以排除腹部肿瘤、肠梗阻等其他疾病。

四、类病辨别

本病要与腹部肿瘤、肠梗阻等内科重症疾病引起的呕吐相鉴别，勿延误病情。腹部 B 超及血肿瘤抗原阳性检查可排除腹部肿瘤；若腹部 B 超显示肠梗阻，应手术治疗。

五、中医论治

1. 推拿治疗

（1）治疗原则：和胃降逆。

（2）施术部位及取穴：主要有腹部、上肢部，以及头面部穴位。

（3）手法：按揉法，摩法，旋推法。

（4）操作：揉板门，摩腹，揉中脘，分推腹部，按揉足三里，推天柱骨。

2. 分证论治

（1）外邪犯胃：猝然呕吐，伴恶寒发热，流涕，喷嚏，舌或红或淡，苔白或腻，脉浮。

治疗原则：疏散表邪，和胃降逆。

操作：加推三关，清天河水，推六腑，揉太阳，开天门。

（2）饮食失调：呕吐乳片或不消化食物，呕吐频繁，吐物酸臭，吐出为快，大便秘结或泻下酸臭，脘腹胀痛拒按，小便短少色黄或黄浊，舌红，苔黄腻。

治疗原则：理胃和中，导滞降逆。

操作：加清大肠，运内八卦，揉天枢。

（3）脾胃虚弱：食后良久方吐，或朝食暮吐，暮食朝吐，吐物多为清稀或不消化乳食，伴面色苍白，神疲纳呆，四肢不温，腹痛便溏，舌淡苔白，脉迟缓无力。

治疗原则：健脾和胃止呕。

操作：加补脾，清肝，运内八卦，捏脊。

3. 特色治疗

（1）名老中医经验

1）三字经流派李德修主任经验：除常规分型，又分出夹惊呕吐，常用清胃，平肝治疗。同为三字经流派的赵鉴秋主任则善用独穴清板门治疗吐泄交作。

2）海派儿科推拿金义成教授经验：治疗呕吐以和胃降逆止呕为主。常采用揉胃穴、推板门、推中脘、揉中脘、摩腹、按揉足三里。外邪犯胃者加推攒竹、分推坎宫、推太阳、清大肠、揉外劳以解表化浊。伤于饮食者加清脾胃、清大肠、推板门、运内八卦、推下七节骨，以消食导滞。脾胃虚弱者加补脾土、揉板门、捏脊等法以健补脾胃。

（2）针灸治疗：取穴：天宗，膻中，中脘，神阙，天枢，足三里穴。手法平补平泻治疗，加用灸天枢及足三里治疗。

（3）中药外治：本病采用脐部外敷中药治疗。

六、西医治疗

对症治疗，纠正补充钠液电解质，使用解痉止吐甲氧氯普胺等药物。

七、转归与预后

本病及时治疗，预后良好。

八、预防与调护

合理饮食，注意腹部保暖，呕吐严重者可暂禁食。

九、疗效判定标准

疗效判定标准参照《中医病证诊断疗效标准》（中华人民共和国中医药行业标准 ZY/T001.1～001.9-94）。

（1）治愈：呕吐症状消失，临床其他症状消失，恢复发病前体质水平。

（2）有效：呕吐症状明显好转，临床其他症状明显好转，发病前体质水平有所好转。

（3）未愈：呕吐症状未改善或恶化，临床其他症状未改善或恶化，发病前体质水平丧失。

（杨丽秋）

第四节　厌食

一、概述

厌食是小儿常见病症，指小儿较长时期厌恶进食，食量减少的一种病症。各年龄儿童均可发病，以1～6岁为多见。

二、病因病机

1. 中医病因病机

本病多由于小儿脾常不足，加之饮食不节、他病伤脾、情志失调等而致病。厌食的病变脏腑在脾胃，发病机制总在脾运胃纳功能的失常。《灵枢·脉度》："脾气通于口，脾和则口能知五谷矣"。胃司受纳，脾主运化，脾胃调和，则口能知五谷饮食之味。小儿由于各类病因，易造成脾胃受损，运纳功能失常。因病因、病程、体质的差异，证候又有脾运功能失健为主与脾胃气阴不足为主的区别。

（1）脾失健运：小儿饮食喂养不当或湿浊困遏脾气，使脾阳失于舒展，运化失职，而致脾运功能失健，胃纳不佳。

（2）胃阴不足：可因家长喂养不当，乳食燥热，耗伤胃阴；或久病伤阴而致胃阴不足，受纳失职，而致厌食。

（3）脾胃气虚：或因小儿先天不足，或因病后失调，脾胃虚弱，运纳失常，而致纳食不佳。

2. 西医病因病理

厌食是小儿较长期食欲减退或食欲缺乏为主的症状，并非一种独立的疾病，可同时伴有呕吐、食欲缺乏、腹泻、便秘、腹胀、腹痛和便血等症状。其病因可有全身性疾病的影响、微量元素缺乏、神经性厌食、喂养不当、药物影响、气候影响等多方面因素。

三、辨病

1. 病史
本病有素体先天不足、饮食不节、他病伤脾、情志失调等病史。

2. 症状
患儿长期不思进食，厌恶摄食，食量明显少于同龄正常儿童。

3. 体征
本病可有嗳气、泛恶、脘痞、大便不调等症，或伴面色少华、形体偏瘦、口干喜饮等症，但精神尚好，活动如常。

4. 辅助检查
本病应排除其他器质性疾病。

四、类病鉴别

1. 积滞
本病有伤乳伤食史，除不思饮食外，有脘腹胀满、嗳腐吐酸、大便酸臭等乳食停聚，积而不消，气滞不行之症。

2. 疰夏
本病为季节性疾病，只发生在夏季，有"春夏剧，秋冬瘥"的发病特点，临床表现除食欲不振外，可见精神倦怠，大便不调，或有发热等症。

五、中医论治

1. 治则
本病治疗，当以运脾开胃为原则，解脾胃之困，复运转之机，脾胃调和，脾运复健，则胃纳自开。脾运失健证治以运脾开胃，脾胃气虚证治以健脾益气，脾胃阴虚证治以益阴养胃。

2. 中医分证论治
（1）脾失健运：厌恶进食，饮食乏味，食量减少，或有胸脘痞闷、嗳气泛恶，偶尔多食后脘腹饱胀，大便不调，精神如常，舌苔薄白或白腻。

治则：和脾助运。

操作：补脾经，运内八卦，掐揉四横纹，摩中脘，按揉脾俞、胃俞、肝俞。

（2）胃阴不足：不思进食，食少饮多，口舌干燥，大便偏干，小便色黄，面黄少华，皮肤失润，舌红少津，苔少或花剥，脉细数。

治则：养阴育胃。

操作：分手阴阳，揉板门，补胃经，补脾经，运内八卦，揉中脘、关元，按揉胃俞、三焦俞、肾俞等。

（3）脾胃气虚：不思进食，食不知味，食量减少，形体偏瘦，面色少华，精神欠振，或有大便溏薄夹不消化物，舌质淡，苔薄白。

治则：健脾益气。

操作：补脾经，推大肠，补肾经，摩腹，推上七节骨，捏脊，重提脾俞、胃俞、肾俞。

3. 特色治疗

名老中医经验

1）三字经流派经验：常采用退六腑，清胃经，推四横纹，捣小天心，掐五指节，按压精宁、威灵，捏脊。其中退六腑可通腑泄浊，兼清胃肠积热；清胃经可和胃降逆，消食化积；推四横纹可健脾助运消积。三法合用，胃中食积得消，六腑之气得通，脾运自健，厌食自愈。"胃不和则卧不安"，虽然厌食患儿精神状态没有明显的异常，但临床常表现为易哭闹，夜间睡眠差，捣小天心，掐五指节，按精宁、威灵，均能起到镇静安神之效，神安则脏腑健、脾胃和。捏脊为治疗小儿厌食的常用手法，通过对督脉和膀胱经的捏拿，调整阴阳，疏通经络，调和气血，消食化积，调整脏腑功能，能增强脾胃运化机能，从而达到健脾助运消积之效。

2）海派儿科推拿金义成教授经验：补脾经 300 次，摩腹 5 分钟，揉中脘 300 次，按揉足三里 50 次，捏脊。如食积者加清脾胃 100 次，揉板门 50 次，推天河水 300 次，按脾俞、胃俞各 100 次；脾胃虚弱者加推三关 300 次，揉外劳宫 50 次，揉脾俞、胃俞各 50 次。

3）湖南刘开运教授经验：先开窍，再推五经：补脾 400 次，清脾 200 次，清肝 200 次，补心 200 次，清心 100 次，补肺 200 次，清肺 200 次，补肾 100 次。所用穴部和手法：推大肠 100 次，揉外劳宫 100 次，推三关 50 次，退六腑 120 次，按揉足三里 60 次，揉脐 100 次，揉中脘 250 次，揉丹田 100 次，揉龟尾 60 次，摩腹 60 次，推下七节骨 100 次，捏脊 7 遍。

4）捏脊流派冯泉福主任经验：采用捏脊法治疗小儿厌食疗效显著，先按照推、捏、捻、放、提的顺序由长强向上，捏拿到大椎，共捏 6 遍，第 4 次的时候重提两旁的脾俞、肾俞等，最后按揉肾俞。

六、西医治疗

1. 治疗原则

（1）纠正不良饮食习惯。

（2）针对病因治疗。

（3）促进消化，增强食欲。

2. 常用方法

（1）调整饮食，掌握正确的喂养方法，饮食起居按时、有度。

（2）可予口服消化酶（如胃蛋白酶、胃酶合剂、胰酶等）、胃动力药（如多潘立酮）促进消化功能；补充维生素及微量元素（如维生素 B_{12}、烟酸等）。

（3）消除病因，积极治疗原发病。

七、转归与预后

厌食患儿除食欲不佳外，一般无其他明显不适，经及时治疗后预后良好，但长期不愈者，可使气血生化乏源，免疫力下降，而致罹患他症，甚至影响生长发育，或转化为疳证。

八、预防与调护

（1）掌握正确的喂养方法，纠正不良的饮食习惯，少吃肥甘厚味等食物。
（2）出现食欲不振时应及时查明原因，采取针对性治疗措施。
（3）注意精神心理调护，避免惊恐恼怒等不良刺激。

九、疗效判定标准

疗效判定标准参照《中医病证诊断疗效标准》（中华人民共和国中医药行业标准 ZY/T001.1～001.9-94）。
（1）治愈：食欲显著增强，食量增加。
（2）好转：食欲好转，食量略有增加。
（3）未愈：食欲未见改善。

（田启东）

第五节　发热

一、概述

发热指体温升高，体温高出正常标准，或自有身热不适的感觉，是小儿常见病证。正常新生儿肛温在36.2～37.8℃，腋下温度在36～37℃；新生儿肛温超过37.8℃，腋温超过37℃，即为发热。

二、病因病机

1.中医病因病机

发热原因可分为外感、内伤两类。外感发热，因感受六淫之邪及疫疠之气所致；内伤发热，多由饮食劳倦或七情变化，导致阴阳失调，气血虚衰所致。临床上小儿发热常见病因有：外感发热、肺胃实热、阴虚内热三种。

（1）外感发热：由于小儿脏腑娇嫩，形气未充，抗邪能力不足，加之冷热不知调节，家长护理不周，易为风寒外邪所侵，邪气侵袭体表，卫外之阳被郁而致发热。《黄帝内经》曰："汗出而身热者，风热也。"

（2）肺胃实热：多由于外感误治入里化热，或乳食积滞，造成肺胃壅实，郁而化热。《伤寒论》曰："食热者手心热，肚腹先热，嗳气吐乳，大便酸臭，宜下积丸。"

（3）阴虚内热：小儿体质素弱，先天不足或后天营养失调，或久病伤阴而致肺阴不足，阴液亏损引起发热。《黄帝内经》曰："阳胜则外热，阳虚则外寒，阴胜则内寒，阴虚则内热，阴阳相胜则寒热往来。"

2. 西医病因病理

发热是由于发热激活物（外源性如细菌、病毒、真菌、螺旋体等，内生性如抗原抗体复合物、某些类固醇、尿酸结晶等）作用于机体，进而导致内生致热原（EP）产生并入脑作用于体温调节中枢，进而导致发热中枢介质的释放继而引起调定点的改变，并出现骨骼肌收缩、寒战，产热增加，同时皮肤血管收缩，散热减少，最终引起发热。发热本身是一种症状，而不是单独的疾病。发热可以增强机体吞噬细胞的活动及肝脏的解毒功能。但严重高热可造成全身器官的严重损害，并可引起水电解质紊乱、心脑的不可逆性损害，导致昏迷，直至死亡。在整个病程中，体温曲线的变化往往反映病情变化，对判断病情、评价疗效和估计预后有重要价值。

三、辨病

1. 病史

发热患儿多有感受外邪、劳倦内伤或饮食不节等病史。

2. 症状

（1）外感发热：发热、头痛、怕冷、无汗、鼻塞、流涕，为风寒；发热、微汗出、口干、咽痛、鼻塞黄涕，为风热。

（2）阴虚发热：午后发热，手足发热，形瘦，盗汗，食欲减退。

（3）肺胃实热：高热，面红，气促，不思饮食，便秘烦躁，渴而引饮。

3. 体征

体温升高，口腔温度在37.3℃以上，或腋下温度在37℃以上，直肠温度在37.6℃以上，并持续数小时以上不退，或体温下降后，又逐渐升高，或伴有恶寒、寒战、口渴喜饮、舌红苔黄、脉数等症。

4. 辅助检查

本病属现代医学感染性疾病发热者，实验室检查可提供相应依据，如血常规检查白细胞总数及中性粒细胞计数升高，血沉加快，尿中有脓、白细胞，大便中有脓细胞、吞噬细胞，血、尿、骨髓细菌培养阳性，X线检查肺部有炎性改变，B超检查显示胆囊体积缩小，收缩及排泄功能差等炎性改变等。

四、类病鉴别

小儿推拿治疗发热应排除外感疫疠之气的烈性传染病、全身性感染性疾病、慢性消耗性疾病及其他器质性病变等引起的发热，上述疾病除有发热外，常伴有发病急骤、病势危急、形体消瘦等原发病特点，且多预后不佳，故应与之相鉴别，以免延误治疗。

五、中医论治

1. 治则

发热的治疗遵从中医"热者寒之"的治疗原则，并根据表里虚实等证候、病机的不同，而分别采取针对性的治法，外感发热者以解表，内伤发热者以清里；实热者以泻实，虚热者以补虚。

2. 中医分证论治

（1）外感发热

1）外感风热：发热，有汗，咽喉红肿疼痛，咳嗽，吐浊痰，口唇红，舌苔白或微黄，脉浮数。

治则：疏风解表，清热宣肺。

操作：清天河水，退六腑，推三关，清肺经，清板门，清大肠，掐总筋，掐揉少商，拿风池，拿肩井。

2）外感风寒：发热、无汗，头身疼痛，恶寒不渴，咳嗽，鼻流清涕，舌淡苔白，脉浮紧。

治则：祛风散寒，宣肺解表。

操作：推攒竹，推坎宫，揉太阳，黄蜂入洞，揉耳后高骨，拿风池，拿合谷，揉二扇门，清肺经，掐阳池，推三关。

（2）阴虚发热

低热，午后或夜间发热重，五心烦热，颧红盗汗，体瘦唇干，舌红少苔，脉细数。

治则：滋阴清热。

操作：分手阴阳，补肺经，揉上马，清天河水，水底捞明月，清肝经，揉肾经，按揉足三里，推涌泉。

（3）肺胃实热

壮热，大便燥结，神昏谵语，舌红苔燥，脉沉实。

治则：导滞清热。

操作：清胃经，推脾经，推五经，清大肠，运内八卦，水底捞明月，退六腑，摩腹，拿天枢，推下七节骨。

3. 特色治疗

（1）名老中医经验

1）湖南刘开运教授经验：辨证选用揉太阳、掐内劳、清脾、清心、清肺、揉外劳、推三关(表)、推六腑(里)、水底捞月、推天河水、打马过天河、揉按涌泉、揉推肺俞、推脊、按肩井等手法。

2）山东孙重三教授经验：治疗小儿外感风热处方常用四大手法、清天河水、清肺经、运八卦、推揉膻中、推八道、掐精宁、掐威灵等手法。

3）捏脊流派冯泉福主任经验：在单纯捏脊治疗效果不佳时，配合重提大椎穴、拿肩井等手法，以患儿大哭汗出为度。

（2）针灸治疗：治疗本病可取大椎、曲池、外关、合谷。用泻法，每日1次，用于发热证属外感风热者。

六、西医治疗

1. 治疗原则

通常当体温低于 38.5℃时无须药物退热治疗。但如体温超过 39℃，应及时给予退热镇静治疗。对小儿发热，不能单纯退热，而应该积极寻找发热的病因，治疗原发病。

2. 常用方法

（1）对症治疗：患儿体温低于 38.5℃时，无须药物退热，可多饮开水，同时密切注意病情变化，或采用冰袋、擦浴等物理降温方法；若是体温超过 38.5℃时，可以服用泰诺林等退热药。

（2）对因治疗：针对小儿发热原因采取对因治疗，如针对感染性发热采取抗炎治疗。

七、转归与预后

如患儿正气旺盛，邪气虽强，经过治疗，亦可及时治愈；但若由于感邪太盛，素体虚弱，或治疗不力，未能控制病势的发展，出现气津大伤，或动血生风，惊厥闭脱之变证，则预后不良。

八、预防与调护

（1）保持居室内空气流通、新鲜。
（2）随气候变化增减衣物，勿过寒过热。
（3）避免到人群密集的公共场所，防止疾病传播。
（4）合理饮食，避免过饱过饥，勿过食肥甘厚味。

九、疗效判定标准

疗效判定标准参考《中医病证诊断疗效标准》。
（1）治愈：体温降至正常，临床症状消失。
（2）好转：发热减轻，临床症状减轻。
（3）未愈：发热无消退，临床症状无改善或加重。

（田启东）

第六节　咳嗽

一、概述

咳嗽是小儿肺部疾患中的一个常见证候，是呼吸道的一种保护性反射动作，无论外感、内伤所导致肺失宣降清肃者，都可以发生咳嗽，咳嗽可见于多种呼吸道和肺脏病症中，如感冒、肺炎等均可引起。本病一年四季均可发生，其中以冬春二季发病率较高。多数预后良好，有少部分患儿反复发作，日久不愈。本病相当于现代医学的急、慢性支气管炎等疾病。

二、病因病机

1. 中医病因病机

咳嗽是因邪犯肺系，肺失宣肃，肺气上逆所致的以咳嗽为主要症状的一组病症。它既是一个症状，又可是独立的一种疾病。有声无痰为咳，有痰无声为嗽，有痰有声称为咳嗽。临床上多痰、声并见，故以咳嗽并称。咳嗽之名始见于《黄帝内经》，并以脏腑命名，分为肺咳、肝咳、心咳、脾咳等，认为"五脏六腑皆令人咳，非独肺也"。隋代巢元方《诸病源候论·咳嗽候》有十咳之称，除五脏咳外，尚有风咳、寒咳、胆咳、厥阴咳等。明代朱橚《普济方·咳嗽门·诸咳嗽》则分热嗽、冷嗽、肺气嗽和饮气嗽四种，后张介宾执简驭繁，将咳嗽分为外感、内伤两大类。小儿脏腑娇嫩，形气未充，发病容易、传变迅速，"肺常不足"的生理特点尤为突出。小儿"肺常不足"是明代医家万全提出的五脏有余不足学说之一。肺为娇脏，为清虚之体，居各脏之上，为五脏之"华盖"，主一身之表，又主一身之气，外合皮毛，开窍于鼻，外与天气直接相通，入内由咽喉相连，故六淫等外邪侵入，最易犯肺。万全云"娇脏易遭伤"，小儿肌肤嫩弱，藩篱疏薄，一旦六淫之邪侵犯机体，皮毛受邪，即可由毛窍而入于肺系，也可从口鼻而舍于肺，造成肺的清宣肃降功能失常，气机不利，肺气上逆而导致外伤咳嗽。外感咳嗽日久不愈，耗伤正气，可转为内伤咳嗽。若外邪化热入里，炼液为痰，形成痰热；或素体热盛，或有食积内热，痰热相结，阻于气道，肺失清肃，发为痰热咳嗽。

分证病机如下：

（1）感受外邪：主要为感受风邪，风邪致病，首犯肺卫，肺为邪侵，致肺气不宣，清肃之令失常，肺气上逆，则发生咳嗽。若风夹寒邪，风寒束肺，肺气失宣，则见咳嗽频作，咽痒声重，痰液清稀；若风夹热邪，风热犯肺，肺失清肃，则致咳嗽不爽，痰黄黏稠。

（2）痰热壅肺：小儿肺脾常不足，气不化津，痰易滋生，若平素脾胃积热，或心肝火热，或外感邪热稽留不去，炼液成痰，痰热糊结，阻于气道，肺失清肃，则致咳嗽痰多，痰稠色黄，不易咯出。

（3）痰湿蕴肺：小儿脾常不足，易为乳食、生冷所伤，致脾运失健，水湿不能化生津液，酿为痰浊，上贮于肺，肺失宣降，气机不畅，则咳嗽痰多，色白而稀。

（4）阴虚肺热：小儿肺脏娇嫩，喜润恶燥，若患儿咳嗽日久不愈，热伤肺津，或素体阴虚，内热滋生，灼伤肺络，则致久咳不止，干咳无痰，声音嘶哑。

（5）肺脾气虚：小儿禀赋不足，肺脾素虚，或久咳不愈，耗伤正气，致肺脾气虚，肺虚气不布津，脾虚运化失司，痰液内生，阻于肺络，气道不利，则久咳不止，咳嗽无力，痰白清稀。

2. 西医病因病理

咳嗽是机体的一种生理反射，其反射弧包括感受器、传入神经、中枢、传出神经和效应器。感受器有机械感受器和化学感受器，前者集中分布在咽喉部、气管后壁、隆突、大气道分叉处，而小支气管以下很少分布。此外，在耳窝、副鼻窦、横膈、胸膜及心包也存在咳嗽机械感受器。化学感受器则分布在咽部和二级以下支气管，对有害气体和烟雾十分敏感。咳嗽的传入神经主要是迷走神经，尚有舌咽神经、三叉神经等，而咳嗽的中枢位于延髓，传出神经则是迷走神经、膈神经及脊髓神经。引起咳嗽动作的主要效应器官有声门、腹肌、膈肌和肋间内肌等，这些效应器引起咳嗽的动作必须是协调而有次序的。通过咳嗽反射，机体能清除吸入的有害物质及积聚在呼吸道中的异常分泌物。从生理角度讲，咳嗽是气道防御和清除功能的体现，而良好的咳嗽反射对小儿呼吸道通畅十分重要。然而另一方面，频繁而剧烈的咳嗽对机体又是有害的，剧咳引起面部、眼眶周围密集的出血点，这仅仅是表象，剧烈咳嗽可使胸内压升至 +40 ~ +75 mmHg，造成静脉回心血量骤减，体循环静脉压骤增，可能造成心律失常、暂时性大脑缺血，导致咳嗽晕厥、头痛，更有甚者可引起支气管痉挛、气漏［气胸和（或）纵隔气肿］、胃食管反流、腹直肌破裂、肋骨骨折、疝气等。咳嗽也有可能使肺部基础疾患恶化，如肺部感染（包括肺结核）扩散、肺部出血灶的再活动等。不同年龄儿童慢性咳嗽的常见病因有所区别：婴儿期（＜1岁）常见病因有呼吸道感染和感染后咳嗽，先天性气管、支气管和肺发育异常，胃食管反流，其他先天性心胸畸形等，先天性疾患是该年龄段儿童慢性咳嗽病因的特色；幼儿期（1 ~ ＜3岁）除呼吸道感染和感染后咳嗽外，常见病因有上气道咳嗽综合征（upper airway cough syndrome，UACS）、咳嗽变异性哮喘（cough variant asthma，CVA）、气道异物、胃食管反流等；学龄前期（3 ~ 6岁）尚须考虑支气管扩张等；学龄期（6岁至青春期前）又增加了心因性咳嗽（psychogenic cough）这一因素。

三、辨病

1. 症状
本病以咳嗽为主要症状，可伴见发热、头痛、鼻塞、流涕、咳痰等症状。

2. 体征
本病肺部听诊：呼吸音粗，可闻干、湿啰音，以不固定的中等湿啰音为主。

3. 辅助检查
（1）X线平片：急性上呼吸道感染可正常；肺炎可见斑片状或片状渗出病灶。

（2）CT：肺炎时可见感染渗出灶。

（3）血液细胞分析、尿液分析、血沉、碱性磷酸酶测定等能起到鉴别诊断的作用。

（4）肺功能、支气管激发试验：咳嗽变异性哮喘时支气管激发试验阳性和（或）呼气峰流速（PEF）每日变异率（连续监测1 ~ 2周）≥20%。

四、类病辨别

1. 呼吸道感染与感染后咳嗽
本病近期有明确的呼吸道感染史；咳嗽呈刺激性干咳或伴少量白色黏痰；X线胸片检查无异常；肺通气功能正常；咳嗽通常具有自限性；除外引起慢性咳嗽的其他原因。如果咳嗽时间超过8周，应考虑其他诊断。

2. 上气道咳嗽综合征
本病有慢性咳嗽伴或不伴咳痰，咳嗽以清晨或体位改变时为甚，常伴鼻塞、流涕、咽干并有异物感、反复清咽、咽后壁黏液附着感，少数患儿诉头痛、头晕、低热等；检查鼻窦区可有压痛，鼻窦开口处可见黄白色分泌物流出，咽后壁滤泡明显增生，呈鹅卵石样，有时可见咽后壁黏液样物附着；针对性治疗，如抗组胺药和白三烯受体拮抗剂、鼻用糖皮质激素等有效；鼻窦炎所致者，鼻窦 X 线平片或 CT 片可见相应改变。

3. 咳嗽变异性哮喘

（1）咳嗽持续＞4 周，常在夜间和（或）清晨发作或加重，以干咳为主。

（2）临床上无感染征象，或经较长时间抗生素治疗无效。

（3）支气管扩张剂等抗哮喘药物诊断性治疗有效。

（4）排除其他原因引起的慢性咳嗽。

（5）支气管激发试验阳性和（或）呼气峰流速（PEF）每日变异率（连续监测 1 ～ 2 周）≥ 20%。

（6）个人和（或）一、二级亲属有特应性疾病史，或变应原检测阳性。

4. 胃食管反流性咳嗽

本病有阵发性咳嗽，有时剧咳，多发生于夜间；症状多出现在饮食后，喂养困难，部分患儿伴有上腹部或剑突下不适、胸骨后烧灼感、胸痛、咽痛等；婴儿除引起咳嗽外，还可致窒息、心动过缓和背部呈弓形；可导致患儿生长发育停滞或延迟。

5. 嗜酸粒细胞性支气管炎

本病有慢性刺激性咳嗽；X 线胸片正常；肺通气功能正常，无气道高反应性；痰液中嗜酸粒细胞相对百分数≥ 2.5%；口服或吸入糖皮质激素治疗有效。

6. 心因性咳嗽

本病年长儿多见；日间咳嗽为主，专注于某件事情或夜间休息时咳嗽消失；常伴有焦虑症状；不伴有器质性疾病，并除外引起慢性咳嗽的其他原因。

五、中医论治

1. 常规推拿治疗

（1）治则：宣肺止咳。风寒咳嗽辅以祛风散寒，宣肺化痰止咳；风热咳嗽佐以疏风解表，清热止咳；内伤咳嗽则宜健脾益肺，化痰止咳。

（2）取穴及部位：取八卦、天突、乳根、乳旁、膻中、风门、肺俞穴推拿部位为肺经循行处。

（3）手法：摩法、按法、揉法、拿法、掐法、运法。

（4）操作：①患儿取仰卧位：清肺经 100 次，顺运内八卦 100 次；按揉天突 50 次，双指揉乳根和乳旁 50 次，揉膻中 100 次。②患儿取俯卧位：双指揉双侧风门 100 次，揉双侧肺俞 100 次；轻摩脊柱，从上而下 3 ～ 5 遍。

2. 推拿分证治疗

（1）风寒咳嗽：风寒咳嗽临证多见咳声频作、痰稀色白易咳，伴见恶寒、发热、无汗、舌淡苔薄白。

治疗原则：疏风散寒，宣肺止咳。

操作：推拿治疗在基本处方基础上加具有祛风散寒作用的操作法。如开天门 50 次，推坎宫 50 次，揉太阳 100 次；拿风池 5 次，拿肩井 10 次，拿合谷 5 次；掐二扇门 5 次，揉二扇门 100 次；推三关 100 次，揉外劳 50 次。

（2）风热咳嗽：风热咳嗽临证多见咳嗽、痰稠色黄难咳，伴见发热，有汗，咽部红赤肿痛，舌红苔薄黄。

治疗原则：疏风清热，宣肺止咳。

操作：推拿治疗将基本处方中的揉膻中 100 次改为分推膻中 50 次，再加上具有疏风解表、宣肺清热作用的操作法。如开天门 50 次，推坎宫 30 次，运太阳 50 次，运耳后高骨 50 次；分推迎香 50 次，清天河水 100 次，推五经 50 次；推脊柱 100 次，分推肺俞 100 次。

（3）痰热咳嗽：多见咳嗽、痰多黏稠色黄难咳，伴见发热、面赤口渴、舌红苔黄腻。

治疗原则：清热化痰，肃肺止咳。

操作：推拿治疗将基本处方中的揉双侧肺俞 100 次改为分推肺俞 100 次，再加具有清热化痰作用的操作法。如清胃经 100 次，清大肠 200 次；清天河水 100 次，退六腑 300 次，揉掌小横纹 100 次；开璇玑 50 次，按弦走搓摩 50 次；揉龟尾 100 次，推下七节骨 100 次。

（4）痰湿咳嗽：多见咳嗽声重、痰多色白质稀、喉间痰鸣，伴见胸闷、食少、疲倦、便溏，舌淡苔白腻。

治疗原则：燥湿化痰，肃肺止咳。

操作：推拿治疗在基本处方基础上加具有燥湿化痰作用的操作法。如补脾经 300 次，揉板门 100 次，清胃经 100 次；摩中脘 2 分钟，按弦走搓摩 50 次，揉脐及天枢 100 次；按揉足三里、丰隆，每穴约半分钟。

（5）阴虚燥咳：多见干咳无痰、痰少难咳，伴见口干、盗汗、手足心热、便干、舌红少苔或苔剥脱。

治疗原则：养阴清肺润燥。

操作：推拿治疗将基本处方中的清肺经 100 次改为补肺经 300 次，再加具有养阴清热作用的操作法。如补肾经 100 次，揉肾顶 100 次，揉二人上马 100 次，推小横纹 100 次；清天河水 100 次，运内劳宫 30 次；推涌泉 100 次；捏脊 3 ～ 5 遍，按揉肺俞、脾俞、肾俞，每穴约半分钟。

（6）脾肺气虚：多见咳嗽无力、痰稀色白，伴见神疲、自汗、面白少华、少食、平素易反复感冒、舌淡苔薄白。

治疗原则：益气补肺，健脾化痰。

操作：推拿治疗将基本处方中的清肺经 100 次改为补肺经 200 次，再加具有健脾益气作用的操作法。如补脾经 300 次，揉板门 100 次；推三关 100 次，揉外劳宫 50 次；捏脊 3 ～ 5 遍，按揉肺俞、脾俞、足三里，每穴约半分钟。伴干啰音者加推小横纹 100 次；伴湿啰音者揉掌小横纹 100 次，刮大椎以局部皮肤轻度充血为度。

3. 特色治疗

（1）名老中医经验

1）山东张汉臣教授经验：指出小儿咳嗽可分外感咳嗽和内伤咳嗽。外感咳嗽，乙窝风与小天心配合应用，善能疏风解表；揉小横纹消痰止咳；逆运内八卦，推四横纹，清肺金等能化痰利膈，顺气和中；分阴阳能调阴阳盛衰；推板门配天河水，清热利尿。

内伤咳嗽，补肾水，清板门以滋阴降火而清虚热；补脾土，推三关配运内八卦以培土生金；揉小横纹、小天心，清天河水，分阴阳以清痰止咳而调理阴阳，加强疗效。

2）山东孙重三教授经验：治疗外感咳嗽的主穴为分阴阳、开天门、运太阳、运耳后高骨、运八卦、揂二扇门、运肺俞、天门入虎口、推肺经、按肩井。治疗内伤咳嗽的主穴为分阴阳（阳轻阴重）、运八卦、推脾土、推三关、退六腑、推肺经、补肾水、按弦搓摩、揉肺俞、揂二人上马、天门入虎口。

3）三字经流派李德修主任经验：治疗小儿咳嗽的主穴为平肝清肺15分钟，天河水10分钟，运八卦15分钟。痰盛者，加清补脾10分钟，食积者加清大肠10分钟，鼻塞加阳池10分钟。

4）海派金义成教授经验：主穴为清肺经100次，按天突300次，推揉膻中30次，下推至剑突150次，推揉乳旁、乳根各300次，擦膻中、擦肺俞至发热为度。外感咳嗽者，还可随症加减开天门、推坎宫、推太阳、黄蜂入洞、按风池、推六腑、拿合谷。内伤咳嗽者，还可加补脾经、补肾经、补肺经、揉中脘、按揉足三里、一指禅推肺俞和肾俞。

5）湖南刘开运教授经验：具体手法为先清脾经100下，再补脾经200下，清肝经250下，清心经15下，清肺经300下，补肾经10下，清大肠80下，揉外劳60下，推三关150下，推六腑50下，全推揉膻中120下，揉中院100下，推揉擦肺俞发红，按肩2~3下。多数推1次后，咳嗽减轻，连推2~3次，即可痊愈。

（2）针灸治疗

取穴：主穴：肺俞、中府、列缺、太渊。风寒袭肺证，加肺门、合谷；风热犯肺证，加大椎、曲池、尺泽；燥邪伤肺证，加太溪、照海；痰湿蕴肺证，加足三里、丰隆；痰热郁肺证，加尺泽、天突；肝火犯肺，加行间、鱼际；肺阴亏虚证，加膏肓、太溪。实证针用泻法，虚证针用平补平泻。

（3）药物外治

1）中药敷贴法：最常用的外敷法为敷胸、散敷于背部腧穴，由大黄、芒硝等药味组成，可促进局部炎症吸收，多治于湿咳。临床也常用敷脐法给药，将止咳中药通过神阙穴输布于全身，且避免了肝脏首过效应及肾脏代谢。穴位贴剂止咳贴常用于天突、肺俞、膻中等穴位，达到止咳宣肺、宽胸利气之效。

2）中药灌肠法：口服中药困难的患儿可选择中药灌肠法，根据不同证型，配取相应的中药液体（辨证汤剂）。

3）拔罐法：拔罐法具有温热作用，可复其阳气，散其病邪。咳嗽常用穴位有风门、大椎、肺俞、膏肓。

六、西医治疗

1. 治疗原则

轻度急性咳嗽、慢性咳嗽，尤其在未明确病因前不主张使用镇咳药，可待因禁用于治疗各种类型的咳嗽。咳嗽如伴有痰，应以祛痰为原则，不能单纯止咳。慢性咳嗽的处理原则是明确病因，针对病因进行治疗和评估。

2.西药治疗

H_1 受体拮抗剂如氯苯那敏、氯雷他定、西替利嗪等可用于治疗 UACS；明确为细菌或肺炎支原体、衣原体病原感染的慢性咳嗽可考虑使用抗菌药物；平喘抗炎药物包括糖皮质激素、β_2 受体激动剂、M 受体阻断剂、白三烯受体拮抗剂、茶碱等，主要用于 CVA、EB 等的针对性治疗；GERC 可使用促胃动力药如多潘立酮等。异丙嗪（非那根）的镇静作用可能误导家长而忽视了该药的不良反应，包括烦躁、幻觉、肌张力异常，甚至呼吸暂停、婴儿猝死。WHO 提出警告：2 岁以下儿童禁用异丙嗪作为镇咳药物。非药物性治疗措施，如避免接触变应原、避免受凉、避免被动吸烟等措施在儿童咳嗽尤其是慢性咳嗽的治疗中应予重视。

七、转归与预后

咳嗽的转归与预后，取决于患者的体质、正气的强弱、病位的深浅、病情的轻重及是否得到正确的治疗等。外感咳嗽时患者正气尚强，病位较浅，病情轻，如果得到及时正确治疗，一般容易治愈。若迁延失治、误治，反复发作，损伤正气，则可由外感咳嗽转为内伤咳嗽，病机性质由实转虚，病位也由肺而及他脏。内伤咳嗽多呈慢性过程，迁延反复，患者正气已有不同程度的耗损，一般治疗难以速效。如能坚持正确的综合性治疗，也可使正气恢复，邪祛而病愈。如咳嗽日久，反复发作，病变必然由肺及脾至肾，病情逐渐加重，甚至累及于心，导致心、肺、脾、肾诸脏皆虚，痰浊、水饮、气滞、瘀血内停，演变为肺胀等病，则预后较差，往往病程缠绵难愈。

八、预防与调摄

（1）经常到户外活动，加强体格锻炼，增加小儿抗病能力。
（2）饮食宜清淡、易消化、富含营养，忌辛辣刺激、过甜过咸。
（3）注意个人卫生，积极预防感冒。
（4）保持室内空气新鲜、流通，室温以 20 ~ 24℃为宜，相对湿度约 60%。
（5）注意休息，保持环境安静。
（6）经常变换体位及轻拍背部，有助于排出痰液。
（7）咳嗽时防止食物呛入气管引起窒息。

九、疗效判定标准

疗效判定标准参照《中医病证诊断疗效标准》（中华人民共和国中医药行业标准 ZY/T001.1 ~ 001.9-94）。
治愈：咳嗽消失，听诊干、湿啰音消失。如有发热则体温降至正常。
好转：咳嗽减轻。呼吸音清晰，痰减少。
未愈：咳嗽症状及体征未见改善或加重。

（岳　阳）

第七节　夜啼

一、概述

小儿白天能安静入睡，入夜则啼哭不安，时哭时止，或每夜定时啼哭，甚则通宵达旦，称为夜啼。本病多见于 6 个月内的小儿。《诸病源候论·小儿杂病诸候·夜啼候》云："小儿夜啼者，脏冷也"。

二、病因病机

1. 中医病因病理

本病主要因脾寒、心热、惊恐所致。

（1）脾寒：常由孕母素体虚寒、恣食生冷，胎禀不足，脾寒内生。或因护理不当，腹部中寒，或用冷乳哺食，中阳不振，以致寒邪内侵，凝滞气机，不通则痛，因痛而啼。由于夜间属阴，脾为至阴，阴盛则脾寒愈甚，腹中有寒，故入夜腹中作痛而啼。

（2）心热：若孕母脾气急躁，或平素恣食香燥炙烤之物，或过服温热药物，蕴蓄之热遗于胎儿。出生后将养过温，受火热之气熏灼，心火上炎，积热上扰，则心神不安而啼哭不止。由于心火过亢，阴不能潜阳，故夜间不寐而啼哭不宁。彻夜啼哭之后，阳气耗损，无力抗争，故白天入寐；正气未复，入夜又啼。周而复始，循环不已。

（3）惊恐：心主惊而藏神，小儿神气怯弱，智慧未充，若见异常之物，或闻特异声响，而致惊恐。惊则伤神，恐则伤志，致使心神不宁，神志不安，寐中惊惕，因惊而啼。

2. 西医病因病理

现代医学认为小儿啼哭可分为生理性啼哭和病理性啼哭。生理性啼哭为饥饿、口渴、寒冷、过热、排便、噪音等原因引起的啼哭。病理性啼哭是指小儿因身体疾病不适所导致的啼哭，如肠套叠腹痛引起啼哭。

三、辨病

患儿不明原因的入夜啼哭不安，时哭时止，或每夜定时啼哭，甚则通宵达旦，而白天如常。通过询问病史、体格检查及相关实验室检查，排除外界因素及其他疾病引起的啼哭。

四、类病鉴别

1. 生理性啼哭

生理性啼器，又称拗哭。小儿夜间若哺食不足或过饱，尿布潮湿，环境及衣被过冷或过热，褯褓中夹有异物等，均可引起其不适而啼哭，采取相应措施后啼哭即止。这类啼哭均为生理性啼哭，哭时声调一致，余无其他症状。

2. 病理性啼哭

凡能引起身体不适或疼痛的任何疾病均可导致小儿哭闹不安，在排除生理性啼哭之后，若小儿长时间反复啼哭不止，应考虑病理性啼哭。常见于：中枢神经系统疾病、腹痛、感染、损伤、佝偻病等。

五、中医论治

1. 治则

按照病机之寒热虚实，分别施以温清补泻。因脾寒气滞者，治以温脾行气；因心经积热者，治以清心导赤；因惊恐伤神者，治以镇惊安神。

2. 中医分证论治

（1）脾寒气滞：哭声低弱，时哭时止，睡喜蜷曲，腹喜摩按。四肢欠温，吮乳无力，胃纳欠佳，大便溏薄，小便较清，面色青白，唇色淡红，舌苔薄白，指纹多淡红。

治则：温中健脾。

操作：补脾经，揉外劳，揉一窝风，掐揉小天心，掐揉五指节，推三关，摩腹，揉中脘。

（2）心经积热：哭声较响，见灯尤甚，哭时面赤唇红，烦躁不宁，身腹俱暖，大便秘结，小便短赤，舌尖红，苔薄黄，指纹多紫。

治则：清心降火。

操作：清心经，清肝经，清小肠，掐揉小天心，掐揉五指节，揉内劳宫，揉总筋。

（3）惊恐伤神：夜间突然啼哭，似见异物状，神情不安，时作惊惕，紧偎母怀，面色乍青乍白，哭声时高时低，时急时缓，舌苔正常，指纹色紫，脉数。

治则：镇惊安神。

操作：清肝经，清心经，清肺经，补脾经，运内八卦，掐揉小天心，掐揉五指节。

3. 特色治疗

（1）名老中医经验

1）陕西午雪峤主任经验：认为小儿夜惊夜啼多由脾胃不和，心肝有热，遭受惊吓等原因所致，故治疗应从调和脾胃，清心平肝，安神镇惊着手。推拿镇安方为午老治疗小儿夜惊夜啼之经验方，其组方如下：揉五指节50～100次，清心经100～200次，平肝经100～200次，嬉猴摘果7～10遍，补脾经60～120次。每日推拿1～2次，连续推拿3～5天。全方有益脾镇惊，清心平肝，开窍醒神之功效。若兼外感发热者，开三关、推上三关、揉外劳宫；兼抽搐者，掐小天心，按压方向与眼球窜视方向相反。

2）山东张汉臣教授经验：证属寒者主穴多用揉外劳宫、揉一窝风、掐揉小天心、逆运内八卦，配穴多用补脾土、分阴阳、推三关、补肾水、二人上马、清大肠；属热证者主穴多用揉一窝风、揉小天心、清板门、清天河水，配穴取分阴阳、逆运内八卦、推四横纹、清肺金、退六腑。

3）海派金义成教授经验：主取清心经、肝经各100次，揉小天心50次，按揉百会30次，摩囟门100次。脾寒者加补脾经300次，揉外劳宫50次，推三关300次，摩腹5分钟，按揉脾俞100次，按揉足三里60次；积食者加清脾胃、大肠各300次，揉板门50次，运推内八卦100次，推中脘300次，推下七节骨100次；心热者加清小肠100次，水底捞月100次，清天河水300次，退六腑300次；惊恐者加掐肝经、心经各5次，掐小天心、精宁各5次。

4）湖南刘开运教授经验：先用常例手法，再推五经：清脾100次，清肝80次，清心

150次，补肺60次，补肾80次；治疗穴部及手法：退六腑60次，推三关20次，揉外劳宫50次，揉中脘80次，推脊30次，捏脊6次。

（2）针灸治疗：治疗本病可取中冲、合谷、内关、百会。热啼加大陵、少商；惊蹄加神门、行间。用泻法，不留针，中冲穴浅刺出血。

（3）中药外治：治疗本病可将艾叶、干姜粉炒热，用纱布包裹，熨小腹部，从上至下，反复多次；或用丁香、肉桂、吴茱萸等量研细末，置于普通膏药上，贴于脐部。用于脾寒气滞证者。

六、西医治疗

1. 治疗原则

现代医学认为，小儿夜间啼哭多因身体不适引起，故应先明确其原因，针对的原因进行处理。养成良好的喂养及作息习惯，是预防本病的重要方法。

2. 常用方法

（1）给小儿养成有规律的睡眠习惯，不任意变动。

（2）对于夜啼通宵达旦的小儿，可予镇静剂（如3%水合氯醛1ml/kg）口服，但不宜长期使用。

七、转归与预后

本病预后良好，经辨证给予小儿推拿治疗后多能取得良好效果。

八、预防与调护

（1）要注意防寒保暖，但也勿衣被过暖。

（2）孕妇及乳母不可过食寒凉及辛辣刺激食物。

（3）睡前应平静，勿受惊吓刺激。

（4）勿将婴儿抱在怀中睡眠，不通宵开启灯具，减少夜间哺乳次数，养成良好的睡眠习惯。

九、疗效判定标准

疗效判定标准参照《中医病证诊断疗效标准》（中华人民共和国中医药行业标准 ZY/T001.1～001.9-94）。

（1）治愈：啼哭休止，夜寐正常。

（2）好转：入夜啼哭次数减少，程度减轻，稍哄即止。

（3）未愈：夜啼如前，未能休止。

（田启东）

第八节 遗尿

一、概述

遗尿又称尿床，是指 3 周岁以上的小儿睡中小便自遗，醒后方觉的一种病证。3 岁以下的儿童，由于脑髓未充，智力未健，或正常的排尿习惯尚未养成，而产生尿床不属于病理现象。若 3 岁以上夜间仍不能自主控制排尿而经常尿床，就是遗尿症。本病多见于 10 岁以下的儿童。遗尿症必须及早治疗，如病延日久，就会妨碍儿童的身心健康，影响发育。

二、病因病机

1. 中医病因病机

遗尿多与膀胱和肾的功能失调有关，其中尤以肾气不足，膀胱虚寒为主。

（1）肾气不足：肾为先天，职司二便；膀胱主藏尿液，与肾相为表里。尿液能贮藏于膀胱而不漏泄，须依靠肾气的固摄；尿液能排出体外，则是靠肾的通利。肾的开阖主要靠肾的气化功能来调节。肾气不足，就会导致下焦虚寒，气化功能失调，闭藏失司，不能约束水道而遗尿。

（2）肺脾气虚：肺主敷布津液，脾主运化水湿。肺脾二脏共同维持正常水液代谢。若肺脾气虚则水道制约无权，所谓"上虚不能制下"。因此，此症又常见于屡受外感，哮喘频发，喂养不当，消瘦羸弱的患儿。

亦有由于对小儿照顾不周，训练不当，小儿时多用尿不湿，有尿随时随地尿，日久天长影响膀胱贮藏存量，影响膀胱泌尿反应的形成，影响排尿习惯的形成，这也是遗尿原因之一。

2. 西医病因病理

遗尿多与心理因素，尿路感染有关。研究通过 X 线影像诊断，发现部分遗尿与隐性脊柱裂有关。可能有家族遗传史。

三、辨病

1. 症状

本病发病年龄在 3 岁以上，寐中小便自出，醒后方觉。睡眠较深，不易唤醒，每夜或者隔几天发生尿床，甚至每夜遗尿 1～2 次以上。

2. 体征

本病无明显异常体征。

3. 辅助检查

本病尿常规及尿培养无异常发现。部分患儿腰骶部 X 线摄片显示隐形脊柱裂。

四、类病鉴别

热淋（尿路感染）：尿频急、疼痛，白天清醒时小便也急迫难忍而尿出，裤裆常湿。

小便常规检查有白细胞或脓细胞。

五、中医论治

1. 推拿治疗

（1）治则：温补脾肾，固涩下元。

（2）操作：患儿取仰卧位，医者位于患儿一侧，手取五经穴，补脾经、补肾经、揉板门，推三关，揉外劳宫。摩腹 3 ~ 5 分钟。按揉百会穴。患儿取俯卧位，按揉肾俞、脾俞、膀胱俞。横擦腰骶部八髎。按揉三阴交。

（3）推拿分证论治

1）肾气不足：夜间遗尿，白天小便次数多，怕冷喜热，面色㿠白，体弱多病，夜间不易叫醒，小便清长，舌淡。

治疗原则：补益肾气，温肾散寒。

操作：加揉丹田。

2）肺脾气虚：白天小便次数多，面色㿠白无光泽，易感冒，体弱无力，患儿爱出长气，食欲差，腹胀，大便偏稀或有脱肛，舌淡。

治疗原则：健脾益气。

操作：加横擦肺俞，以温热为度，揉足三里。

2. 特色治疗

（1）名老中医经验

1）三字经流派李德修主任经验：身体较壮者取平肝、清补脾、清天河水、清小肠。身体衰弱者取清肝、补肾、揉二马、运水入土。若有热象，加天河水。小便频数取清肝、补肾、揉二马、运水入土。小便不利者取清肝、清小肠、推六腑。

2）海派金义成教授经验：主取揉丹田、关元、气海，揉龟尾，按揉三阴交。下元虚寒者加补肾经、清小肠、揉肾俞、擦八髎以温补下元。肺脾气虚者加按百会、补脾经、补肺经、清小肠、揉中脘以益气健脾。

3）捏脊流派冯瑞福主任经验：治疗小儿遗尿时选择心俞、脾俞、肺俞、肝俞、肾俞重提，目的是通过手法加强对背部脏腑腧穴的刺激，用以调整小儿脏腑的功能，起到健脾益肺、补肾固本、固涩膀胱的作用。

（2）针灸治疗：若患儿可配合，治疗遗尿可重点取关元、肾俞、膀胱俞、中极，配穴取三阴交、委中、阳陵泉。睡眠较深者，加神门、心俞。

（3）药物外治：治疗本病可用艾条灸小腹部及腰骶部，每次 15 ~ 20 分钟。

六、西医治疗

1. 治疗原则

本病的治疗原则为心理疏导，加强膀胱功能。

2. 常用方法

治疗本病常用①心理疏导；②行为疗法，包括减少膀胱容量法、鼓励法、声音叫醒法、膀胱功能锻炼；药物疗法，主要选用小剂量氯丙咪嗪。

七、转归与预后

此证预后良好，但应尽早治疗。若不能及早治疗，如病延日久，就会妨碍儿童的身心健康，影响发育。

八、预防与调护

预防：勿使小儿白天玩耍过度，睡前饮水太多；幼儿每晚按时唤醒排尿，逐渐养成自控排尿习惯。

调护：夜间尿湿后要及时更换裤褥，保持干燥及外阴清洁，白天可饮水，晚餐不进稀饭、汤水，睡前尽量不喝水，中药汤剂也不要在夜间服用。要严格要求，但不能对患儿打骂体罚，积极配合治疗，做好心理调护。

九、疗效判定标准

（1）治愈：经治疗后未再遗尿，兼证消失。
（2）好转：遗尿次数明显减少，兼证减轻。
（3）无效：较治疗前无改变，兼证仍然存在。

（黄素婷）

第九节　小儿肌性斜颈

一、概述

小儿肌性斜颈是指以头向患侧斜、前倾，颜面旋转向健侧为特点。临床上，斜颈除极个别视力障碍的代偿姿势性斜颈、脊柱畸形引起的骨性斜颈和颈部肌麻痹导致的神经性者外，一般指一侧胸锁乳突肌痉挛造成的肌性斜颈。

二、病因病机

本病病因尚未完全明了。但可能与以下因素有关：

（1）分娩损伤：如分娩时一侧胸锁乳突肌因受产道或产钳挤压出血，血肿机化形成挛缩。

（2）胎儿头位不正：头部向一侧偏斜，阻碍一侧胸锁乳突肌血液运行供应，使该肌缺血性变而致。

（3）脐带缠颈：胎儿在子宫内由于脐带绕颈或缠颈，使一侧胸锁乳突肌血液运行供应减少所致。

（4）部分有家族遗传史。

肌性斜颈初期病理可见纤维细胞增生和肌纤维变形，最终全部为结缔组织所替代。

三、辨病

1. 症状

患儿头向患侧斜、前倾，颜面旋转向健侧。患儿在出生后，颈部一侧发现有梭形肿物（有些情况过半年后，肿物可自行消退），以后患侧的胸锁乳突肌逐渐挛缩紧张，突出如条索状。患侧斜方肌与健侧斜方肌薄弱。

2. 体征

患侧的胸锁乳突肌挛缩紧张，突出如条索状。颈椎活动受限。颜面部旋向健侧，可能导致颜面五官发育不对称。若耽误最佳治疗时间，部分患儿脊柱可出现代偿性胸椎侧弯。

3. 辅助检查

彩色超声波检查可对比两侧胸锁乳突肌的厚度、密度、有无钙化点，以助诊疗。

四、类病鉴别

1. 脊柱畸形引起的骨性斜颈

本病与脊柱畸形引起的骨性斜颈 X 线检查可鉴别。

2. 眼性斜颈

本病与眼性斜颈专业视力检查可鉴别，眼性斜颈颈椎主动运动范围正常，且双侧胸锁乳突肌无明显差别，双侧斜方肌无明显异常。

五、中医论治

本病从病因及临床表现均以西医描述为主，中医古籍暂无文献可循，但中医推拿治疗为首选治疗。疗效好，治愈率高。仍有许多空白之处尚待研究。故以下仅做中医推拿治疗介绍。

1. 推拿治疗

（1）治则：舒筋活血活络，软坚散结消肿，纠正头歪畸形，改善和恢复颈椎活动功能。

（2）操作：①患儿取坐位或者仰卧位，医者于患侧的胸锁乳突肌施用推揉法，可用拇指罗纹面揉，或以食、中、无名指罗纹面揉5～6分钟。②捏拿患侧胸锁乳突肌往返3～5分钟，用力宜轻柔。③牵拉扳颈法。医者一手扶住患侧肩部，另一只手扶住患儿头顶，使患儿头部渐渐向健侧肩部牵拉倾斜，逐渐拉长患侧胸锁乳突肌，幅度由小渐大，在生理范围内反复进行数次。④再于患侧胸锁乳突肌施推揉术3～5分钟。⑤最后配合轻拿肩井3～5次。

（3）特色手法：可以用传统特色手法一指禅施于患侧胸锁乳突肌，特别是包块处或者明显增粗处。疗效比一般推揉法、捏拿法疗效更快。

2. 特色治疗

（1）名老中医经验：海派金义成教授经验：金教授依据多年临床经验，总结出小儿肌性斜颈的"四步推拿法"：按揉法、弹拨法以舒筋解挛，松解挛缩；拿捏法软坚散结，消除肿块；被动牵伸患侧胸锁乳突肌以矫正畸形，纠正斜颈。对于本病的治疗，金教授着重于消肿散结，操作时要求力量柔和深透，用时短。此外，每次治疗结束前不忘对相关肌群的整体放松，以避免胸锁乳突肌周围肌肉组织的僵化。

（2）药物外治：治疗本病可以用干姜 10g，艾叶 10g，用 500ml 水煮沸 20 分钟后，冷却致适宜温度后，用毛巾湿热外敷于患侧胸锁乳突肌，每天 1 ~ 2 次，每次约 10 分钟，适用于月龄在三个月以上的婴儿。若患儿出现皮肤过敏症状应立即停用。

六、西医治疗

1. 治疗原则
本病治疗原则为松解肌肉痉挛，改善颈部活动。

2. 常用方法
本病半岁内为最佳治疗时间，时间越早疗效越好。治疗以物理治疗为主，以物理治疗师的手法治疗和功能锻炼指导为主。治疗本病使用超声电治疗仪的安全性尚在研究中。一岁至一岁半之间，若保守治疗无效或者无明显疗效，施以手术治疗。

七、转归与预后

此病治疗宜越早越好，绝大部分预后良好，可痊愈。

八、预防与调护

小儿肌性斜颈因病因不明确，故无法有效预防，但在孕期可建议适当运动。治疗期间宜指导患儿家长重视患儿生活习惯，根据患儿不同的月龄帮助患儿做适当的功能锻炼，预防姿势性代偿性脊柱侧弯。

九、疗效判定标准

（1）治愈：颈部位置正常，转动自如，颈部包块全部吸收，患侧胸锁乳突肌痉挛消失，弹性同健侧。

（2）好转：患儿头部偏斜程度有很大改善，但仍有少许偏斜，转动轻度受限，颈部包块缩小，胸锁乳突肌弹性称健侧稍差。

（3）无效：头部仍偏斜，症状改善不明显。

（黄素婷）

第十节　小儿脑瘫

一、概述

脑瘫是出生前至出生后 1 个月内受各种因素影响所致的非进行性脑损伤综合征，主要表现为中枢性运动障碍和姿势异常，部分伴有神经反射异常。严重病例可有智力低下，癫痫，听、视及语言能力障碍和行为异常。

二、病因病机

1. 中医病因病机

中医认为脑瘫属于"五迟"、"五软"、"五硬"、"痿证"、"内风"、"胎怯"等范畴，多与"风"、"痰"、"瘀"、"火"、"痫"、"经络闭阻"等因素有关。中医学认为本病的病因病机，主要有两个方面：

（1）先天因素：由于先天不足、肝肾亏虚，肝血不濡筋膜，筋失所养，可见关节屈伸不利或痿弱不用等症状；肾精不足可致五脏失养，髓海亏虚，可见筋骨不坚，元神失聪等症状。

（2）后天因素：小儿初生，脏气怯弱，乳养失调，以致脾胃虚损，气血生化无源，则肌肉四肢失却濡养而不仁不用。此外，若感受风寒暑湿、时行疫毒之邪，使肺热津伤，不能敷布或湿热浸淫、气血不运亦可产生痿废不用之五硬、五软证。

2. 西医病因病理

现代医学认为本病的发病原因比较复杂，至今没有一个明确的结论。比较公认的原因是胎儿脑部缺氧或者脑部血液灌注量不足。其致病因素主要包括以下几个方面：

（1）产前因素：包括母体本身的因素如母亲智力低下、心力衰竭、贫血、吸毒、药物过量等和遗传因素、妊娠期的感染、理化因素、营养障碍。

（2）分娩因素：胎龄 <32 周、臀先露、出生体重 <2000g、胎儿畸形窒息、胎位异常及脐带过短都是重要的高危因素。

（3）新生儿期因素：新生儿惊厥、呼吸窘迫综合征、吸入性肺炎、周围循环衰竭、红细胞增多症、新生儿 Rh 或 ABO 溶血病、败血症、新生儿肝炎、胆汁黏稠综合征、先天性胆道闭锁等。

脑瘫的基本病理改变表现为大脑皮质神经细胞变性、坏死、纤维化，导致大脑传导功能异常。

三、辨病

1. 病史

本病多有孕期、围产期、新生儿期异常病史。

2. 症状

本病常表现为肌张力及异常姿势、运动发育落后、自主运动减少、反射异常。可以伴有癫痫、智力低下、感觉障碍、行为障碍等。根据其临床特点可分为痉挛型、手足徐动型、强直型、共济失调型、震颤型、肌张力低下型、混合型等。其中痉挛型的发生率最高。占该病总发病的62.2%。根据受累的肢体分布,分为单瘫、偏瘫、双瘫、三肢瘫和四肢瘫等类型。

3. 体征

本病有运动发育落后、姿势异常、中枢性运动障碍等体征。

4. 辅助检查

脑电图可协助诊断癫痫、脑超声及头颅 CT、MRI 等检查可了解脑有无结构异常。

四、类病辨别

1. 遗传性脑白质病

本病是因某些遗传因素、酶类缺陷或遗传性基因突变引起髓鞘形成障碍导致脑白质营养不良，有运动障碍，智力、语言、行为异常，在婴儿期和幼小儿童期起病。如异染性脑白质营养不良（MLD）、球形细胞脑白质营养不良（Krabb 病）、佩利措伊斯 – 梅茨巴赫病（Pelizaeus–Merzbaeherdisease，PMD）、纤维蛋白样脑白质营养不良（Alexander病）等。颅脑 MRI 可明确诊断。

2. 颅内外疾病

本病是出生 1 个月以后颅内外疾病所引起的运动障碍。

五、中医论治

1. 推拿治疗

（1）治疗原则

开窍益智，强筋健骨。

（2）操作：①患儿取俯卧位：由上而下摩整个脊柱 3 ~ 5 遍；由上而下按揉足太阳膀胱经背部第一侧线和第二侧线 3 ~ 5 遍；擦肾俞、命门和八髎穴，以热为度；振命门 1 ~ 2分钟。②患儿取仰卧位：用一指禅推法从印堂推至百会 5 ~ 8 遍；开天门100 次，推坎宫100 次，揉太阳100 次；点按攒竹、太阳、阳白、神庭、头维、玉枕、风池、天柱、风府、哑门、肩井、缺盆等头面颈项部穴位，每穴约半分钟；按揉瘫痪上肢或下肢10 分钟，上肢以肩井、肩髃、曲池、手三里、合谷等穴为主，下肢以环跳、阳陵泉、丰隆、昆仑、涌泉等穴为主。

2. 分型论治

脑瘫的临床分型较多，推拿可在基本操作基础上随症加减。

（1）痉挛型和强直型：患儿肌张力较高，在四肢操作时手法力求轻柔，另外可根据脊神经解剖学原理，确定痉挛型瘫痪单瘫、双瘫、三肢瘫、四肢瘫或偏瘫、截瘫的脊神经后根体表投影点，用按法重点进行刺激 5 ~ 10 分钟。若伴有手足畸形者，应先调节有关肌群的张力，再用矫正性手法或辅助器械矫正。

（2）共济失调型和震颤型：增加头面部操作，如按揉百会100 次，一指禅推头面部督脉及两侧膀胱经循行路线，从前向后 3 ~ 5 遍；扫散法作用于脑运动区和语言区 2 分钟；振百会 1 分钟；拿风池、天柱、肩井各10 次。

（3）手足徐动型和肌张力低下型：增加腹部操作，如摩腹 5 ~ 10 分钟，揉中脘100 次，揉脐及丹田100 次，振腹1分钟；延长瘫痪肢体的按揉时间至15分钟，并搓抖肢体结束治疗。

3. 特色治疗

（1）名老中医经验：海派金义成教授经验：金教授对于小儿脑瘫的诊治，尤其注重"扶正固本"，着重于益肾、补肝、健脾，因肾为先天之本，补肾可直接滋养脑髓；肝主筋，与肾同源，故补肝以强筋；脾胃为后天之本，主肌肉，可生化气血，充盈肌肉。故以补脾经，补肾经，揉中脘，摩腹，按揉足三里、阳陵泉等以益肾、补肝、健脾；揉百会以刺激脑部发育。另外，金教授在治疗选穴上尤以强调小儿背部脊柱周围的"穴部"，因背部为背俞穴所在，为五脏六腑阴阳之会，为脏腑精气输注之处。从经络循行部位来看，督脉起于长强穴，上循脊柱，并于脊里至风府穴，进入脑内，而膀胱经亦循脊两侧，以上两经循行之路，正是主要的推拿部位。督脉为诸阳脉之海，能总督一身之阳，督脉不通则诸脉不通，无论病在气分或血分，均可于总司气血之脊部进行治疗而取效。金教授吸纳并运用"一指禅手法"于背部的脊柱及膀胱经，同时配合捏脊、擦督脉以调阴阳、振阳气、行气血、和五脏，达到了很好地促进发育的作用。此外，治疗时不忘标本兼顾，内外兼治。按揉肩髃、肩髎、臂臑、曲池等穴，拿、搓上肢等手法，配合上肢的各项被动运动，以增强上肢功能。按揉环跳、居髎、承扶、委中等穴，滚臀部及下肢，配合下肢的各项被动运动，以提高下肢功能。

（2）针灸治疗：治疗本病可选百合、上星、颞三针，语言障碍者加廉泉；口角流涎者加地仓；智力障碍、癫痫加神门、通里；颈软加大椎、风池；腰软加肾俞；足外翻加太溪；足内翻加昆仑等。用补法或平补平泻法。

（3）药物外治：本病可予中药熏洗，伸筋草、鸡血藤、当归、杜仲、白芍、透骨草、川牛膝、木瓜、桃仁、红花、丹参、狗脊等。

六、西医治疗

1. 治疗原则
改变患儿生理异常，促进脑发育。
2. 常用方法
（1）西药治疗：采用口服卵磷脂、古立西（脑酶水解片）、螺旋藻片（胶囊）或注射脑活素、脑多肽、醋谷胺、胞磷胆碱等脑神经营养药及肌肉松弛药物。

（2）物理治疗：物理治疗包括传统的运动（体育）疗法、针刺疗法、肢体局部按摩疗法、高压氧疗法、神经电刺激疗法、温热疗法、水疗法、离子导入疗法、Vojta 疗法、Bobath 神经发育疗法、Peto 疗法等。

（3）手术疗法：当肌肉严重挛缩和关节畸形时，可选择矫形手术，下肢肌肉广泛痉挛且肌力基本正常的患儿可采用选择性脊神经后根切断术。

七、转归与预后

推拿对本病具有较好的疗效，但要立足于早期治疗和长期治疗，一般来说，年龄越小，疗效越好。

八、预防与调护

（1）合理安排患儿的饮食起居，鼓励患儿积极进行主动运动，培养生活自理能力。

（2）加强智力培训。鼓励患儿树立战胜疾病的信心，并较好地配合医师治疗，切忌歧视、责骂或处罚。伴语言障碍者，需进行语言训练。

（3）加强护理，防止意外伤害。

九、疗效判定标准

参照中国中医药研究院西苑医院海淀神经伤残儿童医院研究的 7 项指标（表 8-1）。

表 8-1　小儿脑瘫 7 项疗效评估试行草案

主要活动功能	评分标准			
	9 分	6 分	3 分	0 分
翻身	正常	能从仰卧翻俯卧	只能翻上半身	不能
爬行	正常	不能跪爬	只能向前蠕动	不能
竖头	正常	能坚持 >5min	偶尔能竖头	不能
坐	独坐正常	能坐 >5min	能靠墙坐	不能
抓握	能作精细动作	大把抓	抓不准	不能
站立	独站稳	能坚持 >5min	扶物或靠墙站	不能
行走	正常	独走 >5 步	扶车或牵手走	不能

（1）显效：各项总分进展之和 >20。

（2）有效：各项总分进展之和 >10。

（3）进步：各项总分进展之和 5 ～ 10。

（胡　鸾）

第十一节　儿童单纯性肥胖

一、概述

儿童单纯性肥胖是指儿童体内的热量摄入远远大于消耗与利用，造成脂肪在体内积聚过多，进而导致体重超常的一种综合征。

二、病因病机

1. 中医病因病机

中医认为肥胖属于"肥人"、"胖人"、"脂膏"、"痰浊"、"肥满"、"痰湿"等范畴，多与"气虚"、"痰"、"湿"、"瘀"、"火"等因素有关，具体表现为气虚为本，阴盛（即水湿、痰瘀、脂质浊阴之邪）为标，其中气虚主要是以脾肾功能失调为病理基础。病理机制为本虚标实，本为脾胃不足，运化失司，甚者脾肾阳虚；标为痰、湿、热、滞为患；病位在脾、胃、大肠，涉及肝肾。

（1）虚证肥胖：脾胃不足，运化失司，甚者脾肾阳虚而致肥胖。

（2）实证肥胖：饮食不节，运动过少，痰脂瘀积，胃热湿阻而致肥胖。

2. 西医病因病理

儿童单纯性肥胖形成原因尚不明确，可能是一种有特定的生化因子引起的一系列进食调控和能量代谢紊乱的疾病，属多因素营养障碍性疾病，其发病过程是过剩的能力以脂肪的形式逐渐积存于体内的过程。

三、辨病

1. 病史
本病有肥胖病史。

2. 症状
患儿体重超过同性别、同身高参照人群均值 20% 以上即可诊断为肥胖症；超过 20% ~ 29% 者为轻度肥胖，超过 30% ~ 49% 者为中度肥胖，超过 50% 者为重度肥胖。可发生于任何年龄，但最常见于婴儿期、5 ~ 6 岁和青春期。

3. 体征
本病有形体肥胖、喜食肥甘、疲乏无力、懒于活动等表现。

4. 辅助检查
本病血清三酰甘油、胆固醇、低密度脂蛋白、极低密度脂蛋白、载脂蛋白 B 不同程度增高，常有血清胰岛素血症，生长激素水平减低，生长激素刺激试验的峰值也低于正常儿童。超声检查部分患儿可发现脂肪肝。

四、类病辨别

1. 垂体及下丘脑病变
本病可引起肥胖，有颅内病变史及生殖腺发育迟缓。

2. 甲状腺功能减退症
体脂积聚主要在面、颈，常伴有黏液水肿，生长发育明显低下，基础代谢率与食欲都低下。

3. 库欣综合征
本病有肾上腺皮质肿瘤和长期应用肾上腺皮质激素史。

4.Prader-Willi 综合征
本病是一种先天代谢病，从婴儿晚期开始肥胖，还有肌张力低下、体矮、小手足、智能低下及生殖腺发育不全、斜视等症状，往往到青年期并发糖尿病。

5.Lauience-Moon-Biedl 综合征
本病是一种多发性畸形，包括指趾畸形、肥胖、视觉障碍及智力低下等。

五、中医论治

1. 推拿治疗
（1）治疗原则

温阳健脾、化痰除湿祛瘀。虚证患儿重在健脾益气，实证患儿以化痰除湿祛瘀为主。

（2）操作：①患儿取仰卧位：补脾经 300 次，揉板门 200 次，清胃经 200 次，清大肠 300 次，清小肠 300 次，运内八卦 50 次；开璇玑 50 次，摩腹 10 分钟，揉脐及天枢 300 次；点按水分、气海、天枢、滑肉门、外陵、大横等穴，每穴半分钟。②患儿取俯卧位：揉龟尾 500 次，推七节骨 100 次；捏脊 3 ~ 5 遍，依次按揉肺俞、脾俞、胃俞、大肠俞、膀胱俞等，每穴半分钟；横擦腰骶部，以热为度。

（3）分证论治

1）虚证肥胖：形体肥胖，动则气短汗出，肤色黯淡少华，精神倦怠，嗜睡，食欲不振，脘腹胀满，大便溏薄，四肢浮肿，头身困重，舌胖苔白，脉细滑。

在以上整体调治的基础上，加补肾经 500 次，推三关 100 次，揉外劳 100 次；推箕门 100 次；推上七节骨 300 次；振腹 1 分钟或以热为度；按揉气海、关元、足三里、血海、三阴交，每穴半分钟。

2）实证肥胖：形体肥胖，头晕、消谷善饥、肢重困楚、怠惰、口渴喜饮。舌红，苔腻，脉滑稍数。

在以上整体调治的基础上，加清肺经 100 次，清肝经 100 次，分腕阴阳 100 次；分腹阴阳 100 次；按脊柱，自上而下 5 ~ 10 遍，分背阴阳 50 次；推下七节骨 300 次；拿风池、肩井、曲池、合谷、委中、承山、昆仑、仆参等穴，每穴 5 ~ 10 次。

2. 特色治疗

（1）针灸治疗：取穴：天枢、梁丘、足三里、公孙。虚证肥胖加中脘、阴陵泉、丰隆、气海、水分。实证肥胖加曲池、合谷、支沟、上巨虚、内庭。平补平泻法。

（2）药物外治：耳穴贴压减肥法，每次选取耳穴 3 ~ 5 个（胃、脾、交感、内分泌、饥点等，嗜睡者加肾门、脑点；便秘者加便秘点、大肠点），贴压中药王不留行籽，每次贴压一侧耳穴，双耳交替进行，每 3 天更换 1 次，10 次为一个疗程。

六、西医治疗

1. 治疗原则
本病治疗原则为限制热卡摄入，增加运动消耗。

2. 常用方法
（1）饮食疗法：本法应适当限制饮食，调整饮食结构。

（2）运动疗法：本法可提高患儿对运动的兴趣，积极参加体育锻炼，提高身体素质。

（3）心理疗法：本法可解除患儿的精神负担，给予心理支持，增强自信心。

（4）西药治疗：常规减重药如苯丙醇胺、芬特明、右芬氟拉明、芬氟拉明、西布曲明、奥利司他等尽管有一定疗效，但不良反应明显，且具有成瘾性，不适宜儿童使用。

七、转归与预后

推拿运用手法治疗安全有效，在治疗过程中，医师不仅通过手法刺激达到治疗效果，而且科研通过语言和患儿进行交流，使患儿了解肥胖的一般常识及其危害性，自觉地从饮食、睡眠、运动等多方面配合医师的治疗。由于肥胖的形成是多因素长期慢性积累的过程，治疗的疗程也相对较长。

八、预防与调护

（1）加强饮食指导。儿童处于生长发育阶段，禁食不能作为减肥方法，应根据患儿的具体情况，教会家长或患儿计算每天所需的热能和营养物质，合理饮食。

（2）适度的运动锻炼。适度的运动能促进脂肪的分解，并使脂肪合成减少，蛋白质合成增加，促进肌肉的发育。但过量则会使食欲大增、心慌气促。故运动要循序渐进，以活动后轻松愉快、不感觉疲劳为原则。

（3）注意心理调节。肥胖儿童的体形臃肿，动作笨拙，在集体活动中常成为取笑的对象，容易造成自卑、抑郁等不良心理现象，应注意纠正。

九、疗效判定标准

（1）显效：经疗程治疗结束，自身肥胖度下降5%以上者（肥胖度计算同诊断标准）。

（2）有效：经疗程治疗结束后，自身肥胖度下降5%以下者（≤5%）。

（3）无效：经疗程治疗结束后，肥胖度未下降者。

（胡　鸢）

第九章

小儿保健推拿

一、概述

小儿保健推拿，是指对 14 岁以下的儿童及婴幼儿，由家长进行儿童的保健推拿，以达到提高小儿身体免疫力，预防某些疾病的发生，还可以促进各系统的器官、组织及其功能的正常发育。小儿保健推拿对消化和呼吸功能，骨骼和肌肉包括神经的发育，以及智力和运动能力的提高，以及对病后身体的康复均有益处。分类：健脾保健法；益肺保健法；益肾保健法；清心神保健法；益智保健法；调养保健法；皮肤推拿保健法。

二、健脾保健法

目的：可增强小儿食欲，促进肠胃的消化和吸收功能。

1. 补脾经

定穴：在拇指末节罗纹面。

操作：家长用右拇指桡侧，在患儿拇指罗纹面旋推，操作 100 次。

2. 摩腹

定穴：小儿腹部（包括上、中、下腹）。

操作：患儿仰卧，家长用掌根或掌心贴于腹部，以脐为中心，做顺时针或逆时针方向的环旋抚摩，操作 5 ~ 10 分钟。

3. 揉足三里

定穴：屈膝，在膝下外侧凹陷处直下 4 横指（小儿横指宽度），胫骨旁开 1 横指（小儿中指指节的宽度）处。

操作：家长用拇指指端紧贴穴位处，做揉动，可作用于双足穴位按揉，操作 3 分钟。

4. 捏脊

定穴：在大椎穴（第 7 颈椎棘突下）至长强穴（尾骨尖下）成一直线。

操作：仰卧位，家长用两手拇指在后顶住皮肤，食、中二指在前与拇指相对，三指同时用力捏提皮肤，从尾骨开始，沿脊柱两侧，直至颈部大椎穴两侧。操作完 3 遍后，再用三指用力向上提 1 次，常可听及"咔嗒"声，重复 2 遍，共操作 5 遍。

三、益肺保健法

目的：主要为增强小儿身体的抗病能力，预防感冒的发生。

1. 补肺经

定穴：在无名指末节罗纹面。

操作：家长用右拇指桡侧，在患儿无名指指罗纹面旋推，操作 100 次。

2. 揉肺俞

定穴：在第 3 胸椎棘突下，旁开 1.5 寸。

操作：患儿坐位或仰卧位，暴露背部。家长用食、中二指指端旋转揉动穴位，操作 3 分钟。

3. 揉外劳宫

定穴：在手背面中央，于掌心内劳宫相对。

操作：家长用右手中指罗纹面，在穴位上坐旋推，操作 30 次。

4. 黄蜂入洞法

定穴：在小儿的两鼻孔下方。

操作：家长用食、中二指指端轻揉患儿两鼻孔下方，操作 30 次。

5. 揉迎香

定穴：在小儿鼻的两侧。

操作：家长用食、中二指指面，在患儿鼻的两侧迎香穴作指揉法，操作 30 次。

6. 擦涌泉

定穴：屈足趾，在足掌心前部凹陷处。

操作：患儿仰卧位。家长用右手拇指罗纹面紧贴穴位处，上下来回直线摩擦，以使患儿足心发红、发热为度，操作 1 次。

四、益肾保健法

目的：补益肾元，强壮筋骨，可增加患儿的体质和骨骼的发育。

1. 补肾经

定穴：在小指末节罗纹面。

操作：家长用右拇指桡侧，在患儿小指罗纹面旋推，操作 100 次。

2. 擦涌泉

定穴：屈足趾，在足心前正中凹陷处。

操作：患儿仰卧位。家长用右手拇指罗纹面紧贴穴位处，上下来回直线摩擦，以使患儿足心发红、发热为度，操作 1 次。

3. 捏脊 5 遍

定穴：在大椎穴（第 7 颈椎棘突下）至长强穴（尾骨尖下）成一直线。

操作：患儿仰卧位，家长用两手拇指在后顶住皮肤，食、中二指在前与拇指相对，三指同时用力捏提皮肤，从尾骨开始，沿脊柱两侧，直至颈部大椎穴两侧。操作完 3 遍后，再用三指用力向上提 1 次，常可听及"咔嗒"声，重复 2 遍，共操作 5 遍。

五、清心神保健法

目的：清心安神。

1. 清心经

定穴：在中指末节罗纹面。

操作：家长用右拇指桡侧，在患儿中指罗纹面离心直推，操作 100 次。

2. 推脊背

定穴：在小儿脊柱及其两侧的部位。

操作：患儿为仰卧位。家长用一手轻柔上下往返推动 5 分钟。

3. 揉小天心

定穴：在手掌大、小鱼际交接的中点凹陷处。

操作：家长用中指指端贴于穴位处，揉动操作 100 次。

4. 猿猴摘果法

定穴：在小儿耳尖、耳垂处。

操作：患儿仰卧位或坐位。家长用双手的食、中二指，分别挟持于患儿两耳耳尖的前、后处，同时向上提拉耳尖；再用双手的拇、食二指，分别捏于患儿两耳耳垂的前、后处，同时向下拉扯。

六、益智保健法

目的：增进小儿智力的发育。

1. 摩前囟门 50 次

定穴：在小儿的头顶前囟门处。

操作：患儿仰卧位或坐位。家长用一手的四肢指面或掌面，在患儿头顶前囟门处，用力宜轻，操作 1 分钟。

2. 推脊背

定穴：在小儿脊柱及其两侧的部位。

操作：患儿为仰卧位。家长用一手轻柔上下往返推动 5 分钟。

3. 摇四肢关节

定穴：在肩关节、肘关节、腕关节、髋关节、膝关节、踝关节处。

操作：患儿仰卧位。家长依次摇肩关节、肘关节、腕关节、髋关节、膝关节、踝关节处，做顺时针、逆时针方向摇转分别 5 次。

4. 捻摇手指、足趾

定穴：在小儿手指、足趾部位。

操作：患儿仰卧位。家长用拇、食二指，依次捻患儿手指及第 1 足趾，配合做摇转 3 次。

5. 捏脊

定穴：在大椎穴（第 7 颈椎棘突下）至长强穴（尾骨尖下）成一直线。

操作：患儿仰卧位，家长用两手拇指在后顶住皮肤，食、中二指在前与拇指相对，三指同时用力捏提皮肤，从尾骨开始，沿脊柱两侧，直至颈部大椎穴两侧。操作完 3 遍后，再用三指用力向上提 1 次，常可听及"咔嗒"声，重复 2 遍，共操作 5 遍。

七、调养保健法

目的：调养小儿病后或久病体虚。

1. 补脾经

定穴：在拇指末节罗纹面。

操作：家长用右拇指桡侧，在患儿拇指罗纹面旋推，操作 100 次。

2. 摩腹

定穴：以脐为中心的整个腹部。

操作：患儿仰卧。家长用右手食、中、无名指指面或掌面贴于腹部，以脐为中心，做顺时针方向的环旋抚摩，并逐渐增大范围。

3. 揉足三里

定穴：屈膝，在膝下外侧凹陷处直下 4 横指（小儿横指宽度），胫骨旁开 1 横指（小儿中指指节的宽度）处。

操作：患儿仰卧位。家长用拇指指端紧贴穴位处，做旋转揉动，作用为健脾胃、强壮身体。该穴为小儿重要的保健推拿操作部位，也可作双足穴位同时按揉。操作 100 次。

4. 搓胁肋

定穴：在小儿腋下胁肋及平脐的腹两侧。

操作：患儿坐位。家长用双手掌面，分别在患儿胁肋两侧，做方向相反的对称搓揉，由腋下胁肋至平脐腹部两侧，上下往返移动。操作 50 次。

八、皮肤推拿保健法

目的：推拿促进皮肤疾病的透发、缩短病程。

1. 推三关

定穴：在前肩桡侧，从腕关节到肘窝成一直线。

操作：患儿掌心向上姿势。家长用食、中二指指面蘸乙醇或冷水等推拿介质，自腕横纹直至肘横纹，作用为清热解表，有发热者用之。

2. 清肺经

定穴：在无名指末节罗纹面。

操作：患儿掌心向上姿势。家长用拇指桡侧，由无名指末节指纹向指端方向直推，作用为止咳化痰。

3. 清天河水

定穴：在前臂内侧正中，自腕横纹至肘横纹成一直线。

操作：患儿掌心向上。家长用右手食、中二指指面蘸乙醇或凉水等推拿介质，自腕横纹直推至肘横纹。

4. 补脾经

定穴：在拇指末节罗纹面。

操作：家长用右拇指桡侧，在患儿拇指罗纹面旋推，操作 100 次。

（杨丽秋）

贲晓明，秦玉明.儿科学 [M].北京：科学技术文献出版社（第二版），2004.

毕胜，李义凯，赵卫东等.推拿手法治疗腰椎间盘突出症的机制 [J].中国康复医学杂志，2001，16(1):8- 10.

蔡鸣福，刘景生，黄桂成等.软组织损伤临床研究 [M].北京科学技术出版社，2006

蔡岩松，黄秋贤，叶田.电针结合穴位注射治疗骶腰韧带损伤42例 [J]，针灸临床杂志，2003，19（2）:29.

曹河，孙遂银.中西医结合治疗更年期综合症 [J].中国性科学，2005(9):24.

曹仁发.中医推拿学 [M].北京：人民卫生出版社（第二版），2006.

曹仁发.中医推拿学 [M].北京：人民卫生出版社，2007.

陈林兴，苗晓玲.张良英妇科经验举要 [J].云南中医中药杂志，1998(19):15.

陈廷明，刘怀清，闵苏主编.颈肩腰背痛非手术治疗 [M].北京：人民卫生出版社.2006.

陈秀洁.小儿脑性瘫痪的神经发育学治疗法 [M].河南：河南科学技术出版社（第一版），2004，1:20- 986.

陈志伟，沈一菁，王茜.金义成教授儿科推拿学术思想总结 [J].针灸推拿医学.2015，13(2).

陈忠良.推拿治疗学 [M].上海中医学院出版社，1988.

成伟华，Chew YT.法推拿形成运动狭窄血管内血液流量分析 [J].医用生物力学，2003，18(1):1-5.

程红云，葛湄菲.三字经派小儿推拿治疗小儿厌食症70例疗效观察 [J].新中医，2007，39(12):45- 45.

程红云.三字经流派小儿推拿与其他流派的比较 [J].按摩与导引，2007(09):5.

崔静，赵鲁琦.辨证针刺联合穴位注射治疗腰肌劳损64例疗效观察 [J]，中华保健医学杂志，2009，11(6):453-454.

戴兵.骨科临床检查 [M].北京：人民军医出版社（第一版），2011，10.

戴恩来主编.胃脘痛的中西医结合治疗.第一版.兰州：甘肃科学技术出版社，2000.

邓晋丰.许学猛等骨与节退行性疾病的治疗 [M].北京：北京中医药出版社，1997.184-201.

邓铁涛.中医诊断学 [M].上海：上海科学技术出版社（第一版），2013，8.

丁季峰.推拿大成 [M].河南科学技术出版社，1994:347-348

丁晓方.拔伸复位法治疗骶髂关节综合征41例，实用中西医结合临床，2002，2(5):19

丁艳，易维真.张福忠教授治疗乳腺增生经验 [J].安徽中医学院学报.2007;26(1):19.

丁樱.中医儿科学 [M].湖南：湖南科学技术出版社（第二版），2002.

董福慧主编.脊柱相关疾病 [M].北京：人民卫生出版社，2006.

樊洪冬，邓俊琴，张杰.骶髂关节骨错缝误诊误治21例，中国骨伤，2001，14（8）:503

樊远志，严隽陶，孙武权，龚利，王念宏.推拿与不寐.按摩与导引，2008，24(1):7-9.

范炳华.推拿学 [M].北京：中国中医药出版社（第一版），2008.

范炳华主编.推拿学 [M].北京：中国中医药出版社，2010.

房敏，刘明军.推拿学 [M].人民卫生出版社，2012.

房敏主编.今日中医推拿 [M].北京：人民卫生出版社，2012.

冯天有.中西医结合治疗软组织损伤 [M].人民卫生出版社.1977：130-131

冯振月，张阿众，王斌.寰枢关节半脱位医学诊断和法医学鉴定的质疑及对策 [J]，中国法医学杂志，
　　2010，25，（6）：456-458.

高山，倪俊主编.头痛 [M].第一版.北京：科学出版社，2010.1

高武红，邱九军.早期综合干预治疗先天性肌性斜颈的疗效分析 [J].中医儿科杂志，2010,06(5):43-
　　44.

龚余德等.推拿镇痛与内啡肽的关系 [J].上海中医药杂志.1982,(4):22.

顾乃芬.顾伯华治疗乳癖经验 [J].医药集悟.1994;9(1):60.

何伟，张俐，王维维等.骨病临床研究 [M].北京科学技术出版社，2006

侯筱魁.斜扳时腰椎后部结构的动力观察和生物力学分析 [J].中华骨科杂志，1993，13(1):57.

侯筱魁等.屈曲和后伸推拿时腰椎小关节的运动学研究 [J].中国骨伤，1992(2):5

胡楚青.美国对于感冒的最新研究《医药前沿》，2011.01.26

胡建锋，潘庆辉，徐颖.辨证推拿治疗第三腰椎横突综合征，浙江中西医结合杂志，2012,22(5):391-
　　392.

胡有谷主编.腰椎间盘突出症 [M].北京：人民卫生出版社，1995

黄志辉.股骨头缺血性坏死的早期诊断及治疗方法 [J]，广东科技，2010,19(6).

江育仁.中医儿科学 [M].上海：上海科学技术出版社（第一版），1992.

姜宏.牵引推拿对颈椎生物力学影响的实验研究 [J].中医博士论文集粹，上海中医药大学出版
　　社，1996,170.

姜宏等.颈椎失稳临界值和极限温度的测量 [J].医用生物学，1997,(4):224.

姜宏等.旋转手法对颈椎间盘粘弹性影响的实验研究 [J].中国中医骨伤科杂志，1999，7(1):7.

姜宏等.腰腿痛患者血浆 β-EP 的观察与致痛机理探讨 [J].中国中医骨伤科杂志.1990,6(3):6.

蒋位庄.脊源性腰腿痛 [M].北京：人民卫生出版社，2002.

蒋位庄主编.脊源性腰腿痛 [M].北京：人民卫生出版社，2002.

金义成.海派儿科推拿 [M].上海：上海科学技术出版社，2010.

金义成.海派儿科推拿学 [M].上海：上海科技出版社（第一版），1970.

景彦林，罗雪.夏桂桂教授运用调周法治疗乳腺增生经验 [J].中医药导报.2005;11(7)

李军等.推拿对家兔佐剂性关节炎微循环和血液流变学的影响 [J].中医药学报.2010,38(1):37.

李俊海，王庆甫，黄沪.正骨手法与中药熏洗治疗陈旧性踝关节扭伤的病例对照研究，中国骨
　　伤，2012,25（2）：113-115.

李墨林，陶甫.李墨林按摩疗法 [M]，人民卫生出版社，1986:136-139

李墨林，陶甫.李墨林按摩疗法 [M].人民卫生出版社，1986:155-157

李墨林，陶甫主编.按摩疗法 [M].人民卫生出版社，1986:161-162.

李娜，祁小非，石元哲，王道全.王道全推拿治疗小儿功能性便秘经验 [J].实用中医药杂志.2015(8).

李先晓.李德修小儿推拿秘笈 [M].北京：人民卫生出版社，2010.

李义凯，软组织痛的基础与临床 [M].世界医药出版社，2011

李义凯，叶淦湖.中国脊柱推拿手法全书 [M].军事医学科学出版社，2005

李义凯.脊柱推拿的基础与临床 [M].北京：军事医学科学出版社.2001.6.

李义凯.脊柱推拿基础研究的新思路：计算机模拟与可视化技术 [J].中国康复医学杂志 .2003,18(7).

李义凯.软组织痛的基础与临床 [M].世界医药出版社 .2011,456-459

李义凯等.浅谈脊柱推拿手法的生物力学研究的重要点 [J].按摩与导引 .2000,16(4):1-3.

李义凯等.旋转手法对颈椎髓核内压力的影响 [J].中国中医学会骨科分会第十二次全国学术交流会论文集 ,1998,10.

李义凯.软组织痛的基础与临床 [M].世界医药出版社 ,2011.

李子荣.骨坏死 [M].北京：人民卫生出版社 ,2012.

廖荣良.何冰.臀上皮神经损伤的诊疗体会.针灸临床杂志 .2013,29(1):23-24.

廖瑛，李春.谷康秦灵治疗成人早期股骨头坏死的临床观察 [J].中国矫形外科杂志 ,2000,7(11):1135.

林庆，李松，刘建蒙，等.我国六省（区）小儿脑性瘫痪发病率及临床类型调查分析 [J].中华儿科杂志 ,2001,39(10):613-615.

刘弼臣.中医儿科学 [M].北京：学苑出版社（第一版），2000.

刘凯军.邓慧英治疗乳癖经验总结 [J].江西中医药 .2005;36(12):7.

刘尚义.南方医话 [M].北京：北京科学技术出版社 ,1996.1

刘志诚等.推拿牵引对外周单胺类物质的调整作用 [J].中国中医骨伤科杂志 .1991,7(2):6.

刘志诚等.推拿牵引镇痛调整作用与 5- 羟色胺含量变化的研究 [J].中西医结合杂志 .1985,5(10):615.

鲁玉来，蔡钦林主编.腰椎间盘突出症 [M].北京：人民军医出版社 ,2002

吕明主编.推拿学 [M].北京：中国中医药出版社 ,2006.

罗才贵.推拿治疗学 [M].北京：人民卫生出版社 ,2001.

骆竞洪主编.推拿治病百法 [M].北京：人民体育出版社 ,1995.

骆仲达主编.内妇儿实用推拿疗法 [M].北京：人民体育出版社，1997

骆仲遥.中国推拿百科全书 [M].人民卫生出版社 ,2009:515.

马达.脊柱旋转手法腰椎间盘突出症的实验研究 [J].中国骨伤 ,1994,7 (2):7.

马玉河等.按摩防治兔骨骼肌运动性损伤的实验观察 [J].中国运动医学杂志 ,1994,13(3):147.

闵正，杨林春.栀黄膏外敷治疗急性踝关节扭伤 387 例临床观察，中国中医骨伤科杂志 ,2001,9（2）:32.

潘崇海.推拿对高血压病患者左心室舒张功能的影响 [J].浙江中医杂志 .1996,4:184.

潘之清主编.实用脊柱病学 [M].第 1 版 .山东科学技术出版社 ,1996.

彭江宁.腾又轩妇科临证经验举要 [J].江苏中医 .1997;18(3):7.

曲生健，王秋月主编.中医临床推拿丛书·推拿治病 [M].北京：人民卫生出版社，2009.4

阙发华.陆德铭治疗乳腺增生病的经验 [J].上海中医药杂志 .1994;(2):6.

芮德源，陈立杰.临床神经解剖学 [M].北京：人民卫生出版社 .2007

上海市卫生局.上海市中医病证诊疗常规 [S].第 2 版，上海：上海中医药大学出版社 ,2003:397.

邵铭熙.实用推拿手册 [M].人民军医出版社 ,2000:323-324.

邵铭熙.实用推拿学 [M].北京：人民军医出版社 ,1997.

邵铭熙.实用推拿学 [M].第 1 版 .北京：人民军医出版社 ,1998.

沈国权.脊柱推拿的理论与实践——脊柱微调手法体系 [M].北京：人民卫生出版社 ,2016.

施杞，王和鸣.骨伤科学 [M].北京：人民卫生出版社 ,2001.

施杞.动静力平衡失调与颈椎病—颈椎病动物模型的实验研究 [J].上海中医药大学学报 ,1999,7(1):7.

施杞主编.中国中医骨伤科百家方技精华 [M].北京：中国中医药出版社 ,1990.

石葛明等.按摩对肌肉损伤修复作用的形态学研究 [J].中国运动医学杂志 ,1991,10:201.

宋一同主编.当代各家手法治疗软组织损伤荟萃 [M].北京：人民卫生出版社 ,1996.

苏继承等.中医药治疗股骨头缺血性坏死 100 例 [J],辽宁中医杂志 ,1998,4.

宿广锋，叶林.姜兆俊治疗乳腺增生病的经验 [J].山东中医杂志 .1996;15(7):316-317

孙呈祥主编.软组织损伤治疗学 [M].上海：上海中医学院出版社，1998:197-199.

孙鹏，李长德，张宏伟.小儿肌性斜颈和眼性斜颈的鉴别诊断与手术治疗探索 [J].黑龙江医药科
学 ,2013,36(3):69-70.

孙树椿主编,骨伤名师二十三讲 [M],北京：人民卫生出版社 ,2008.

孙维良.家庭按摩 [M].天津科学技术出版社 ,1989:182-183

孙玉英，冯明明，张道武.小儿推拿治疗小儿遗尿症的疗效观察 [J].按摩与导引 ,2005(6).

邰先桃.小儿推拿学 [M].北京：中国中医药出版社 (第一版),2011.

谭德福，陈代斌.中西医结合儿科学 [M].北京：中国中医药出版社 (第一版),2006.

汤伟，邵湘宁，符明进，李洲进.刘开运教授小儿推拿取穴精要 [J].湖南中医药大学学报 .2012.
32(1):70-71.

汤伟等.刘开运教授小儿推拿取穴精要 [J].湖南中医药大学学报 ,2012(1):70-71.

腾伟明，成为品主编.按摩各家学说 [M].北京：华夏出版社 ,1991

汪崇淼.电针与中药内服治疗股骨头缺血性坏死 30 例 [J],上海针灸杂志 ,2005,24(1).

汪受传.中医儿科学 [M].北京：人民卫生出版社 (第一版),1998.

汪受传.中医儿科学 [M].北京：中国中医药出版社 (第一版),2002.

王苍松，王宪泽.中药热敷配合手孩治疗腰肌劳损 125 例 [J],河南中医 ,2007,27（9）：80.

王春林，向勇，田启东等."拔伸松动手法"对膝骨性关节炎兔白细胞介素 1β 和肿瘤坏死因子 α
的影响 [J].环球中医药杂志 ,2014.7(2):85-88.

王峰，丁锷，李保泉.股骨头缺血性坏死的中医分型和治疗 [J],中医正骨 ,2005,17(7).

王福根.常用软组织损伤手法 [J],人民军医 ,1981,3:58-60.

王国才.推拿手法学 [M].北京：中国中医药出版社 (第一版),2003,7.

王华兰.推拿治疗学 [M].上海科学技术出版社 ,2011

王华兰主编.推拿治疗学 [M].上海科学技术出版社 ,2011.

王凯冰.股骨头缺血性坏死治疗的研究进展 [J],介入放射学杂志 ,2006,15(10).

王启才主编.针灸治疗学 [M].北京：中国中医药出版社 ,2003.1

王树兴等.按摩对羊肠淋巴干压力及流量的影响新乡医学院学报 .1999.16(1):27.

王云凯，王富春.中医妇科学 [M].北京：中国中医药出版社 ,2009

王正炎.王鸿彬老中医治疗乳癖经验 [J].国医论坛 .1996;11(1):23.

王之虹，严隽陶.中国推拿大成 [M].长春出版社 ,1994:758

韦贵康，张志刚.中国手法诊治大全 [M],中国中医药出版社 ,2001:604

魏平.骶髂关节功能失常的正骨疗法 ,中国医药导刊 ,2009,11(1):121-122

魏指薪，李国衡.魏指薪治伤手法与导引 [M],上海科技出版社 ,1982:104.

闻正怡，周华龙，刘孔江编.朱金山推拿集锦 [M].江苏科学技术出版社 1983

吴刚主编.不寐 [M].第一版：湖南科学技术出版社 ,2010.

夏桂成主编.中医临床妇科学 [M].北京：人民卫生出版社 ,2007.10

夏惠明.推拿配合理疗治疗颞下颌关节紊乱症 [J].云南中医中药杂志 ,2002,3(4):27.

夏樟秀，欧伊娜，孙赵峰等.天灸治疗腰椎骨关节炎疗效观察 ,上海针灸杂志 ,2012,31(6):423-424.

胥少汀，葛宝丰，徐印坎.实用骨科学 [M].人民军医出版社 ,2008:1610-1612.

徐江雁等主编.国家级名老中医胃病验案良方.第一版.河南：中原出版传媒集团，中原农民出版社,2010.1.

徐学明.手法治疗腰椎间盘突出症机理探讨[J].颈腰痛杂志,1997,18(4):226-228.

薛传疆，姚红主编.现代推拿学[M].北京：中国中医药出版社，1997

薛辛东.儿科学[M].北京：人民卫生出版社（第一版）,2005.

叶永青.颞下颌关节紊乱病的诊断及中西医治疗综述[D].2011,4.

严隽陶，赵毅主编.现代中医药应用与研究大系第十七卷推拿[M].上海：上海中医药大学出版社,1998.

严隽陶.推拿学[M].北京：中国中医药出版社（第一版）,2003,6.

严隽陶.推拿学[M].中国中医药出版社,2009.

严隽陶.推拿学[M].中国中医药出版社,2009.

姚书祯.按摩对女子长跑后cPK值的影响[J].体育科学,1991,(3):73.

殷明，孟宪军.齐鲁小儿推拿流派特色浅析[J].中医药学刊,2004,22(7):1192-1193.

尹立等.推拿对肌腱断裂伤术后修复过程及粘连影响的实验研究[J].中国运动医学杂志.1989,8(1):17.

余健.推拿治疗颞下颌关节紊乱症39例[C].2010.8.7.

俞大方.推拿学[M].上海：上海科学技术出版社（第一版）,1993.

詹文涛，吴生元.云南师承名老中医学术经验荟萃，云南民族出版社,2004.

张伯臾主编.中医内科学[M].第5版.上海：上海科学技术出版社,1984：249-252.

张超军.中医推拿对于腰肌劳损的治疗分析[J],按摩与康复医学,2012,3(5):55.

张汉臣.小儿推拿学概要[M].北京：人民卫生出版社（第一版）,2012.

张汉臣.小儿推拿学概要[M].北京：人民卫生出版社（第一版）,2012.

张泓，李亚明.小儿推拿：0-14岁小儿健康必备[M].长沙：湖南科技出版社（第一版）,2001.

张嘉男，郭伟聪.郭鹏琪治疗乳腺增生病经验–附38例分析[J].福建中医药.1997;28(6)

张建华等.推拿牵引治疗腰椎间盘突出症疗效观察及血单胺类物质含量变化分析[J].中医正骨.1992,4(3):11.

张世明主编.妇科常见病推拿[M].四川：四川科技出版社，2007

张素芳.中国小儿推拿学[M].上海：上海中医药大学出版社（第一版）,1992.

张素珍主编.眩晕症的诊断与治疗[M].第3版.北京：人民军医出版社,2010.12

张晓，赵志梅.张良英教授治疗不孕症经验[J].中医学报,2012.11.29：175.

张玉珍主编.中医妇科学[M].北京：中国中医药出版社,2002:170-171

章莹等.手法治疗腰椎间盘突出症的生物力学研究[J].中国骨伤,1992(2):7.

赵成莉.午雪峤小儿推拿经验方选介[J].中医外治杂志,1992.4(2):4-5.

赵高潮.龚时霞治疗乳腺增生病的用药特点[J].陕西中医.1998;19(5):216.

赵鉴秋.三字经派小儿推拿宝典[M].青岛：青岛人民出版社（第一版）,2009.

赵鉴秋.幼科推拿[M].青岛：青岛出版社（第一版）,2000.

赵锦梅，张慧，何屹.耳穴贴压减肥102例疗效观察[J].现代中西医结合杂志,2004,13(23):3110-3111.

赵军等.按摩对心率和血压的影响[J].中国康复医学杂志.1995,10(5):232.

赵卫，彭进.刘开运教授小儿推拿常用穴位主治作用的归类[J].针灸临床杂志,2009,25(6):45-45.

郑鹏，徐晓红，夏惠明.乌头摩风酊配合推拿手法治疗原发性骨质疏松症的临床观察[J],按摩与导引,2007,9(23):21

郑其国.郑长松外治乳疾经验方[J].浙江中医杂志.1995;(5):221.

周华龙主编.周华龙推拿集锦[M].南京：东南大学出版社，2008.9

周信文主编.推拿治疗学[M].上海：上海中医药出版社，2000

周永德.小儿脑性瘫痪所致运动障碍的手术治疗[J].中华实用儿科杂志,1996,11(2):70-71.

朱金宏.耳穴贴压法治疗失眠症38例.针灸临床杂志,1998,14(9):35-36.

朱升朝等.手法按摩对体弱易感染家兔免疫指标的影响[J].按摩与导引.1999,15(2):6-10.

邹贤飞，赵亮，李继荣.腰肌劳损的综合治疗[J],检验医学与临床,2011,8(17):2170-2172.

Dery MA etcl. The effects of manually applied intermittent pulsation pressure to rat ventral thorax on lymph transport Lymphology.2000 Jun,33(2):58-61.

Mutch LW, Alberman E, Hagberg B, etal, Cerebral palsy epistemology:Where arewe now and where are we going[J].Devmed Child Neurol, 1992,34:547-555.